疑难杂病证治系列丛书

疑难杂病证治：呼吸病

YINAN ZABING ZHENGZHI:HUXIBING

主　审　王永炎院士
总主编　胡元会　黄世敬
主　编　杨道文
副主编　李得民　韩桂玲　李　颖
编　者　（以姓氏笔画为序）
　　　　于　洋　王雪茹　王蓓蕾　付　伟
　　　　吕天宜　刘　剑　李　颖　李得民
　　　　杨道文　何　咏　庞广赫　贾明月
　　　　敬　岳　韩桂玲　程思益　疏欣杨

河南科学技术出版社
· 郑州 ·

内容提要

本系列丛书为探讨疑难病症的理论和临床证治相结合的医学专著，较为系统地讨论了疑难病的概念、辨治思路与方法、疑难病的常用治法等。本书分16章，第1章简要介绍了中医对呼吸科疾病的认识和中医呼吸疾病特征及诊治原则，其余各章分别对呼吸系统疑难病症的病因病机、临床表现、诊断与鉴别诊断、治疗、预后与调护、中医防治进展、典型病例等进行了详细介绍。本书内容全面、资料翔实、层次清晰、实用性强，对中医呼吸科疾病诊治、辨证用药具有较大的指导意义，可供临床医师、研究人员及中医药爱好者参考。

图书在版编目（CIP）数据

疑难杂病证治：呼吸病/杨道文主编. 一郑州：河南科学技术出版社，2020.6

ISBN 978-7-5349-9951-2

Ⅰ.①疑… Ⅱ.①杨… Ⅲ.①呼吸系统疾病－中医治疗法 Ⅳ.①R242

中国版本图书馆 CIP 数据核字（2020）第 067304 号

出版发行：河南科学技术出版社

北京名医世纪文化传媒有限公司

地址：北京市丰台区万丰路 316 号万开基地 B 座 1-114　　邮编：100161

电话：010-63863186　010-63863168

策划编辑：焦万田

文字编辑：郭春喜

责任审读：周晓洲

责任校对：龚利霞

封面设计：中通世奥

版式设计：崔刚工作室

责任印制：陈震财

印　　刷：河南瑞之光印刷股份有限公司

经　　销：全国新华书店、医学书店、网店

开　　本：720 mm×1020 mm　1/16　　**印张**：18·彩页 2 面　　　　**字数**：330 千字

版　　次：2020 年 6 月第 1 版　　2020 年 6 月第 1 次印刷

定　　价：78.00 元

院士简介

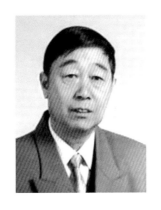

王永炎，男，汉族，出生于 1938 年 9 月，中医医药学家，中医内科学、神经内科学专家，教授、主任医师、博士生及博士后导师。现任国务院中央文史研究馆馆员、中国工程院院士、中国中医科学院名誉院长、中医临床基础医学研究所所长。兼任北京中医药大学脑病研究室主任，北师大认知神经科学与学习国家重点实验室学术委员会、资源学院教学质量与学位委员会名誉主任，资源药物与中药资源研究所所长，广州中医药大学中药资源科学与工程研究中心主任，国务院学位委员会中医学、中药学学科评议组召集人，卫生部学位委员会委员，中国药典委员会委员。曾先后担任北京中医药大学校长、中国中医研究院院长、名誉院长，北京针灸骨伤学院院长，中国科学、科学通报编委，国务院学位委员会中医学、国家自然基金委重大计划项目专家指导组组长，第十届全国人大常委。曾荣获全国五一劳动奖章和全国先进工作者荣誉称号。

1962 年毕业于北京中学院，师从中医内科学泰斗董建华教授，从事中医内科医疗、教学、科学研究近 50 年，主要研究方向是中医药防治中风病与脑病的临床与基础。先后主持了世界卫生组织国际合作项目、国家"863""973"和国家"七五"至"十五"攻关课题等 20 余项，提出了痰热腑实、毒损脑络、证候要素、中药组分配伍、病络等创新理论。通过对缺血性中风系统临床观察，总结了证候演变、辨证治疗、调摄护理的规律。针对中风病急性期痰热证、痰热腑实证而研究设计的化痰通腑汤与清开灵注射液静脉滴注疗法，提高了临床显效率，减轻了病残程度，目前在全国范围内被广泛应用于临床。1999 年作为首席科学家，主持了国家重点基础研究发展规划项目"方剂关键科学问题的基础研究"的中医药基础研究，在国内外产生了较为重大的学术影响。

中医药"防治甲型 H1N1 流感专家委员会"组长，有力保证了中医药在 2009 甲型 H1N1 流感应对中的早期介入，在 2009 年甲型 H1N1 流感暴发后，迅速组织中医药专家进行多次论证,总结甲型 H1N1 流感中医证候特征,制订并更新 4 版《中医药防治甲型流感》诊疗方案,为全国范围内中医药及时、安全、有效应对甲型 H1N1 流感提供指导,确保了中医药特色与优势的发挥。

2009 年中医药行业科研专项负责人,有效组织了中医药防治甲型 H1N1 流感等传染病的系统研究与体系建设。2009 年 9 月,针对甲型 H1N1 流感在我国的暴发与流行,国家中医药管理局及时启动了中医药行业科研专项——"中医药防治甲型 H1N1 流感、手足口病与流行性乙型脑炎的临床方案与诊疗规律研究"开展甲型 H1N1 流感、手足口等传染病的中医药系统研究。作为专项负责人,积极组织开展了中医药防治甲型 H1N1 流感等传染病的理论、临床与实验研究,及时总结了不同传染病证候特征,肯定了中医药疗效,研发出有效中药并明确了作用机制,提高了中医药防治传染病整体研究水平。其中,中医药治疗甲型 H1N1 流感研究结果在美国 *Annals of Internal Medicine* 发表,引起了国际广泛关注,不仅肯定了中医药疗效,也推动了中医药走向世界的进程。此外,在全面开展中医药防治传染病研究的同时,重视中医药防治传染病人才培养与体系建设,建立了一支稳定的中医药防治传染病人才队伍和 41 家覆盖全国的中医药防治传染病重点研究室(临床基地),有效推动了中医药防治传染病体系建设;在中医应急方面,作为"中医药应急专家工作委员会"主任委员,积极组织中医药专家在手足口等疾病与突发公共卫生事件中发挥指导、保障作用。甲型 H1N1 流感暴发后,蜱传疾病、超级细菌等传染病也频繁出现,王院士未雨绸缪,积极组织专家进行应对,在疾病流行前制订中医药防治预案,做到防患于未然。2011 年 12 月 27 日,中医药应急专家委员会成立后,作为主任委员,针对手足口发病抬头的趋势,及时组织专家制订了中医药防治手足口方案,为中医药积极应对进行了充分准备。

主持了"中医药基本名词术语规范化研究""中医病案书写规范""中医内科常见病诊疗指南"等标准化建设工作,依托中医临床基础医学研究所建立中医药标准化研究中心,在规范全国中医药名词术语、诊疗指南及引领中医药国际标准化建设等方面做出卓越贡献。

1999 年承担国家"973 方剂配伍规律研究"项目首席科学家。2002 年担任国家自然基金委重大计划项目专家指导组组长。1990 年以来,获国家科技进步二等奖 1 项、三等奖 3 项,获省部级科技进步一等奖 5 项。1998 年获何梁何利医药科技奖。2005 年获全国先进工作者荣誉称号。主编专著 12 部,发表论文 800 余篇,培养博士生 75 名、博士后 30 名。

疑难杂病证治系列丛书主审、总主编、副总主编名单

主　　审　王永炎　国务院中央文史研究馆馆员、中国工程院院士

总　主　编　胡元会　中国中医科学院广安门医院副院长、主任医师

　　　　　　黄世敬　中国中医科学院广安门医院主任医师

副总主编　刘文军　中国中医科学院广安门医院主任医师

　　　　　　刘绍能　中国中医科学院广安门医院主任医师

　　　　　　杨道文　中日友好医院主任医师

　　　　　　李　军　中国中医科学院广安门医院主任医师

　　　　　　许凤全　中国中医科学院广安门医院主任医师

　　　　　　张培彤　中国中医科学院广安门医院主任医师

　　　　　　李　敏　中国中医科学院广安门医院主任医师

　　　　　　姜　泉　中国中医科学院广安门医院主任医师

　　　　　　赵瑞华　中国中医科学院广安门医院主任医师

　　　　　　李华山　中国中医科学院广安门医院主任医师

　　　　　　孙书臣　中国中医科学院广安门医院主任医师

序

疑难杂病，"疑"表现在病无常病，"难"表现在法无定法。

疑难杂病临床表现极其复杂，表里上下、寒热温凉、脏腑经络、气血津液均有证候反映，特别是一些年久沉病，几经多医的病证，医者临之如面对一团乱麻，无续可找，无从着手。疑难杂病病邪胶着、病性错杂、病位深痼、病势峻厉或淹缠。疑难杂病包括临床上众多的奇病、怪病、宿疾、顽症，以及病情复杂的疾病；可能包括某些功能性疾病、精神心理疾病、慢性疾病、罕见病、恶性疾病、众多的综合征和诸多诊断不明疾病等。疑难杂病可直接反应临床医师业务水平的高低，是临床医师经常遇到的、需要努力攻克的重要问题。

基于古今医家经验颇丰，应多读经典。读经典著作必须下功夫钻进去，做到真正认知理解，全靠"悟"懂。"悟"即守正创新思维，深入哲理指导临床实践。如苏轼所述："匹夫而为百世师，一言而为天下法。"谨守核心病机，直面疑难杂病必须周详审查病史，以同理心、归属感认真聆听患者叙述，细致观察现症，全面分析病情，并借助于现代诊断技术，辨病与辨证相结合，中西医并重，优势互补。"各美其美，美美与共"，提倡合作，共同发展，企望殊途同归。紧紧把握病机特点，活法随机用药，尝试多种治疗方法，或者多法联用。

面对疑难杂病：辨证如剥笋，层层剖析；治病如抽丝，缕缕牵出。

《中国中医科学院广安门医院疑难杂证丛书》由各专科资深主任医师组织撰写，该丛书系统梳理了肿瘤、心血管、脑病、呼吸、消化、肾病、精神心理、内分泌等各专科所涉及的疑难杂病证治，内容翔实，系统全面，实用性强。相信该书是提高临床医师诊疗水平的好帮手。感谢编写丛书团队对我的信任鼓励，谨志数语，乐观厥成。

国务院中央文史研究馆馆员

中国工程院院士　　王永炎　敬署

庚子孟夏

前　言

呼吸系统疾病是危害我国人民健康的常见病、多发病、疑难病。相较于其他三大慢性疾病,近年我国慢性呼吸系统疾病在发病率、患病率、死亡率、病死率和疾病负担这 5 个指标上都处于高水平上升趋势。根据我国 2012 年的统计数据,因慢性呼吸系统疾病死亡的人数在城市占总死亡人数的 12.32%,在农村为 15.75%。近年来,由于大气污染、吸烟、工业经济发展导致的理化因子、生物因子吸入,以及人口年龄老化等因素作用,肺癌、支气管哮喘、慢性阻塞性肺疾病(COPD)等呼吸系统疾病发病率明显增加。肺癌在我国恶性肿瘤中的发病率及死亡率均排第 1 位,每年约 59.1 万人死于肺癌,肺癌可谓肿瘤中的第一杀手。据最新的中国 COPD 流行病学调查显示,我国成人 COPD 的患病率为 10%,即全国约有 1 亿慢性阻塞性肺疾病患者。肺结核发病率虽有所控制,但近年又有增高趋势。肺血栓栓塞症已经构成了重要的医疗保健问题,肺动脉高压近年也日益受到关注。肺部弥散性间质纤维化及免疫低下性肺部感染等疾病发病率日渐增多。这些都说明呼吸系统疾病对我国人民健康危害很大,经济负担沉重,防治任务艰巨。

西医治疗呼吸系统疾病取得了一定的进展,指出了慢性气道炎症是哮喘和 COPD 的发病机制,突出了抗感染治疗的重要地位,提出了今后的主要发展方向,包括减缓 COPD 自然进程、揭示不同表型哮喘的相关机制及难治性哮喘的有效防治。肺癌的早期诊断、分子靶向治疗和个体化治疗已经成为研究的热点并取得了较大的进步。重症、复杂的肺部感染已引起关注,多重耐药菌感染(MDR)的诊疗,以及监测体系和公共预防体系的完善是未来的发展方向。侵入性介入技术发展迅速,为更多呼吸系统疾病的诊疗提供了选择。但是,急性肺损伤/急性呼吸窘迫综合征(ALI/ARDS)的诊断和治疗仍面临难题,近年发展了一些可应用于诊断和病情评估的生物标记物,但其作用尚待确认。间质性肺病在诊断及治疗上都存在很大的难题,临床病死率很高。通气技术及某些药物的疗效也须进一步研究。总之,西医在呼吸系统疾病的发病机制和诊疗技术方面取得的成果对临床工作产生了很大的影响,但是单纯使用西医手段诊断和治疗呼吸系统疾病还存在很多难点。对 COPD 激素抵抗的患者没有更好的治疗手段,患者预后很差;对难治性哮喘的治疗手段单一,效果不佳;对肺癌患者症状的控制及生存治疗的改善都存在很多不足;

对多重耐药的细菌无抗生素可用，导致耐药菌感染的肺炎病死率高；对间质性肺病的诊断与治疗更是困难重重，治疗效果差，不良反应大，合并疾病多。

以上这些，为我们怎么更好地治疗呼吸系统疾病提出了问题，亟待临床一线的医师来解决，切实为患者减轻痛苦，减少医疗负担，提高患者生存率。作为中西结合的临床医师，在看到西医进步的同时，我们可以寻求拥有几千年历史、包含很多文化瑰宝的中医学来解决。这正是我们写这本书的初衷：在西医有疑难，做不到的地方，发挥中医药的优势；在国医大师理论的指导下，提高中医格局和以中医手段解决疑难病的能力；在基层医师有困难的时候，提高他们解决呼吸系统疾病的临床专业技术能力。

本书共分为概述、急性上呼吸道疾病、慢性阻塞性肺疾病、哮喘、支气管扩张症、肺炎、肺脓肿、肺结核、间质性肺疾病、肺血栓栓塞症、肺动脉高压、慢性肺源性心脏病、原发性支气管肺癌、胸膜疾病、睡眠呼吸暂停低通气综合征、呼吸衰竭等，包含了呼吸系统的常见病及疑难病。在对这些疾病的中西医诊治进展进行了详细描述的基础上，突出了中医治疗疑难病，解决疑难问题的特点。在国医大师晁恩祥高徒杨道文博士的指导下，结合我院中医呼吸科十余位医师的临床经验，本着为临床服务，为患者服务的初衷，把大家对中医几十余年的感悟，加以总结、归纳、提升。本书主要从西医不能解决的激素抵抗、难治性哮喘、肺癌症状的减轻及生存质量的提高、耐药菌的治疗、间质性肺疾病的治疗等相关问题来寻求中医的解决方法，为临床呼吸系统疑难病的治疗增加更多的有效手段，以期每一位读者都能从中得到收获，提高中西医临床治疗水平。谢谢大家！

编　者

目　录

第1章

概　述

呼吸系统疾病是危害人民健康和生命的常见、多发重大疾病,许多疾病(如间质性肺病等)都可以归属于"疑难病"的范畴。在过去的岁月中,中医药承担着防治(包括呼吸系统疾病在内的)众多疾病,如今中西汇通,学术昌盛,医学科学有了巨大的进展,新观点、新技术、新方法层出不穷,循证医学、转化医学、精准医学的观念已逐渐普及并为医学界广大同行所接受。中医肺病学科也在众多学科前辈们的带领下获得蓬勃发展,全国各地已有数家省级以上呼吸病中西医诊疗中心。

我们仍要清醒地看到,空气污染、吸烟、人口老龄化等问题日趋严重,医学技术的进步使疾病谱比以往有了很大变化,难治结核病及耐药结核菌的出现又给结核防治增添了新任务。在国家工业化、现代化进程加速和生活方式快速转变的今天,呼吸病领域仍有"病多方少"之感叹。因此,加强对肺系(呼吸系统)疑难病的中西医结合诊疗研究仍有必要。

第一节　肺病科疾病介绍

一、呼吸系统感染性疾病

呼吸道与外界相通,容易遭受外界细菌、病毒、衣原体等各种病原体的感染而致病。由于人口老龄化、经济社会疾病谱的变迁及慢性病人群的增多,多种耐药菌的出现,呼吸道感染仍然是常见的疾病之一,同时由于病原体的明确鉴定仍有一定的难度,如真菌感染的鉴定有时仍有较大的难度。中医诊治呼吸道感染性疾病有悠久的历史和丰富的临床方药经验,可以遵循中医治疗"伤寒热病""风温肺热"等病证的理法方药,参考现代中医学研究成果,注意患者个体差异,进行辨证论治。

1. 急性上呼吸道感染

上呼吸道感染(upper respiratory tract infections,URTIs)是最常见的呼吸道感染性疾病,某些病种或病原体感染(如流行性感冒)具有较强的传染性。急性呼吸道感染常常由病毒引起,是健康的成人和儿童易患的最常见疾病。病原体以病毒最常见,而细菌、支原体、衣原体、真菌、螺旋体亦有所见。RNA病毒和DNA病毒均可引起此类感染,所产生的临床症状严重程度可表现为轻至感冒,重至肺炎或致死。每种病毒也可因宿主的年龄和免疫状态的不同,而表现为不同的临床症状。临床上主要分普通感冒和流行性感冒,属中医学"感冒""温病"等范畴。

2. 急性气管-支气管炎

急性气管-支气管炎(acute tracheobronchitis)是由生物、物理、化学刺激等致病因素引起的急性气管-支气管黏膜炎症,临床症状主要为咳嗽和咳痰,秋冬季易发,相当于中医学"外感咳嗽"范畴。

3. 社区获得性肺炎

肺炎根据罹患地点不同可分为社区获得性肺炎(community acquired pneumonia,CAP)和医院获得性肺炎(hospital acquired pneumonia,HAP)。两者在致病原、临床表现及预后方面均有较大区别。CAP是指在医院外罹患的感染性肺实质(含肺泡壁,即广义上的肺间质)炎症,包括具有明确潜伏期的病原体感染而在入院后潜伏期内发病的肺炎。CAP是威胁人类健康的最常见感染性疾病之一。可以将该病归属中医学"风温肺热"病等范畴。

4. 医院获得性肺炎

医院获得性肺炎(hospital acquired pneumonia,HAP)亦称医院内肺炎(nosocomial pneumonia,NP),是指在入院48小时后在医院内发生的肺炎,包括在医院内获得感染而于出院后48小时内发生的肺炎。由于医院获得性肺炎的病原体不都是来自医院,不少患者属于自身的内源性感染,近来主张采用医院相关性肺炎(hospital associated pneumonia)一词,以"相关"取代"获得"更切合实际。

5. 免疫功能低下宿主肺炎

免疫抑制是由于机体参与免疫反应的细胞、组织和器官等组成的免疫系统先天性或后天性受到损伤或破坏,引起机体永久性或暂时性不同程度的免疫功能障碍,表现为人体对抗原物质的刺激反应减弱甚至丧失,对疾病的敏感性提高。免疫抑制可由原发性或继发性免疫功能缺陷性疾病导致。特别是感染(如麻疹病毒、HIV等)、脏器移植术后长期使用免疫抑制药、恶性肿瘤及血液系统疾病长期使用细胞毒性药物及风湿免疫类疾病、肾病综合征等疾病长期大量使用激素等,会使机体并发或继发机会性感染的概率大大增加,如真菌、细菌、病毒、支原体、肺孢子虫及混合感染等极易在机体免疫功能低下时侵袭肺部组织引起肺部感染。这种免疫抑制背景下的肺部机会性感染简称为免疫抑制性肺炎。

6. 肺脓肿

肺脓肿是由多种病原菌引起的肺部化脓性炎症,组织坏死、液化继而形成空洞,在影像学上可表现为空洞伴液平。肺脓肿多发生于存在误吸危险因素或免疫状况低下的患者。抗生素应用以来,肺脓肿的发病率和病死率呈持续下降趋势。

新近的一些研究显示,肺脓肿病死率为 $1\%\sim5\%$。可以将该病归属中医学"肺痈"的范畴。

7. 肺结核

肺结核(pulmonary tuberculosis),中医学称为"肺痨"病,是一种由结核分枝杆菌引起的慢性呼吸道传染病,曾经肆虐全球,被视为"白色瘟疫"。随着链霉素、异烟肼、对氨基水杨酸及利福平等抗结核药物的先后问世,结核病化学治疗效果显著,新发现结核病的治愈率可达 95% 以上。但 20 世纪 80 年代中期以后,结核病出现了全球恶化趋势。

二、气管支气管疾病

1. 咳嗽变异性哮喘

咳嗽变异性哮喘(cough variant asthma,CVA)是指以慢性咳嗽为主要或唯一临床表现,没有明显喘息、气促等症状,但有气道高反应性的一种特殊类型哮喘。CVA 最早由 Glause 于 1972 年提出,我国对 CVA 的研究主要从 20 世纪 80 年代开始。国内一项多中心的支气管哮喘大型流行病学调查,显示 CVA 占全部哮喘患者的 8.4%。成人可能高于此比例。国内外多项研究发现,CVA 是成人慢性咳嗽最常见的病因,占 $10\%\sim50\%$。广州呼吸疾病研究所的研究显示,CVA 占成人慢性咳嗽病因的 $14\%\sim28\%$。可以将该病归属中医学"风咳"等范畴,注重"疏风宣肺缓急"等治法在临证中的应用。

2. 支气管哮喘

支气管哮喘(bronchial asthma,简称哮喘)是由多种细胞包括气道的炎性细胞(如嗜酸性粒细胞、肥大细胞、T 淋巴细胞、中性粒细胞)和结构细胞(如平滑肌细胞、气道上皮细胞等)及细胞组分参与的气道慢性炎症性疾病。这种慢性炎症导致气道高反应性(airway hyperresponsiveness,AHR),通常表现为可逆性的气流受限,并引起反复发作性的喘息、气急、胸闷或咳嗽等症状,常在夜间和(或)清晨发作、加剧,多数患者可自行缓解或经治疗缓解。若哮喘反复发作,随病程的延长可产生一系列气道结构的改变,称为气道重构(airway remodeling)。可以将该病归属中医学"哮病"范畴,注意中医"伏痰"或"风邪"在病因病机中的重要作用。

3. 慢性阻塞性肺疾病

慢性阻塞性肺疾病(chronic obstructive pulmonary disease,COPD)是一种具有气流受限特征的可以预防和治疗的疾病,气流受限不完全可逆、呈进行性发展,与气道和肺部对有害颗粒或有害气体的慢性炎症反应增强有关。肺功能检查对确定气流受限有重要意义。在吸入支气管舒张药后,1 秒钟用力呼气容积(FEV_1)/用力肺活量(FVC)$<70\%$ 表明存在气流受限,并且不能完全逆转。但由于肺功能测值受年龄的影响,这一固定比值在老年人可能会导致 COPD 诊断过

度,而在 45 岁以下的成人可能会导致诊断不足,特别是对于轻度疾病。由于其患病人数多,死亡率高,社会经济负担重,已成为一个重要的公共卫生问题。可将该病归属中医学"肺胀"的范畴。

4. 支气管扩张症

支气管扩张症(bronchiectasis)是慢性气道损伤引起支气管管壁肌肉和弹力支撑组织破坏所导致的一支或多支支气管不可逆性扩张。本病多见于儿童和青年,主要临床表现为慢性咳嗽、咳大量脓痰和反复咯血。本病过去发病率较高,仅次于肺结核,自抗生素和疫苗问世以来,该病的发病率已有明显下降。可以根据症状将本病归属于中医"咳嗽""咯血"或"肺痈"等范畴。

三、肺血管疾病

1. 肺血栓栓塞症

肺血栓栓塞症(pulmonary thromboembolism,PTE)是肺栓塞的一种类型。肺栓塞(pulmonary embolism,PE)是以各种栓子阻塞肺动脉系统为其发病原因的一组疾病或临床综合征的总称,包括 PTE、脂肪栓塞综合征、肿瘤栓塞、羊水栓塞、空气栓塞等。

PTE 为来自静脉系统或右心的血栓阻塞肺动脉或其分支所致的疾病,以肺循环和呼吸功能障碍为其主要临床和病理生理特征。PTE 为 PE 最常见的类型,占 PE 中的绝大多数,通常所称的 PE 即指 PTE。急性 PTE 造成肺动脉较广泛阻塞时,可引起肺动脉高压,至一定程度导致右心失代偿、右心扩大,出现急性肺源性心脏病。肺动脉发生栓塞后,若其支配区的肺组织因血流受阻或中断而发生坏死,称为肺梗死(pulmonary infarction,PI)。由于肺组织的多重供血与供氧机制,PTE 中仅约不足 15% 发生 PI。

引起 PTE 的血栓主要来源于深静脉血栓形成(deep venous thrombosis,DVT)。DVT 与 PTE 实质上为一种疾病过程在不同部位、不同阶段的表现,两者合称静脉血栓栓塞症(venous thromboembolism,VTE)。

2. 肺动脉高压

肺动脉高压(pulmonary hypertension,PH)是由已知或未知原因引起肺动脉内压力异常升高的疾病或病理生理综合征,存在肺循环障碍与右心高负荷,可导致右心衰竭甚至死亡。PH 在临床常见,是严重危害人民健康的医疗保健问题。随着人们对其致病原因、病理和病理生理学认识的深入,对 PH 的诊断和治疗也取得了显著进步。

肺动脉高压的诊断标准:在海平面、静息状态下,平均肺动脉压(mean pulmonary artery pressure,mPAP)≥25mmHg。右心导管检查为测定肺动脉压力的参比指标("金指标"),是临床诊断肺动脉高压的确诊依据。

3. 肺源性心脏病

肺源性心脏病(cor pulmonale)简称肺心病,是一种由呼吸系统结构或功能障碍导致右心室肥厚或扩张,进而引起心功能障碍的临床综合征,需要排除左心疾病或者先天性心脏病引起的右心功能障碍。按疾病发生急缓,可分为急性肺源性心脏病和慢性肺源性心脏病。急性肺源性心脏病(acute cor pulmonale)指各种原因,特别是肺栓塞引起突发肺循环阻力急剧增加而导致急性右心功能障碍,甚至心力衰竭,主要心脏变化是急性右心室扩张;慢性肺源性心脏病(chronic cor pulmonale)则是由于肺动脉压力逐渐升高导致右心室做功增加,而引发的心脏病,主要以右心室肥厚为主,同时也可伴有右心室扩张,多由COPD引起,慢性心脏缺血是关键病机。

四、原发性支气管肺癌

原发性支气管肺癌(primary bronchogenic carcinoma,简称肺癌 lung cancer),为起源于支气管黏膜或腺体的恶性肿瘤,主要分为小细胞肺癌(small cell lung cancer,SCLC)和非小细胞肺癌(non-small cell lung cancer,NSCLC)两大亚群。肺癌发病率为恶性肿瘤的首位,并由于早期诊断不足、生物学行为恶劣、放化疗敏感性较低或易对化疗药物产生耐药,致使预后很差。目前随着诊断方法进步、规范有序的分期、新药和靶向治疗药物的出现,以及根据肺癌临床特点进行多学科联合治疗的发展,生存期已有所延长。但想进一步提高生存率则还需大力加强早期诊断的研究力度和制订新的治疗策略。可将该病归属中医学"肺岩""癥瘕"或"虚劳"等病范畴。

五、特发性肺纤维化

特发性肺纤维化(IPF)是原因不明的慢性间质性肺疾病中较为常见的代表性疾病,归属特发性间质性肺炎(IIPs)的分类中,病理表现为UIP。一些欧洲学者称其为隐源性致纤维化性肺泡炎(cryptogenic fibrosing alveolitis,CFA)。本病老年人易患,临床上多表现为进行性呼吸困难伴有刺激性干咳,双肺可闻及Velcro音,常有杵状指(趾);胸部X线主要表现为双肺底和周边分布的弥漫性网格状、蜂窝状阴影,伴或不伴牵拉性支气管扩张;肺功能为限制性通气障碍;病情一般呈进行性发展,最终因呼吸衰竭导致死亡。可将该病归属中医学"肺痿"病范畴。

六、结节病

结节病(sarcoidosis)是一种原因不明的以非干酪样坏死性上皮细胞肉芽肿为病理特征的系统性疾病。以中青年发病为主。最常侵犯的部位是双侧肺门和纵隔淋巴结,其次是肺、皮肤、眼、浅表淋巴结、肝、脾、肾、骨髓、神经系统、心脏等几乎全身各器官。临床表现多种多样,可以无明显的临床症状,也可以有发热、胸痛、咳嗽、咳痰和(或)其他器官受累的症状。诊断需要依靠临床、影像和病理进行综合判断。糖皮质激素是主要治疗手段。本病为一种自限性疾病,大多预后良好,有自然缓解的趋势,少数病例的病情呈进行性进展,晚期呈现受累脏器功能衰竭。

七、睡眠呼吸暂停低通气综合征

睡眠呼吸暂停低通气综合征包括阻塞型睡眠呼吸暂停低通气综合征(obstructive sleep apnea hypopnea syndrome,OSAHS)、中枢型睡眠呼吸暂停综合征(central sleep apnea syndrome,CSAS)、睡眠低通气综合征(sleep hypoventilation syndrome,SHS)等。临床上以 OSAHS 最为常见,主要表现睡眠时打鼾并伴有呼吸暂停和呼吸表浅,夜间反复发生低氧血症、高碳酸血症和睡眠结构紊乱,导致白天嗜睡,记忆力下降,并可引发心脑肺血管并发症乃至多脏器损害,严重影响生活质量和寿命。

八、胸膜疾病

胸膜疾病临床上非常常见,英国报道年发病率为 3000/100 万。我国人口如按此推算,年发病数约 400 万。而美国报道仅胸腔积液的病例数为 160 万/年,按此人口推算我国年发病数应达 693 万左右。住院的内科患者 10% 伴有胸腔积液,呼吸内科疾病 25%～30% 与胸膜病变有关,62% 入住 ICU 患者伴有胸腔积液。而且,近年的文献表明胸膜疾病的发病率正在上升。胸膜疾病可以原发于胸膜组织本身,或继发于肺内病变,亦可来源于全身病变。不同病因的胸膜疾病影像学上可表现为胸腔积液、气胸和胸膜增厚改变。

1. 胸腔积液

健康人胸膜腔的两层胸膜之间被以薄层的浆液,此薄层润滑性浆液的量保持相当稳定,是由于胸腔内液体持续滤出和吸收并处于动态平衡。胸腔积液可由于胸膜炎症、肿瘤、结缔组织病、局部淤血及全身性疾病(如慢性肾炎与营养不良所致的低蛋白血症)等所引起,不同病因可引起渗出性或漏出性胸腔积液,相当于中医学的"悬液"等病范畴。

2. 气胸

气胸(pneumothorax)是指气体进入胸膜腔,造成积气状态,通常分为自发性气胸、创伤性气胸和人工气胸。自发性气胸是由于肺部疾病使肺组织和脏层胸膜破裂,或由于靠近肺表面的微小疱和肺大疱破裂,肺和支气管内空气进入胸膜腔所致。按照气胸发生前有无合并肺部疾病又可将自发性气胸分为原发性气胸(primary spontaneous pneumothorax,PSP)和继发性气胸(secondary spontaneous pneumothorax,SSP)。创伤性气胸是由于胸部外伤或医疗诊断和治疗操作过程中引起的气胸。人工气胸是为诊治胸内疾病,人为将气体注入胸膜腔。

九、呼吸衰竭

呼吸衰竭指呼吸系统不能维持正常通气和(或)换气功能,致 PaO_2 低于正常范围,伴或不伴有动脉血 $PaCO_2$ 增高。呼吸衰竭可由肺、心脏、胸壁、呼吸肌和呼吸中枢等的功能障碍引起。此外,心功能、肺循环和体循环功能、血液携氧能力、全身毛细血管的功能障碍对呼吸衰竭亦有重要影响。

明确诊断有赖于动脉血气分析。表现为在海平面正常大气压下,静息状态和呼吸空气时,$PaO_2 < 60mmHg$ 和(或)$PaCO_2 > 50mmHg$,排除心内解剖分流和原发性心排血量降低等因素。

按动脉血气分析将呼吸衰竭分为两种类型:Ⅰ型呼吸衰竭(低氧血症型呼吸衰竭),$PaO_2 < 60mmHg$ 而 $PaCO_2$ 正常或降低;Ⅱ型呼吸衰竭(高碳酸血症型呼吸衰竭),$PaO_2 < 60\ mmHg$ 且 $PaCO_2 > 50mmHg$。

按呼吸衰竭的病理生理又可分为肺衰竭(直接影响气道、肺、间质、胸膜的病变引起)和泵衰竭(如影响呼吸中枢和呼吸肌肉及神经病变引起)两类。按呼吸衰竭的病程又分为急性呼吸衰竭(呼吸功能突然或迅速发生异常)和慢性呼吸衰竭(呼吸功能损害逐渐加重而发展为呼吸衰竭)。

参 考 文 献

[1]　钟南山,刘又宁.呼吸病学.2版.北京:人民卫生出版社,2012.
[2]　欧阳忠兴,柯新桥.中医呼吸病学.北京:中国医药科技出版社,1997.
[3]　赵立.呼吸内科急重症与疑难病例诊治评述.北京:人民卫生出版社,2012.
[4]　田德禄.中医内科学.北京:人民卫生出版社,2002.

第二节　专科检查

一、肺细胞学检查

1. 肺细胞的采集技术

(1)痰液的细胞采集及注意事项:痰液的采集手段和质量直接影响痰液检查的阳性率,因此痰液采集有一定的要求,痰液必须是从肺部咳出,标本必须保持新鲜,数天内连续留取三次或以上的痰标本送检等均为提高痰液质量的重要环节。

(2)支气管液的细胞采集

①支气管吸液和支气管洗液:经纤维支气管镜吸引孔可直接吸取支气管分泌物进行涂片检查,亦可吸取不同部位的大支气管的分泌物分别制片以判断肿瘤部

位。但在纤维支气管镜达不到的小支气管,可在 X 线引导下用生理盐水对病变部位的支气管进行冲洗后立即吸出,离心取沉渣涂片进行检查。

②支气管刷检:在 X 线的指引下,使用纤维支气管镜的尼龙刷,对镜下可见的病变部位或可疑部位直接刷取上皮组织及分泌物后立即涂片 3～4 张,可进行细胞学及细菌学检查,但制片时需快速固定,否则会使涂片干燥,影响细胞观察。由于刷检接触面积大且较活检取样出血概率低,与其他方法相比,具有阳性率高、创伤小、并发症少和操作简便等优点。

③支气管肺泡灌洗术(bronchoalveolar lavage,BAL):BAL 是利用纤维支气管镜向支气管肺泡注入生理盐水并随即负压抽吸,收集吸出的液体,检查其细胞成分和可溶性物质的一种方法。BAL 常选择右中叶或左舌叶,或选择病变所在叶段进行。

(3)支气管及肺的细针吸取活检(fine needle aspiration,FNA):适用于肺部周围型结节、团块状病灶、肺门、纵隔肿大淋巴结等占位性病变的细胞学、组织病理及病原学诊断,具有较高的诊断敏感性及特异性,操作简便易行等特点。目前有经支气管的 FNA 活检、经皮 FNA 活检及超声引导下针吸活检等几种方法。

2. 痰的细胞学检查

痰是人体呼吸道的分泌物,主要来源于呼吸道黏膜表面覆盖的液体层,液体层通常称为黏液毯或呼吸道表层液体。正常人呼吸道每天分泌的黏液量为 10～100ml,呼吸道的纤毛定向摆动推动液体层以每分钟 4～20 mm 的速度由肺经气管、喉向咽部运动,最后,通过正常咳嗽反射从气管内咳出经口腔排出体外。因此,痰液主要成分除了水、糖类和黏蛋白(mucin)、蛋白聚糖(proteoglycan)、脂质等大分子物质外,还包括全部呼吸道脱落的上皮细胞和吞噬细胞、粒细胞等非上皮细胞。

二、血气分析

血气分析是医学上常用于判断机体是否存在酸碱平衡失调及缺氧和缺氧程度等的检验手段。国外于 20 世纪 50 年代末将动脉血气分析应用于临床,我国于 20世纪 70 年代开始逐步在临床上推广应用。随着动脉血气分析在临床上广泛应用,特别是由于酸碱失衡预计代偿公式、潜在 HCO_3^- (potential bicarbonate)和阴离子间隙(anion gap,AG)概念应用于酸碱领域,使临床上酸碱失衡的判断水平有了明显提高。

三、肺功能检查

肺功能检查是运用呼吸生理知识和现代检查技术探索人体呼吸系统功能状态的检查技术,是呼吸系统疾病的必要检查项目之一。肺功能检查能早期检查出肺、气道病变,评估疾病的病情严重程度及预后,评定药物或其他治疗方法的疗效,鉴别呼吸困难的原因,诊断病变部位,评估肺功能对手术的耐受力或劳动强度耐受力及对危重患者的监护等。目前已广泛应用于呼吸内科、胸外科、航天医学等在内的众多领域。

肺功能检查项目包括肺容积检查、肺量计检查、支气管激发试验、支气管舒张试验、肺弥散功能检查、气道阻力检查及运动心肺功能检查等。过去的肺功能仪主要以机械和化学方法检测为主,测定烦琐,费时费力,而且检测误差较大,限制了其在临床上的广泛应用,医务工作者对其知识也了解有限。近年来,随着科学技术的发展,新的检测技术的出现,尤其是电子计算机的应用,使肺功能检测技术得到了很大的发展,检测技术不断改进,检查项目不断增加,应用范围日趋扩大。

四、可弯曲支气管镜

目前支气管镜按照其构造的不同,大致可分为硬质支气管镜和可弯曲支气管镜两大类,其中可弯曲支气管镜又包括白质光支气管镜、荧光支气管镜及超声支气管镜等。而人们所说的"常规支气管镜"即是指白质光可弯曲支气管镜。

1. 常规支气管镜检查术

(1)适应证:常规支气管镜检查术作为呼吸系统疾病常用的辅助诊断方法,被广泛地应用于临床,伴随着各种新型内镜器械和技术方法的不断问世,其临床适应证亦在不断地扩大;相反,随着各种监护和麻醉技术方法的改进,其禁忌证则不断地缩小。

①不明原因的慢性咳嗽,支气管镜对于诊断支气管结核、异物吸入及气道良、恶性肿瘤等具有重要价值。

②不明原因的咯血或痰中带血,尤其是 40 岁以上的患者,持续 1 周以上的咯血或痰中带血。支气管镜检查有助于明确出血部位和出血原因。

③不明原因的局限性哮鸣音,支气管镜有助于查明气道阻塞的原因、部位及性质。

④不明原因的声音嘶哑,可能因喉返神经受累引起的声带麻痹和气道内新生物等所致。

⑤痰中发现癌细胞或可疑癌细胞。

⑥X 线胸片和(或)CT 检查提示肺不张、肺部结节或块影、阻塞性肺炎、炎症不吸收、肺部弥漫性病变、肺门和(或)纵隔淋巴结肿大、气管支气管狭窄以及原因未明的胸腔积液等异常改变者。

⑦肺部手术前检查,对指导手术切除部位、范围及估计预后有参考价值。

⑧胸部外伤、怀疑有气管支气管裂伤或断裂,支气管镜检查常可明确诊断。

⑨肺或支气管感染性疾病(包括免疫抑制患者支气管肺部感染)的病因学诊

断,如通过气管吸引、保护性标本刷或支气管肺泡灌洗(BAL)获取标本进行培养等。

⑩机械通气时的气道管理。

⑪疑有气管、支气管瘘的确诊。

(2)禁忌证

①活动性大咯血。若必须行支气管镜检查时,应在建立人工气道后进行,以降低窒息发生的风险。

②严重的高血压及心律失常。

③新近发生的心肌梗死或有不稳定心绞痛发作史。

④严重心、肺功能障碍。

⑤不能纠正的出血倾向,如凝血功能严重障碍、尿毒症及严重的肺动脉高压等。

⑥严重的上腔静脉阻塞综合征,因纤维支气管镜检查易导致喉头水肿和严重的出血。

⑦疑有主动脉瘤。

⑧多发性肺大疱。

⑨全身情况极度衰竭。

2. 支气管及肺活检术

支气管镜下的支气管及肺活检术的目的:即通过一定的器械和方法,对病变或可疑的病变部位进行细胞、组织或病原学采样,以求获得对疾病的诊断。

五、内科胸腔镜

胸腔镜技术发展迅速,目前在呼吸内科领域胸膜疾病诊断与治疗方面内科胸腔镜也得到了广泛应用,可以发现胸腔镜技术发展有以下特点:①设备上从直接窥视发展至附加有人工光源照明,再到结合视频成像技术;②技术上初期的单纯从诊断手段发展到可同时进行治疗;③应用范围上由简单到复杂;④总是与其他技术发展一起发展。胸腔镜技术在呼吸内科和胸外科均有应用,彼此各擅胜场。依其开展形式有异,可分为内科胸腔镜(medical thoracoscopy,又称 pleuroscopy)和外科胸腔镜。本章节主要介绍内科胸腔镜技术。

内科胸腔镜是一项有创性操作,主要用于经无创方法不能确诊的胸膜腔疾病患者的诊治,它能在直视下观察胸腔病灶的变化并可进行病灶活检,以一种可接受的微创方式,为可靠、足量获取病灶组织样本并同时进行治疗提供了新的手段。

(1)适应证:①不能明确病因的胸腔积液诊断;②肺癌或胸膜间皮瘤的分期;③弥漫性肺疾病的活检;④对胸腔积液行胸膜固定治疗;⑤自发性气胸的局部治疗;⑥其他,如膈肌、纵隔及心包活检等。

(2)禁忌证:①胸腔闭锁,如胸膜广泛胼胝样粘连;②凝血功能障碍;③低氧血症;④严重心血管疾病,如急性心肌梗死和(或)有严重心律失常等;⑤严重的肺动脉高压;⑥持续的不能控制的咳嗽;⑦极度虚弱者。

六、胸膜穿刺活检术和经皮胸部活检术

1. 胸膜穿刺活检术

胸膜活体组织检查术(pleural biopsy)对于原因不明的胸膜疾病是非常有价值的诊断手段,包括胸膜穿刺活检、经胸腔镜胸膜活检和开胸胸膜活检 3 种,其中以胸膜穿刺活检术最为常用。胸膜穿刺活检术于 1955 年首先由 De Fancis 等报道并应用于结核性胸腔积液的诊断。此后穿刺针不断改进,在临床上得到较广泛的应用,胸膜活检和胸腔积液细胞学检查联合进行可提高诊断的阳性率,其阳性率一般为 30.8%～76%,最高达 80.6%,其中对癌性和结核性的诊断率高。与胸腔镜和开胸肺活检相比,胸膜穿刺活检具有操作简单、创伤小、安全性高等优点。

(1)适应证:各种原因不明的胸膜病变合并胸腔积液患者为此项检查的适应证。

(2)禁忌证:胸膜活检是一项操作较为简单的诊断方法,安全性和并发症因方法不同而有所差别。胸膜穿刺活检的禁忌证有以下几种。

①出凝血机制障碍。应用抗凝药、出血时间、凝血酶原时间延长或凝血机制障碍者,不应做胸膜活检。若血小板<$50×10^9$/L,而且不能用常规的治疗方法纠正者,也不宜行胸膜活检。

②脓胸或胸部皮肤有化脓性感染者。

③可疑血管病变者。

④严重心律失常、新近发生心肌梗死者。

⑤不合作或精神病患者。

⑥呼吸功能不全、肺动脉高压及心肺功能储备低下者为胸膜穿刺活检的相对禁忌证。

2. CT 导引经皮胸部活检术

经皮胸部活检术是经皮非经血管的介入技术。经皮胸部活检的引导方法有 CT、B 型超声、MRI 和透视,以 CT 导引应用最为广泛。CT 可清楚显示病变大小、外形、位置、病灶坏死空洞区,以及与血管等周围结构的解剖关系,亦能精确确定进针部位、角度和深度,避免损伤血管和神经,提高活检正确率和安全系数。

参 考 文 献

［1］　钟南山,刘又宁.呼吸病学.2版.北京:人民卫生出版社,2012.

［2］　罗炎杰,冯玉麟.简明临床血气分析.2版.北京:人民卫生出版社,2009.

［3］　中华医学会呼吸病分会肺功能专业组.肺功能检查(第二部分)——肺量计检查.中华呼吸和结核杂志,2014,37(7).

［4］　王洪武.电子支气管镜的临床应用.北京:中国医药科技出版社,2009.

［5］　张雪哲,卢延.CT引导下胸部穿刺活检.中华结核和呼吸杂志,2001,24(4):194-195.

第2章

急性上呼吸道疾病

第一节　急性上呼吸道感染

一、概述

急性上呼吸道感染（acute upper respiratory tract infection）简称上感，为外鼻孔至环状软骨下缘（包括鼻腔、咽或喉部）急性炎症的概称。上感多发于冬春等寒冷季节，多为散发，且可在气候突变时小规模流行。主要通过患者喷嚏和含有病毒的飞沫经空气传播，或经污染的手和用具接触传播。急性上感有70％～80％由病毒引起，包括鼻病毒、冠状病毒、腺病毒、流感和副流感病毒及呼吸道合胞病毒、艾柯病毒和柯萨奇病毒等。其中以鼻病毒和冠状病毒最为常见。接触病原体后是否发病，还取决于传播途径和人群易感性。年幼的儿童常常是呼吸道病毒的主要携带者，故抚养儿童的成人比较容易患上感。老幼体弱、免疫功能低下或有慢性呼吸道疾病如鼻窦炎、扁桃体炎者更易发病。

急性上呼吸道感染是最为常见的疾病，占急性呼吸道疾病的50％以上。其主要病原体是病毒，少数是细菌。大部分患者临床症状轻微，且能自限，免疫功能低下者易感。但某些较重的患者，如出现扁桃体周围脓肿、会厌炎、侵入性真菌性鼻窦炎，则有潜在的生命危险。急性上呼吸道感染与中医学"感冒"临床表现基本相同，可归属于"感冒"的范畴。

二、病因病机

感冒主要为肺卫感受六淫、时行之邪，以致卫表不和，肺失宣降而为病。

1. 病因

（1）外感风邪疫毒：外感邪气或疫毒，从皮毛或口鼻侵犯人体，使肺卫失和而发病。风邪虽为六淫之首，但于不同季节，往往随时气而侵入。如秋冬寒冷之季，风与寒合，多为风寒证；春夏温暖之时，风与热合，多见风热证；夏秋之交，暑多夹湿，多为风暑夹湿证。

（2）正气虚弱，肺卫功能失常：若起居不慎，寒温不调或过度疲劳，皆使肌腠不密，肺卫调节功能失常，卫外不固，遇外邪侵袭易发病。

2. 病机

外邪侵袭人体是否发病，关键在于卫气之强弱，同时与感邪的轻重有关。若卫外功能减弱，肺卫调节疏懈，外邪乘袭卫表，即可致病。感冒之病位在肺卫，而主要在卫表。素体阳虚者易受风寒，阴虚者易受风热、燥热，痰湿之体易受外湿。

三、临床表现

1. 普通感冒

起病急，主要表现为鼻部症状，如喷嚏、鼻塞、流清水样鼻涕，也可表现为咳嗽、咽干、咽痒或灼烧感，甚至鼻后滴漏感。2～3天后鼻涕变稠，可伴有咽痛、头痛、流泪、味觉迟钝、呼吸不畅、声嘶等。严重者有发热、轻度畏寒和头痛等。一般经5～7天痊愈，伴并发症者可致病程迁延。

2. 急性病毒性咽炎和喉炎

急性病毒性咽炎以咽痒和灼热感为主，咽痛不明显，咳嗽少见。急性病毒性喉炎表现为明显声嘶、讲话困难，可有发热、咽痛或咳嗽，咳嗽时咽喉疼痛加重。

3. 急性疱疹性咽峡炎

临床表现为明显咽痛、发热，病程约为1周。

4. 急性咽结膜炎

临床表现为发热、咽痛、畏光、流泪、咽及结膜明显充血，病程4～6天。

5. 急性咽扁桃体炎

起病急，咽痛明显，伴发热、畏寒，体温可达39℃以上。

四、辅助检查

1. 血液检查

因多为病毒性感染，白细胞计数正常或偏低，伴淋巴细胞比例升高，外周血涂片异形淋巴细胞>2%。细菌感染者可有白细胞计数与中性粒细胞增多或核左移现象。

2. 病原学检查

因病毒种类繁多，且明确类型对治疗无明显帮助，一般无须明确病原学检查。

五、诊断与鉴别诊断

1. 诊断要点

根据鼻咽部的症状和体征，结合周围血常规和阴性胸部X线检查可做出临床诊断。

2. 鉴别诊断

(1)过敏性鼻炎:起病急骤,常表现为鼻黏膜充血和分泌物增多,伴有突发的连续喷嚏、鼻痒、鼻塞、大量清涕,无发热,咳嗽较少。多由于过敏因素(如螨虫、灰尘、动物皮毛、低温等)刺激引起。如脱离过敏原,数分钟至1～2小时症状即消失。

(2)流行性感冒:为流感病毒引起,可为散发,时有小规模流行,病毒发生变异时可大规模暴发。起病急,鼻咽部症状较轻,但全身症状较重,伴高热、全身酸痛和眼结膜炎症状。

(3)急性气管、支气管炎:表现为咳嗽咳痰,鼻部症状较轻,血细胞计数可升高,X线胸片常见可见肺纹理增强。

(4)急性传染病前驱症状:很多病毒感染性疾病前期表现类似,如麻疹、脊髓灰质炎、脑炎、肝炎、心肌炎等病。患者初期可有鼻塞、头痛等类似症状,应予重视。

六、治疗

(一)中医治疗

感冒病位在卫表肺系,且一般感冒多实证,治疗以解表达邪为原则,但不宜发散太过,耗伤津液。除体虚感冒外,不宜早进补益造成留邪,甚至内传于里。体虚感冒应标本兼顾,尤不宜单用发汗,重伤肺气。

1. 辨证用药

(1)风寒感冒

临床表现:轻者鼻塞声重,喷嚏,时流清涕,咽痒,痰清稀色白,重者恶寒重,发热轻,无汗,头痛,肢节酸痛,舌苔薄白而润,脉浮或浮紧。

证机概要:风寒外束,卫阳被郁,腠理闭塞,肺气不宣。

治疗法则:辛温解表,宣肺散邪。

方药运用:轻者用葱豉汤加味(葱白、豆豉、紫苏叶、杏仁、荆芥、防风);重者用荆防败毒散加减(荆芥、防风、生姜、柴胡、薄荷、川芎、前胡、桔梗、枳壳、茯苓、生甘草、羌活、独活)。若头重体倦,胸闷泛恶,纳呆腹泻,口淡不渴,苔白腻,则为挟湿,可加厚朴、陈皮、苍术、半夏等;若咳嗽痰多,胸闷食少,则为挟痰浊,可加二陈汤;若胸闷不舒,甚则胁肋疼痛,则为挟气滞,可加香附、紫苏梗等理气疏肝。若风寒重证,又见口渴咽痛,咳嗽气急,痰黄黏稠,心烦溲赤,便秘,苔黄等内热证,则为寒包火者,可用麻杏石甘汤解表清里;外寒重者加荆芥、防风以解表,里热甚者加黄芩、知母、栀子以清热。

临证指要:本证应注意辨兼挟证,根据兼挟证及时调整用药。

(2)风热感冒

临床表现:身热较著,微恶寒,汗出不畅,头涨痛,鼻塞,流黄浊涕,口干而渴,咽喉红肿疼痛,咳嗽,痰黏或黄,舌苔薄白微黄,舌边尖红,脉浮数。

证机概要：风热犯表，热郁肌腠，卫表失和，肺失清肃。

治疗法则：辛凉解表，清肺透邪。

方药运用：银翘散加减（金银花、连翘、薄荷、荆芥、豆豉、桔梗、牛蒡子、甘草、竹叶、芦根）。若高热不退，恶寒或有寒战，头痛，鼻咽干燥，口渴心烦，则为风热重证或感受时疫之邪，可加葛根以解肌，黄芩、石膏清热，知母、天花粉生津止渴；若头重体倦，胸闷，泛恶，小便赤，则为挟湿，可加藿香、佩兰；若口唇鼻咽干燥、口渴、干咳无痰或咳痰不爽，则为挟燥邪，可加杏仁、梨皮、瓜蒌皮等。

临证指要：风温初期与风热感冒极为相似，应注意鉴别。感冒发热体温多不高，或不发热，以解表宣肺之药即可汗出热退身凉，多不传变；而温病则高热、壮热，传变迅速，由卫及气，入营入血，甚者谵妄、神昏、惊厥等。同时，温病有明显的季节性，而感冒则四时而发。

（3）暑湿感冒

临床表现：发于夏季，身热，微恶风，汗出热不解，面垢，鼻塞，流浊涕，舌质红，苔黄腻，脉濡数。

证机概要：暑湿遏表，湿热伤中，表卫不和，肺气不清。

治疗法则：清暑祛湿解表。

方药运用：新加香薷饮加减（香薷、金银花、连翘、厚朴、扁豆）。若心烦口渴，尿短赤，则为暑热偏盛，可加黄连、黄芩、青蒿等；小便短赤，可加六一散、赤茯苓。若头昏重涨痛，身重倦怠，胸闷欲吐，则为湿邪偏盛，可加大豆卷、藿香、佩兰等。

临证指要：新加香薷饮为夏日盛暑常用方，应根据暑热、湿邪的偏盛，及时调整用药。

（4）体虚感冒

①气虚感冒

临床表现：恶寒发热，无汗，头痛鼻塞，神疲体弱，气短懒言，反复发作，舌质淡，苔薄白，脉沉。

证机概要：表虚卫弱，风寒乘袭，气虚无力达邪。

治疗法则：益气解表。

方药运用：参苏饮加减（党参、茯苓、甘草、紫苏叶、葛根、前胡、桔梗、枳壳、半夏、陈皮）。若气虚自汗，稍不慎易感外邪者，可用玉屏风散益气固表。

②阳虚感冒

临床表现：恶寒重，发热清，头痛，身痛，面色㿠白，四肢不温，语声低微，舌质淡胖，苔薄白，脉沉。

证机概要：阳虚卫弱，风寒乘袭，无力达邪。

治疗法则：助阳解表。

方药运用：再造散加减（党参、黄芪、桂枝、附子、炙甘草、细辛、防风、羌活）。若恶寒无汗,阳虚不慎者,也可选用麻黄附子细辛汤加减。

③阴虚感冒

临床表现:头昏身热,微恶风寒,无汗或微汗,心烦口渴,干咳少痰,舌红少苔,脉细数。

证机概要:阴亏津少,外受风热,表卫失和,津液不能作汗。

治疗法则:滋阴解表。

方药运用:加减葳蕤汤化裁(玉竹、葱白、豆豉、桔梗、薄荷、白薇、大枣、甘草)。若阴伤较重,口渴、咽干明显,可加沙参、麦冬等。

④血虚感冒

临床表现:往往为产后或月经淋漓过多,肌衄、便血等出血病后,头痛身热,微寒无汗,面色无华,唇甲色淡,舌质淡,苔白,脉细或浮而无力。

证机概要:血虚津少,外受风寒,表卫失和,津液不能作汗。

治疗法则:养血解表。

方药运用:葱白七味饮加减(豆豉、葛根、生姜、麦冬、干地黄、葱白)。

临证指要:以上虚人感冒虽以气虚、阳虚、阴虚、血虚进行分类,但临床上还可见气阴两亏、气血不足、阴阳俱虚等,需详细辨证,兼顾用药。

2. 成药制剂

(1)风寒感冒:感冒清热颗粒每次 12g(含糖型)/6g(无糖型),每日 2 次,冲服;外感风寒初起,正柴胡饮颗粒每次 3g,每日 3 次,冲服;挟湿证者,柴连口服液每次 10ml,每日 3 次,口服。风寒表虚证,表虚感冒颗粒每次 10～20g,每日 2～3 次,冲服;或桂枝颗粒每次 5g,每日 3 次,冲服。

(2)风热感冒:银翘解毒颗粒每次 15g,每日 3 次,口服;感冒清胶囊,每次 1～2 粒(0.5g/粒),每日 3 次,口服;发热、咽痛、痰稠较甚者,金莲清热胶囊每次 4 粒 (0.4g/粒),每日 3 次,口服。疏风解毒胶囊每次 4 粒(0.52g/粒),每日 3 次,口服。咽痛较甚者,穿心莲内酯滴丸每次 0.15g,每日 3 次,口服。也可根据病情酌选中药注射剂,热毒宁注射液,静脉滴注,每次 20ml,每日 1 次;双黄连注射液,静脉滴注,每次 10～20ml,每日 1 次;痰热清注射液,静脉滴注,每次 20ml,每日 1 次。

(3)暑湿感冒:藿香正气类每次 5～10ml(口服液)、3 粒(胶囊,0.3g/粒)、2～4 粒(软胶囊,0.45g/粒)、1～2 袋(滴丸,2.6g/袋),每日 2 次,口服。

(4)气虚感冒:参苏颗粒每次 20g,每日 2 次,口服;玉屏风颗粒每次 15～30g,每日 2 次,冲服;表虚感冒颗粒每次 10～20g,每日 2～3 次,冲服。对于感冒反复发作者,在未感期间,常用补中益气颗粒每次 3g,每日 2～3 次,口服。

3. 其他疗法

(1)针刺

主穴:风池、大椎、列缺、合谷、外关。

配穴：风寒者，加风门、肺俞；风热者，加曲池、尺泽；暑湿者，加中脘、足三里；邪盛体虚者，加肺俞、足三里。

操作：实证针用泻法，风寒者，可加灸，风热者，大椎、少商点刺放血；虚证针用补法。

（2）耳尖放血

选穴：耳尖穴（部位将耳轮转向耳屏对折时，耳郭上尖端处即是）。

操作方法：按摩耳尖部使其充血，常规乙醇棉球消毒皮肤，左手拇、示指夹捏，固定耳郭上端，右手指三棱针，对准耳尖穴迅速点刺，针尖刺入 1～3mm 深，以双手拇、示指轻挤针眼四周，使之出血如豆大，以棉球吸去，如此反复放血 8 滴。

（3）拔罐：风寒证可在风门、大椎、肺俞等处拔罐；风热证可在大椎处刺络拔罐。

（4）刮痧：可用刮板在背部督脉、足太阳膀胱经脉上行刮痧法，待痧点出即止。

（二）西医治疗

患者自身应做到戒烟、注意休息、多饮水、保持室内空气流通和防治继发细菌感染。

1. 对症治疗

对急性咳嗽、鼻后滴漏和咽干的患者应给予伪麻黄碱治疗以减轻鼻部充血，也可局部滴鼻应用。必要时可加用解热镇痛类药物。

2. 抗生素

普通感冒无须使用抗生素。除非有白细胞计数升高、咽部脓苔、咳黄痰等细菌感染证据，可根据当地流行病学和经验用药，极少数需要根据病原菌选用敏感的抗生素。

3. 抗病毒药物治疗

如无发热，免疫功能正常，发病超过 2 天一般无须应用。对于免疫缺陷患者，可早起常规使用，如利巴韦林和奥司他韦等。

七、中医防治进展

感冒是一种普遍熟知的常见病、多发病，但长期以来不被人们重视。本病为自限性疾病，但易合并细菌感染，导致病情加重迁延并可产生严重的并发症，甚至威胁患者生命。感冒一般病程 3～7 日，但内伤基础上的感冒，则易变证频发。鉴于我国正逐步进入老龄化社会，老年人的数量逐渐上升，且人们生活水平提高，环境污染加重，导致各种慢性疾病的发病率逐年增加，人们的体质逐渐发生变化，同时感冒作为临床最常见的外感病，不仅给人们带来沉重的经济和社会压力，也是引起或加重原有基础疾病的源头。

内伤基础上的外感病，因内伤的不同而区别于普通外感。临床症状除了具有普通外感症状外，还往往兼有不同内伤基础病的症状，导致外感症状的非典型性、多样性和复杂性。外感常常成为加重内伤基础疾病的诱因,而内伤基础病加重又往往可使外感病的病程延长。

内外和邪是内伤基础上外感病的起病原因。中医学"天人相应"的特点在内伤基础上感冒的体现就是:不同性质的外邪、脏腑虚实禀赋不同、不同的内生之邪,三者相合则致使机体功能失用而发病。

内伤基础人群主要包括两方面:一则具备内伤基础疾病的患者,如肺系疾病(慢性鼻炎、慢性鼻咽炎、肺恶性肿瘤、支气管扩张、支气管哮喘等);心系疾病(如慢性心力衰竭、冠心病、高血压等);内分泌系疾病(如糖尿病、高脂血症、甲状腺功能亢进症、甲状腺功能减退症等);消化系疾病(如慢性胃炎、慢性结肠炎、慢性肝炎、肝硬化、消化道肿瘤等);肾系疾病(如慢性肾炎、慢性肾衰竭、肾病综合征、狼疮性肾炎、高血压肾病等);免疫系统疾病(如 SLE、类风湿关节炎等);血液系疾病(如白血病、血液恶性肿瘤、再生障碍性贫血、溶血性贫血等)。其次,经体质辨识为病理体质的患者,即气虚质、阴虚质、阳虚质、痰湿质、湿热质、血瘀质。

内伤基础上的外感无论从发病的特点,临床表现及治疗都与普通的外感不同,病情复杂,病程较长,而且往往相互影响。在治疗上,临床用药要兼顾内伤和外感两方面,从而达到表里同治的状态。若外感病急、重,对相应的内伤病影响较大时,先治外感;内伤基础病急重时,则先内伤,后外感;同时在中医药中体现中医整体观念、辨证论治的指导思想,运用六经辨证、三焦辨证、卫气营血辨证等思路治疗外感病,用脏腑辨证、气血津液辨证治疗内伤疾病,治疗外感病同时兼顾内伤病的治疗,达到内伤不发,外感得治的和谐状态。

八、典型病例

病例 1

胡镜阳尊堂,年七十二,脾泄十五年不愈。近加吐红咳嗽,痰多不易出(肺金壅滞可知)。申酉时潮热,胸膈壅塞,不能就枕,饮食大减,且恶风,终日坐幔中。诸医谓:发热吐红,法当寒凉;脾泄多年,气虚老迈,法当温补。二症矛盾,难于投剂。身热脉大,又血家所忌。束手无策,皆辞去。孙诊之,两手脉皆浮洪而数,皆带滑。据脉洪数为热,滑为痰,浮为风邪在表,以伤风故恶风,法当清解,可无恙也。谓二病矛盾者,暗于先后也。夫脾泄已久,未尝为害,新病热炽,宜当速去,所谓急则治标,俟邪祛后,补脾未晚。且潮热为风邪所致之热,非阴虚火动之热。吐血乃当汗不汗之血,非阴虚火动之血。经云:夺血者无汗,夺汗者无血。当汗不汗,邪鼓血动,但得表解,斯热退血止矣。胡曰:昔老母过钱塘,遇风涛受惊,因发热咳嗽,血出痰多,今以公言质之,诚由风邪起病也。用紫苏子、麻黄、薄荷解表为君,枳壳、桔梗、桑白皮、瓜蒌、紫菀、贝母消痰治嗽为臣,酒黄芩、甘草为佐。二帖,五更微汗而热退,胸膈不壅,嗽亦少减,血止大半,始进粥。次日减麻黄,加茯苓,夜服七制化痰丸,嗽亦减半,自是不恶风而去幔矣。前方减枳壳加薏苡仁,调理而安。

(摘自《续名医类案》)

按语:本病案为典型的内伤基础上外感病,脾气亏虚为本,外感风邪为标,应遵循急则治其标,缓则治其本的原则。且本案对"吐红"分析精辟,咯血常见燥热伤阴、阴虚肺热、肝火犯肺致肺络受伤,血经气道咳嗽而出,本例根据"夺血者无汗,夺汗者无血",指出"吐血乃当汗不汗之血,非阴虚火动之血",通过表解而达到血止。

病例 2

邹××,男,60 岁,1958 年 8 月 23 日初诊。形瘦体弱,素易感冒,近因疲劳受凉,头项强痛,畏风,动则汗出,轻微咳嗽,消化不好已久,肠鸣,纳差,精神不振,脉左寸微浮,右寸微弦,两关弦虚,两尺沉弱,舌正苔薄白黏腻。由体虚卫阳不固,复感新凉之气,治宜调营卫,建中气。处方:党参 6g,桂枝 4.5g,白芍 6g,炙甘草4.5g,生黄芪9g,法半夏 6g,陈皮 3g,茯苓 6g,生姜 2 片,大枣 2 枚。2 剂,慢火煎 2次,取 300ml,加饴糖 30g,和匀,分 2~3 次温服。

8 月 25 日复诊:药后 2 小时微烦,继而汗出,畏风消失,头痛亦解,饮食略增,睡眠不好。脉两寸沉微,两关弦缓,两尺沉迟。营卫初和,治宜和脾柔肝,兼滋心肾。处方:党参 6g,白术 6g,茯苓 9g,炙甘草 3g,半夏 4.5g,橘红 4.5g,五味子(打)20粒,酸枣仁 9g,肥知母 1.5g,川芎 1.5g,大枣 4 枚。水煎温服,2 剂。

(摘自《蒲辅周医疗经验》)

按语:本病案亦为典型的内伤基础上外感病,属于气虚感冒,遵循急则治其标,缓则治其本的原则,再益气解表之后,又补诸脏之虚。

第二节　急性气管-支气管炎

一、概述

急性气管-支气管炎是由生物、物理、化学刺激或过敏等因素引起的急性气管-支气管黏膜炎症,临床症状主要为咳嗽和咳痰,常发生于寒冷季节或气候突变时,多为散发,无流行倾向,年老体弱者易感。在门诊患者中比肺炎病例多 20 倍,比支气管哮喘多 10 倍。作为一种自限性的下呼吸道疾病,病原体与上呼吸道感染类似,大多数急性气管-支气管在病程初期有病毒感染,几乎所有能在呼吸道内寄殖的病毒都可参与其发病,其中流感病毒、副流感病毒、柯萨奇病毒、鼻病毒、腺病毒和冠状病毒为最常见病原体。常见细菌为流感嗜血杆菌、肺炎链球菌、卡他莫拉菌、衣原体、支原体等。急性气管-支气管炎与中医学"咳嗽"临床表现基本相同,可归属于"咳嗽"的范畴。

二、病因病机

咳嗽分外感咳嗽和内伤咳嗽两大类。外感咳嗽为六淫外邪侵袭肺系;内伤咳嗽为脏腑功能失调,内邪干肺。

1. 病因

(1)外邪袭肺:六淫之邪,从口鼻或皮毛而入,侵袭肺系,或因吸入烟尘、异味气体,肺气被郁,肺失宣降。外感咳嗽常以风为先导,或夹寒,或夹热,或夹燥,表现为风寒、风热、风燥相合为病。

(2)内邪干肺:脏腑功能失调,内邪干肺,可以分为肺脏自病和其他脏腑病变涉及于肺。肺脏自病者,常因肺系疾病迁延不愈,阴伤气耗,肺的主气功能失常,以致肃降无权,肺气上逆作咳。他脏为病,包括脾失健运、痰湿蕴肺,肝失条达、肝火犯肺,肾脏亏虚、肾不纳气,均可致"娇脏"之肺宣降失常,肺气上逆,发为咳嗽。

2. 病机

咳嗽的病位主脏在肺,与肝、脾、肾有关。主要病机为邪犯于肺,肺气上逆。正如《医学心悟》所说:"肺体属金,譬若钟然。钟非叩不鸣,风寒暑湿燥火六淫之邪,自外击之则鸣;劳欲情志,饮食炙煿之火自内攻之则亦鸣。"

外感咳嗽与内伤咳嗽可相互为病。外感咳嗽如迁延失治,邪伤肺气,更易反复感邪,而致咳嗽频作,肺气受伤,则逐渐转为内伤咳嗽;内伤咳嗽,肺脏有病,卫外不强,易受外邪引发或加重,如此反复日久,则肺脏更加虚损。

三、临床表现

起病急,通常有鼻塞、流清涕、咽痛和声音嘶哑等临床表现,全身症状较为轻微,但可出现低热、畏寒、周身乏力,自觉咽喉部发痒,并有刺激性咳嗽及胸骨后疼痛。初为干咳或少量黏液痰,2~3日痰液可由黏液性转为黏液脓性,咳嗽加剧。咳嗽在晨起时或夜间常常较为显著,可为阵发性,有时呈持久性咳嗽。咳嗽剧烈时常常伴有恶心、呕吐及胸部、腹部肌肉疼痛。如伴有支气管痉挛,可有哮鸣和气急。急性气管-支气管炎的病程有一定自限性,全身症状可在4~5天消退,但咳嗽有时可延长数周。

四、辅助检查

通常白细胞计数正常,X线胸片检查多为肺纹理增粗。由细菌感染引起者,可伴白细胞总数和中性粒细胞百分比升高,血细胞沉降率加快。

五、诊断与鉴别诊断

1. 诊断要点

根据病史、咳嗽和咳痰等呼吸道症状,结合血常规(病毒感染者白细胞计数并不增高,淋巴细胞相对轻度增加)和X线胸片(无异常或仅肺纹理增粗),可做出临床诊断。

2. 鉴别诊断

(1)流行性感冒:起病急骤,全身明显中毒症状,发热和全身肌肉酸痛。流行病史、分泌物病毒分离和血清学检查,有助于鉴别。

(2)急性上呼吸道感染:鼻咽部症状明显,咳嗽轻微,一般无痰,肺部无异常体征。

(3)其他:多种急性感染性疾病如肺结核、肺脓肿、支原体肺炎、麻疹、百日咳、急性扁桃体炎等,以及上气道咳嗽综合征、咳嗽变异性哮喘、胃食管反流性疾病、间质性肺疾病、急性肺栓塞和肺癌等在发病时常常有咳嗽,类似于急性气管-支气管炎的咳嗽症状,应详细检查,以兹鉴别。

六、治疗

大多数急性气管-支气管在病程初期有病毒感染,亦可合并细菌感染,故在对症止咳化痰平喘的基础上,因及时明确是否存在细菌感染,及时给予抗感染治疗。中医应根据其肺失宣降、肺气上逆之病机,外感咳嗽应祛邪宣肺;内伤咳嗽以标实为主者,应祛邪止咳,以本虚为主者,应扶正补虚。

(一)中医治疗

咳嗽的治疗应分清邪正虚实。外感咳嗽多是新病,属邪实,治以宣肺散邪为主。内伤咳嗽,多属邪实正虚,治当祛邪扶正,标本兼治。

1. 辨证用药

(1)外感咳嗽

①风寒袭肺

临床表现:咳嗽声重,气急咽痒,咳痰稀薄色白,常伴有鼻塞,流清涕,头痛,肢体酸楚,或见恶寒、发热等表证,舌苔薄白,脉浮或浮紧。

证机概要:风寒袭肺,肺气失宣。

治疗法则:疏风散寒,宣肺止咳。

方药运用:三拗汤合止嗽散加减(麻黄、杏仁、甘草、荆芥、桔梗、白前、紫菀、百部、陈皮)。若夹痰湿,咳而痰黏,胸闷,苔腻者,加半夏、厚朴、茯苓;若风寒外束,肺热内郁,加生石膏、桑白皮、黄芩,或用麻杏石甘汤。

临证指要:外感咳嗽初起,忌用敛肺、收涩之镇咳药,误用则致肺气郁遏不得宣畅,不能达邪外出,邪恋不去,反而久咳伤正。

②风热犯肺

临床表现:咳嗽频剧,气粗或咳声嘶哑,喉燥咽痛,咳痰不爽,痰黏稠或稠黄,咳时汗出,鼻流黄涕,口渴,头痛,身楚,或见恶风、身热等表证,舌质红,苔薄黄,脉浮数或浮滑。

证机概要:风热犯肺,肺失清肃。

治疗法则:疏风清热,宣肺止咳。

方药运用:桑菊饮加减(桑叶、菊花、薄荷、杏仁、桔梗、甘草、连翘、芦根)。咳甚者,加金银花、浙贝母、枇杷叶;肺热甚者,加黄芩;咽痛者,加射干、青果。

临证指要:肺为娇脏,不耐寒热,肺经用药宜平,不宜大寒大热,偏过偏峻,过寒则伤阳,很少选用大寒的桑白皮、鱼腥草、败酱草、板蓝根等。

③风燥伤肺

临床表现:干咳,连声作呛,喉痒,唇鼻干燥,无痰或有少量黏痰,不易咳出,或痰中带有血丝,咳甚则胸痛,口干,咽干而痛,或鼻塞、头痛、微寒、身热等表证,舌质红,苔薄白或薄黄,干而少津,脉浮数或小数。

证机概要:风燥伤肺,肺失清润。

治疗法则:疏风清肺,润燥止咳。

方药运用:桑杏汤加减(桑叶、豆豉、杏仁、浙贝母、南沙参、梨皮、山栀子)。若津伤较甚者,加麦冬、玉竹;热重者,加生石膏、知母;痰中夹血者,加生地黄、白茅根;咽痛者,加玄参、马勃。

④凉燥伤肺

临床表现:干咳少痰或无痰,咽干鼻燥,兼有恶寒发热,头痛无汗,舌苔薄白而干,脉浮紧。

证机概要:凉燥犯肺,风寒外束,肺失温润。

治疗法则:疏风散寒,润燥止咳。

方药运用:杏苏散加减(杏仁、紫苏叶、桔梗、半夏、茯苓、甘草、前胡、橘红、枳壳、生姜、大枣)。

临证指要:肺喜润恶燥,临床表现为两方面:一则为燥邪伤肺,阴津耗伤;二则为肺脏被邪气所困阻,肺津不布。若燥邪伤肺,根据风燥、凉燥之不同,分别给予清肺润燥、散寒润燥;若肺被邪气所困,宜以辛苦相配,恢复肺之宣降,则津液自达。

⑤风盛挛急证

临床表现:咳嗽,干咳无痰或少痰,咽痒,痒即咳嗽,或呛咳阵作,气急,遇外界寒热变化、异味等因素突发或加重,多见夜卧晨起咳剧,呈反复性发作,舌苔薄白,脉弦。

证机概要:风邪犯肺,邪客肺络,气道挛急,肺气失宣。

治疗法则:疏风宣肺,解痉止咳。

方药运用:苏黄止咳汤加减(炙麻黄、蝉蜕、紫苏叶、紫苏子、前胡、五味子、牛蒡子、枇杷叶、地龙)。偏于风寒者,宜加荆芥、防风、生姜以散风寒;偏于风热者,宜加薄荷(后下)、桑叶以散风寒;偏于痰热者加黄芩、鱼腥草、金荞麦以清热化痰;偏阴虚者加麦冬、乌梅以养阴生津；久病者，宜加川芎、红花以化瘀通络。

临证指要：麻黄辛散清扬，善能开宣肺气，多用于风寒犯肺之寒实证。《伤寒论》治疗咳喘方20余首，概以麻黄为先，通过恰当的配伍，可广泛用于各种咳喘证，无论寒热虚实皆能奏效。

（2）内伤咳嗽

①痰湿蕴肺

临床表现：咳嗽反复发作，咳声重浊，痰多色白黏腻或稠厚或稀薄，每于早晨或食后咳甚痰多，因痰而咳，痰出则咳缓，可见胸闷，脘痞，呕恶，纳差，腹胀，大便时溏，舌苔白腻，脉濡滑。

证机概要：脾湿生痰，上渍于肺，壅遏肺气。

治疗法则：燥湿化痰，理气止咳。

方药运用：二陈汤合三子养亲汤加减（半夏、茯苓、陈皮、甘草、白芥子、紫苏子、莱菔子）。痰湿较重者，而见咳而痰多稠厚，胸闷，脘痞，苔腻者，加苍术、厚朴；寒痰较重，痰黏白如沫，怕冷者，加干姜、细辛。

临证指要：三子养亲汤主治痰壅气滞，咳嗽气喘，食少痰多。若对于以慢性阻塞性肺疾病伴肺心病的患者急性感染期，痰液大量分泌时，可用葶苈子、车前子代紫苏子、白芥子，通过葶苈子强心平喘，车前子利尿镇咳，莱菔子通腑化痰，更好地发挥三药的协同作用。

②痰热郁肺

临床表现：咳嗽，气息急促，或喉中痰声，痰多质黏厚或稠黄，咳吐不爽，或有热腥味，或咳血痰，胸胁胀满，咳时引痛，面赤，或有身热，口干欲饮，舌质红，苔薄黄腻，脉滑数。

证机概要：痰热壅肺，肺失肃降。

治疗法则：清热化痰，肃肺止咳。

方药运用：清金化痰汤加减（桑白皮、黄芩、山栀子、知母、贝母、瓜蒌仁、桔梗、茯苓、甘草、橘红、知母、麦冬）。痰热甚者，可加竹沥水、天竺黄、竹茹，或冲服蛇胆陈皮末；痰黄如脓或腥臭者，加鱼腥草、金荞麦根、薏苡仁、冬瓜子；痰热伤津者，加南沙参、天冬、天花粉。

临证指要：痰热郁肺，若热伤血络，亦可见发热、咳嗽、胸痛、咳痰带血等症状，须与肺痈相鉴别。前者咳吐黄稠脓痰、量多，夹有血色；肺痈则咯吐大量腥臭脓血浊痰。

③肝火犯肺

临床表现：上气咳逆阵作，咳时面红目赤，咳引胸痛，症状可随情绪波动而增减，烦热咽干，常感痰滞咽喉，咳之难出，量少质黏，或痰如絮条，口干口苦，胸胁胀痛，舌质红，苔薄黄少津，脉弦数。

证机概要:肝郁化火,上逆侮肺。

治疗法则:清肺泻肝,化痰止咳。

方药运用:黄芩泻白散合黛蛤散(桑白皮、地骨皮、黄芩、甘草、粳米、青黛、蛤壳)。火热较盛,咳嗽频作,痰黄者,可加山栀子、牡丹皮、贝母、枇杷叶;火郁伤津,咽燥口干,咳嗽日久不减者,可加沙参、麦冬、天花粉。

临证指要:肝为风木之脏,体阴用阳,肝气升发太过,每令肺气壅塞,宣肃失司,有升无降,如风动金鸣,木击钟响,故发为咳嗽。在肝火犯肺之时,除了直接治肺外,还应治肝。

④肺阴亏耗

临床表现:干咳,咳声短促,痰少黏白,或痰中带血丝,或声音逐渐嘶哑,口干咽燥,午后潮热,颧红,手足心热,盗汗,日渐消瘦,神疲,舌质红,少苔,脉细数。

证机概要:肺阴亏虚,虚热内灼,肺失润降。

治疗法则:养阴清热,润肺止咳。

方药运用:沙参麦冬汤加减(沙参、麦冬、天花粉、玉竹、桑叶、扁豆、甘草)。痰中带血者,可加牡丹皮、白茅根、仙鹤草、藕节;潮热者,可加功劳叶、银柴胡、青蒿、鳖甲、胡黄连;盗汗,可加乌梅、生牡蛎、浮小麦。

临证指要:干咳难治的关键因素是咽喉部的异常感觉,解除、缓解咽喉部的不适,消除咳嗽的诱因是干咳治疗的关键环节。可在整体辨证的基础上,加强咽喉部的局部辨证治疗,主要辨寒热虚实。

2. 成药制剂

(1)风邪犯肺,肺失宣降:苏黄止咳胶囊口服,每次3粒,每日3次。

(2)风寒束表,肺气不宣:通宣理肺丸(胶囊、口服液),口服。水蜜丸每次7g,大蜜丸每次2丸,每日2～3次。胶囊剂每次2粒,每日2～3次。口服液每次20ml,每日2～3次。

(3)肺实胃热:蓝芩口服液口服,每次20ml,每日3次。

(4)痰热阻肺:清肺消炎丸口服,每60丸重8g,每次60丸,每日3次。

3. 其他疗法

(1)针刺

主穴:肺俞、中府、列缺、太渊。

配穴:风寒袭肺证,加肺门、合谷;风热犯肺证,加大椎、曲池、尺泽;燥邪伤肺证,加太溪、照海;痰湿蕴肺证,加足三里、丰隆;痰热郁肺证,加尺泽、天突;肝火犯肺证,加行间、鱼际;肺阴亏虚证,加膏肓、太溪。

操作:实证针用泻法,虚证针用平补平泻法。

(2)灸法:选穴大椎、肺俞(或风门)、膏肓。采用麦粒灸,3～5日治疗1次,5次为1个疗程;或予艾条灸,每日1次,每次5～10分钟,以皮肤潮红为度,可和针刺配合应用。

（3）穴位贴敷：肺气虚寒，寒引犯肺证可用温阳散寒药敷贴背部腧穴。

（二）西医治疗

1. 对症治疗

（1）镇咳：可适当应用镇咳药物，如右美沙芬等，对久咳不愈的患者，必要时可使用可待因。

（2）祛痰：痰量较多或较黏时，可应用祛痰药，如沐舒坦、溴己新（必嗽平）等，也可雾化帮助祛痰。

（3）平喘：可用平喘药如茶碱类、β_2 受体激动药等。

2. 抗生素治疗

有细菌感染证据时应及时使用，可选用新大环内酯类、青霉素类，亦可选用头孢菌素类或喹诺酮类等药物。在流行性感冒流行期间，如有急性气管-支气管炎的表现应用抗流感的治疗措施。

七、中医防治进展

咳嗽是呼吸专科门诊和社区门诊患者最常见的症状，在国内专科门诊中，慢性咳嗽患者占 1/3 以上。急性气管-支气管炎的病程有一定自限性，全身症状可在 4～5 天消退，但咳嗽有时可延长数周。西医以对症止咳为主，不能快速截断病情；而中医药治疗急性气管-支气管炎后咳嗽取得了较好的疗效，且优势明显，治法有辨证论治、专方专药、经方加减、中西医结合、外治疗法等方法，显示了中医药治疗途径的多样性及治疗效果的显著性。

外感咳嗽初起，忌用敛肺、收涩的镇咳药，误用则致肺气郁遏不得宣畅，不能达邪外出，邪恋不去，反而久咳伤正；必须采用宣肃肺气，疏散外邪治法，因势利导，肺气宣畅则咳嗽自止。中医治疗慢性咳嗽的优势：首先是以三因制宜为特征，体现高度个体化、精准化的辨证论治；其次是通过多环节、多靶点的复方发挥效应；第三是遵循"急则治其标，缓则治其本"的原则，是一种标本兼治的综合管理模式。

其中，干咳时要注意咽喉部的局部辨证，急性咳嗽外邪袭肺常伴见咽喉不适，亚急性咳嗽、慢性咳嗽咽喉部症状亦较突出。中医学认为，咽主地气，喉主天气，为肺胃之门户，咽喉部的异常感觉本身即肺之气机失于宣畅、脏腑功能失调的突出表现，咽喉干、痒多属于风寒或肺燥，其中风寒外袭咽喉部无红肿，或虽肿胀但局部颜色较黯；而肺燥证临床除于阴虚津亏内燥，咽喉部充血局部可见滤泡外，最常见者为凉燥束肺，津液不布，虽干咳而咽喉部不红赤，舌苔薄不燥不腻；咽喉部红赤疼痛，音哑者多属风热。

晁恩祥教授认为，"风咳"是临床具有风证特点的病证，风邪犯肺，因具有"风性轻扬""风性挛急""风性善行数变"的特点，日久内伏可致气道挛急，故风邪伏肺所致咳嗽为急迫性、挛急性咳嗽,所以患者常伴有咽痒,痒即咳嗽,咳嗽剧烈,呈阵发性或反复性发作等特点,并容易诱发,可因受凉、言语、发笑等诱发。这与《诸病源候论》记载的"风咳"的临床表现"欲语因咳,言不得竟也"十分相似,经过从"风"的辨证论治均可得以改善,复发率也有明显降低,因此提出了"风咳"理论。

临证治疗咳嗽,亦如上述治疗感冒,应注重患者的体质因素和宿疾,如糖尿病患者易化燥伤阴,故阴虚燥热之咳常见;高血压患者多肝火上炎,则气火交炽之咳常见;肥胖患者痰湿突出;慢性胃病患者肺胃失和较著;冠心病患者气滞血瘀特点较明显。

八、典型病例

病例1

徽宗宠妃苦痰嗽,终夕不寐,面浮如盘。诏内医李防御用药,令供状,三日不效当诛。李忧挠技穷,与妻对泣。忽闻外间叫云:咳嗽药一文一帖,吃了今夜睡得。李使人市药十帖,其色浅碧,用淡水滴麻油数点调服。李疑草药性犷,或使脏腑滑泄,并三为一,自试之,既而无他。于是取三帖合一,携入禁庭授妃,请分两服。是夕嗽止,比晓面肿亦消,上喜赐金帛值万缗。李念病即安,倘索方无以为对,令仆俟前卖药人过邀饮,以百金赂其方,乃蚌粉一物,新瓦炒令通红,拌青黛少许耳。叩其从来?曰:壮而从军,老而停汰,顷见主帅有此方,故剽得之。以其易辨,姑借以度余生,无他长也。李给之终身。(《槎庵小乘》文田按:咳嗽症辛升太过,肾气逆上,故蚌粉以养其肾阴,所以能愈。)

(摘自《续名医类案》)

病例2

患者,男,52岁,2008年11月21日因感冒后咳嗽1个月来诊。1个月前曾因受凉后发热,喷嚏,流涕,热退后咳嗽不断,痰多色白,质黏稠,咽干咽痒,对冷热空气敏感,咳嗽影响睡眠,常有鼻液倒流。曾确诊为过敏性鼻炎,舌暗红苔白腻,脉弦。晁教授辨为风邪犯肺、肺气失宣,治以疏风宣肺、止咳化痰。处方:炙麻黄8g,杏仁10g,紫菀15g,炙枇杷叶10g,紫苏子叶各10g,地龙10g,蝉蜕8g,五味子10g,牛蒡子10g,橘红10g,鱼腥草25g,金荞麦15g,白茅根25g,甘草10g。7剂,水煎服。

2008年11月28日复诊,述服上方2剂后咳嗽即消失,痰渐减少,气道不畅感缓解,咽痒基本消失,精神佳,纳可,二便调,眠安。舌淡紫、苔薄白、脉弦。再以疏风宣肺、止咳利咽法为主,上方减鱼腥草、橘红,加桔梗10g,辛夷10g,白果10g。再服7剂,诸症基本消失。

[王辛秋,张洪春,陈燕.晁恩祥辨治"风咳"经验介绍.北京中医药,2010,29(9):667-668.]

第3章

慢性阻塞性肺疾病

一、概述

慢性阻塞性肺疾病(chronic obstructive pulmonary disease,COPD)是一种以持续气流受限为特征的可以预防和治疗的疾病,其气流受限多呈进行性发展,与气道和肺组织对烟草烟雾等有害气体或有害颗粒的慢性炎症反应增强有关。主要累及肺,但也可引起全身(肺外)的不良效应。COPD 当属中医学的"喘证""肺胀"范畴。

COPD 机制尚未明了,吸入有害颗粒或气体可引起肺内氧化应激、蛋白酶和抗蛋白酶失衡及肺部炎症反应。COPD 患者肺内炎症细胞以肺泡巨噬细胞、中性粒细胞和 CD8$^+$ T 细胞为主,激活的炎症细胞释放多种炎性介质,包括白三烯 B$_4$、IL-8、TNF-α 等,这些炎性递质能够破坏肺的结构和(或)促进中性粒细胞炎症反应。自主神经系统功能紊乱(如胆碱能神经受体分布异常)等也在 COPD 的发病中起重要作用。

COPD 可导致全身不良效应,包括全身炎症反应和骨骼肌功能不良,并促进或加重并发症的发生等。全身炎症表现有全身氧化负荷异常增高、循环血液中促炎细胞因子浓度异常增高及炎症细胞异常活化等,骨骼肌功能不良表现为骨骼肌重量逐渐减轻等。COPD 的全身不良效应可使患者的活动能力受限加剧,生命质量下降,预后变差,因此具有重要的临床意义。

COPD 危险因素包括个体因素:某些遗传因素,遗传易感性,如已知的 α$_1$-抗胰蛋白酶缺乏,重度缺乏与非吸烟者的肺气肿形成有关,再如哮喘和气道高反应性是促发的危险因素。环境因素:①吸烟是最重要的环境发病因素。②空气污染、化学气体(氯、氧化氮和二氧化硫等)对支气管黏膜有刺激和细胞毒作用。③职业性粉尘和化学物质。④生物燃料烟雾。⑤呼吸道感染是其发病和加重的另一个重要因素,病毒和(或)细菌感染是急性加重的常见原因。儿童期重度下呼吸道感染和成年时的肺功能减低及呼吸系统症状的发生有关。⑥室内外空气污染程度不同、营养状况等与社会经济地位的差异也许有一定内在联系。

COPD 的病程可分为①急性加重期:患者呼吸道症状超过日常变异范围的持续恶化,并需改变药物治疗方案。在疾病过程中,患者常有短期内咳嗽、咳痰、气短和(或)喘息加重,痰量增多,脓性或黏液脓性痰,可伴有发热等炎症明显加重的表现。②稳定期:患者的咳嗽、咳痰和气短等症状稳定或症状轻微,病情基本恢复到急性加重前的状态。

二、病因病机

喘证的病变部位主要在肺和肾,与肝、脾、心有关。病理性质有虚实之分,但在病情发展的不同阶段,虚实之间常互相转化,可出现虚实夹杂之错综局面。一般实喘在肺,乃外邪、痰浊、肝郁气逆,邪壅肺气而致宣降不利;虚喘责之肺、肾,为精气不足,气阴亏耗而致肺肾出纳失常,尤以气虚为主。临床常见上实下虚并见,或正虚邪实,虚实夹杂之证。如肺虚不主气,见气短难续,若肺病及脾,子盗母气,则脾气亦虚,脾虚失运,聚湿生痰,上渍于肺,肺气壅塞,气津失布,血行不利,可形成痰浊血瘀,乃因虚致实,邪实正虚互见,以邪实为主;若迁延不愈,损及肾元,肾失摄纳,而成痰瘀伏肺而肾虚之候;若肾阳虚衰,水无所主,水邪泛滥,又可上凌心肺。喘证的严重阶段,不但肺肾俱虚,在孤阳欲脱之时,可病及于心。因心脉上通于肺,肺朝百脉,肺气治理调节心血的运行,宗气赖呼吸之气以生而贯心肺,肾脉上络于心,心肾既济,心阳又根于命门之火,故心脏阳气之盛衰,与先天肾气及后天呼吸之气密切相关。故肺肾俱虚,肺虚不主治节,宗气生成不足,肾阳无以温煦心阳,可导致心气、心阳衰惫,鼓动血脉无力,血行瘀滞,见面色、唇舌、指甲青紫,甚则喘汗致脱,出现亡阴、亡阳之重症。

肺胀的病理性质多属标实本虚。标实为痰浊、水饮、瘀血和气滞,痰有寒化与热化之分;本虚为肺、脾、肾气虚,晚期则气虚及阳,或阴阳两虚。其基本病机是肺之体用俱损,呼吸功能错乱,气壅于胸,滞留于肺,痰瘀阻结肺管气道,导致肺体胀满,张缩无力,而成肺胀。如内有停饮,又复感风寒,则可成为外寒内饮证。感受风热或痰郁化热,可表现为痰热证。痰浊壅盛,或痰热内扰,蒙蔽心窍,心神失主,则意识蒙眬、嗜睡甚至昏迷;痰热内闭,热邪耗灼营阴,肝肾失养,阴虚火旺,肝火挟痰上扰,气逆痰升,肝风内动则发生肢颤、抽搐;痰热迫血妄行,则动血而致出血。亦可因气虚日甚,气不摄血而致出血。病情进一步发展可阴损及阳,阳虚不能化气行水,成为阳虚水泛证;阳虚至极,出现肢冷、汗出、脉微弱等元阳欲脱现象。

(一)病因

1. 外邪犯肺

外邪之中以风寒、风热邪气为主,此为实喘之重要病因。如《景岳全书.喘促》云:"实喘之证,以邪实在肺也,肺之实邪,非风寒则火邪耳。"风寒侵袭肺卫,未能及时表散,内则壅遏肺气,外而郁闭皮毛,使肺气失于宣降;或风热犯肺,失于疏散,邪热壅肺,甚则热蒸液聚成痰,清肃失司,以致肺气上逆做喘。也有外寒未解,内已化热,或肺热素盛,寒邪外束,热不得泄,为寒所郁,则肺失宣降,气逆而喘者。外邪犯肺,闭郁肺气,损伤肺脏,肺气郁闭,又进一步加重痰、瘀的形成,痰瘀伏于肺间,肺气壅滞,久则气还肺间,肺气胀满,不能敛降,终成肺胀。

2. 饮食不节

嗜食肥甘厚味之物,或饮酒过度,或饮食生冷,或饥饱失宜,损伤脾胃,使脾失健运,聚湿生痰,上干于肺,壅阻肺气,气机不利,升降失常,发为喘促。若痰湿郁久化热,痰热互结,肺失清肃,肺气上逆而喘促。正如《医学入门·喘嗽》所言"惟夫邪气伏藏,凝涎浮涌,呼不得呼,吸不得吸,于是上气促急。"即指痰涎壅盛之喘证。痰浊内蕴,常因外感诱发,可致痰浊与风寒、邪热等内外合邪为患。

3. 劳倦内伤

"劳则气耗",劳力过度或久病伤气均可导致气虚,久病肺弱,咳伤肺气,肺气失于充养,肺之气阴不足,则气血所主而发生喘促。故《证治准绳·喘》云:"肺虚则少气而喘。"肺气不足,失于调节心血,血行不畅,致气虚血瘀,可加重喘促。若肺病日久,肺之气阴耗伤,不能下荫于肾,则肺虚及肾,根本不固,则气失摄纳,出多入少,逆气上奔而为喘。若肾阳虚衰,肾不主水,水邪泛滥,凌心射肺,肺气上逆,心阳不振,亦致喘促。

4. 情志所伤

五志过极,平素忧郁,肝失条达,肝气郁结,气机郁滞,肺气闭阻,或郁怒伤肝,肝气上逆乘肺,肺失宣肃,升多降少,气逆而喘。另外,忧思伤脾,或郁怒伤肝,肝气横逆乘脾,脾失健运,蕴生痰浊,痰浊干肺,也可引起喘证。

5. 久病肺虚

肺病迁延失治,一方面引起宣降失常,津液不布,或久病肺气虚损,气不布津,津液凝聚为痰浊,或肺阴虚火旺,灼津为痰,痰浊潴留,伏于肺间,肺气壅滞,久则气还肺间,肺气胀满,不能敛降,而成肺胀;另一方面痰浊滞留日久,气滞血瘀,或肺虚不能助心主治节而血行不畅,致痰浊与瘀血互结,痰浊滞留于心肺,进一步加重肺气胀满,不能敛降,而成肺胀。

(二)病机

本病病变部位主要在肺,继则影响脾肾,后期病及于心。本病的病理因素主要为痰浊水饮与血瘀互为影响,兼见同病。但一般早期以痰浊为主,渐而痰瘀互见,终至痰浊、血瘀、水饮错杂为患。

1. 风寒闭肺,发为实喘

外感风寒,内合于肺,寒邪闭肺,肺郁不宣,肺气上逆,故喘咳、胸部闷胀。寒邪伤肺,凝液成痰,则痰多稀薄色白。风寒束表,皮毛闭塞,卫阳被郁,故见恶寒发热、无汗。寒邪凝滞,经气不利,则头痛。肺气不宣,窍道不利,则鼻塞、喷嚏、流涕。本证常见疾病初期,正气尚足时,且多于冬季寒冷时发作。

2. 素有痰饮,外受寒邪

痰饮阻遏,肺气壅滞,肺失宣降,肺气上逆,则胸部膨满,咳逆喘息不得卧,气短气急,咳痰,痰色白稀量多,呈泡沫状。寒饮阻遏气机,津液不布口舌,故口干不欲饮。寒饮郁遏,阳郁不伸,血行瘀滞,则面色晦暗,舌质暗淡。外有寒邪束表,故身痛,头痛,恶寒,无汗。此型多见于内有痰饮患者,冬天寒冷季节遇寒诱发。

3. 素体有热,外感风寒

外感寒邪束表,肺有郁热,或表寒未解,内已化热,热郁于肺,肺气上逆,故喘逆,息粗,鼻煽,胸部胀满,咳而不爽,咳痰黏稠。里热内盛,故身热,烦闷,汗出。热伤津液,则口渴,小便黄,大便干。寒邪束表,则见形寒、身痛、无汗。本证常见于饮食不节,喜饮酒,喜食肥甘厚味病患,或寒邪入里化热,复感风寒者。

4. 寒痰化热,痰热遏肺

本证多由外邪入里化热,或痰浊化热而成。邪热壅肺,灼津成痰,痰热郁遏肺气,肃降无权,故见喘咳气涌,胸部胀痛,痰黏稠色黄。热伤肺络则见痰中带血。痰热郁蒸,故见烦热,目睛胀突,身热,汗出,面红,尿赤。热伤阴津,则见咽干,渴喜冷饮。便秘为肺热腑气不通之象。该证患者痰多色黄,常见于COPD急性感染期。

5. 脾失健运,痰浊阻肺

脾失健运,积湿成痰,痰浊干肺而成。痰浊壅肺,气机不畅,肃降失职,肺气上逆,故喘满闷窒,胸盈仰息,痰多色白黏腻。痰湿蕴中,脾胃不和,故见脘闷,呕恶,纳呆,口黏不渴。该型多见于喜食肥甘厚味,不爱运动,体型偏胖的COPD患者。

6. 痰热上犯,痰蒙神窍

心主神明,痰迷心窍,蒙蔽神机,则出现神志异常。如以痰浊上蒙为主,则多见意识蒙眬,表情淡漠,嗜睡。如痰热扰神,则见烦躁不安。如以痰热闭窍为主,则多见昏迷,谵妄,撮空理线。该型多见于COPD出现肺性脑病时。

7. 郁怒伤肝,肝气乘肺

郁怒伤肝,肝气冲逆乘肺,肺气不降,则喘促气憋,咽中如窒。肝肺络气不和,则胸闷胸痛。心肝气郁则失眠、心悸。肝郁脾胃不和则不思饮食,大便不爽。舌苔薄白,脉弦为肝气郁结之征。心烦易怒,面红目赤,舌红苔薄黄,脉弦带数乃肝郁化火之象。此型多见于脾气较大,容易生气,烦躁的患者。

8. 年老体弱,肺肾气虚

年老体弱,肺肾两虚,肺不主气,肾不纳气,故呼吸浅短难续,甚则张口抬肩,倚息不能平卧,声低气怯。肺肾虚弱,痰饮犯肺,故咳嗽,痰色白如泡沫,咯吐不利。气机不利,气滞胸中,则胸满闷窒。肺虚表卫不固,则形寒,汗出。肺病及心,心气虚弱,故心慌,脉结代。肺虚失治节,气不摄血,气滞血瘀,则见面色晦暗,舌暗紫。肾虚腰膝失养,则腰膝酸软。肾气不固,膀胱失约,故小便清长,或尿后余沥,或咳则小便自遗。此型常见于老年人,体虚正气不足。

9. 久病体虚,阳虚水泛

本证由久病劳欲,肾阳衰弱,水气泛滥,凌心犯肺而成。水邪干肺,肺失宣降,故见喘咳气逆,倚息难以平卧,咳痰稀白。水气凌心,心阳受损,则见心悸。阳虚水泛则面目、肢体浮肿。肾阳虚,气化不利,则小便量少。阳虚肢体失于温煦,故怯寒肢冷。阳虚血脉失于温煦而凝滞,则面色晦暗,唇甲青紫,舌胖黯或有瘀斑、瘀点,舌下青筋显露,脉涩。此型常见于体弱久病,长期卧床的患者。

(三)病机转化

本病的病理因素主要为痰浊水饮与血瘀互为影响,兼见同病。痰饮的产生,初期由肺气郁滞,脾失健运,津液不归正化而成;渐因肺虚不能化津,脾虚不能转输,肾虚不能蒸化,痰浊潴留加重,喘咳持续难愈。瘀血的产生,主要由痰浊内阻,而致气滞血瘀;心之阳气虚损,血失推动,脉失温煦所致。其病理因素之间也可以相互影响和转化,如痰从寒化则成饮;饮溢肌表则为水;痰浊久留,肺气郁滞,心脉不通则血郁为瘀;瘀阻血脉,"血不利则水"。但一般早期以痰浊为主,渐而痰瘀互见,终至痰浊、血瘀、水饮错杂为患。

三、临床表现

慢性阻塞性肺病根据症状、体征的不同常分为稳定期及急性加重期。

(一)稳定期

1. 症状

COPD的特征性症状是慢性和进行性加重的呼吸困难,咳嗽和咳痰。慢性咳嗽和咳痰常先于气流受限多年而存在,然而有些患者也可以无慢性咳嗽和咳痰的症状。常见症状如下。

(1)呼吸困难:是COPD最重要的症状,也是患者体能丧失和焦虑不安的主要原因。患者常描述为气短、气喘和呼吸费力等。早期仅在劳力时出现,之后逐渐加重,以致日常活动甚至休息时也感到气短。

(2)慢性咳嗽:通常为首发症状,初起咳嗽呈间歇性,早晨较重,以后早晚或日间均有咳嗽,但夜间咳嗽并不显著,少数病例咳嗽不伴有咳痰,也有少数病例虽有明显气流受限但无咳嗽症状。

(3)咳痰:咳嗽后通常咳少量黏液性痰,部分患者在清晨较多,合并感染时痰量增多,常有脓性痰。

(4)喘息和胸闷:不是COPD的特异性症状,部分患者特别是重症患者有明显的喘息,听诊有广泛的吸气相或呼气相哮鸣音,胸部紧闷感常于劳力后发生,与呼吸费力和肋间肌收缩有关。临床上如果听诊未闻及哮鸣音,并不能排除COPD的诊断。

（5）其他症状：在 COPD 的临床过程中，特别是程度较重的患者可能会发生全身性症状，如体重下降、食欲缺乏、外周肌肉萎缩和功能障碍、精神抑郁和（或）焦虑等，长时间的剧烈咳嗽可导致咳嗽性晕厥，合并感染时可咳血痰。

2. 病史

（1）危险因素：吸烟史、职业性或环境有害物质接触史。

（2）既往史：包括哮喘史、过敏史、儿童时期呼吸道感染及其他呼吸系统疾病。

（3）家族史：COPD 有家族聚集倾向。

（4）发病年龄和好发季节：多于中年以后发病，症状好发于秋冬寒冷季节，常有反复呼吸道感染及急性加重史，随着病情进展，症状逐渐加重。

（5）并发症：心脏病、骨质疏松、骨骼肌肉疾病和肺癌等。

（6）COPD 对患者生命质量的影响：多为活动能力受限、劳动力丧失、抑郁和焦虑等。

（7）慢性肺源性心脏病史：COPD 后期出现低氧血症和（或）高碳酸血症，可合并慢性肺源性心脏病和右心衰竭。

3. 体征

COPD 的早期体征可不明显，随着疾病进展，常出现以下体征。

（1）视诊及触诊：胸廓形态异常，如胸部过度膨胀、前后径增大、剑突下胸骨下角（腹上角）增宽和腹部膨凸等，常见呼吸变浅、频率增快、辅助呼吸肌（如斜角肌和胸锁乳突肌）参加呼吸运动，重症患者可见胸腹矛盾运动，患者不时用缩唇呼吸以增加呼出气量，呼吸困难加重时常采取前倾坐位，低氧血症患者可出现黏膜和皮肤发绀，伴有右心衰竭的患者可见下肢水肿和肝增大。

（2）叩诊：肺过度充气可使心浊音界缩小，肺肝界降低，肺叩诊可呈过度清音。

（3）听诊：双肺呼吸音可减低，呼气延长，可闻及干啰音，双肺底或其他肺野可闻及湿啰音，心音遥远，剑突部心音较清晰响亮。

（二）急性加重期

COPD 急性加重期（AECOPD）的主要症状是气促加重，常伴有喘息、胸闷、咳嗽加剧、痰量增加、痰液颜色和（或）黏度改变及发热等。此外，可出现心动过速、呼吸急促、全身不适、失眠、嗜睡、疲乏、抑郁和精神紊乱等非特异性症状。患者出现运动耐力下降、发热和（或）X 线胸片影像学异常可能为 COPD 症状加重的临床表现。痰量增加及出现脓性痰常提示细菌感染。

四、辅助检查

（一）稳定期

1. 肺功能检查

肺功能检查是判断气流受限的重复性较好的客观指标，对 COPD 的诊断、严重程度评价、疾病进展、预后及治疗反应等均有重要意义。气流受限是以 FEV_1 和 FEV_1/FVC 降低来确定的。FEV_1/FVC 是 COPD 的一项敏感指标，可检出轻度气流受限。FEV_1 占预计值百分比是评价中、重度气流受限的良好指标，因其变异性小，易于操作，应作为 COPD 的肺功能检查基本项目。患者吸入支气管舒张药后的 $FEV_1/FVC<70\%$，可以确定为持续存在气流受限。目前已经认识到，正常情况下随着年龄的增长，肺容积和气流可能受到影响，应用 $FEV_1/FVC<70\%$ 这个固定比值可能导致某些健康老年人被诊断为轻度 COPD，也会对 <45 岁的成年人造成 COPD 的诊断不足。因此，目前很难科学地确定用哪项标准诊断 COPD 更合适。应用固定比值造成个别患者产生 COPD 的误诊和诊断过度，其风险有限。因为肺功能仅仅是确立 COPD 临床诊断的一项参数，其他参数包括症状和危险因素。气流受限可导致肺过度充气，使肺总量、功能残气量和残气容积增高，肺活量减低。肺总量增加不及残气容积增加的程度大，故残气容积与肺总量之比增高。肺泡间隔破坏及肺毛细血管床丧失可使弥散功能受损，DLCO 降低，DLCO 与肺泡通气量之比较单纯 DLCO 更敏感。深吸气量是潮气量与补吸气量之和，深吸气量与肺总量之比是反映肺过度膨胀的指标，在反映 COPD 呼吸困难程度甚至预测 COPD 生存率方面具有意义。支气管舒张试验作为辅助检查，不论是用支气管舒张药还是口服糖皮质激素（简称激素）进行支气管舒张试验，患者在不同的时间进行支气管舒张试验，其结果可能并不相同。因此，支气管舒张试验不能预测疾病的进展，也不能可靠预测患者对治疗的反应。目前气流受限的可逆程度没有作为 COPD 的诊断条件，也未用于哮喘和 COPD 的鉴别诊断。

2. 胸部 X 线检查

X 线检查对确定肺部并发症及与其他疾病（如肺间质纤维化、肺结核等）鉴别具有重要意义。COPD 早期 X 线胸片可无明显变化，以后出现肺纹理增多和紊乱等非特征性改变；主要 X 线征象为肺过度充气：肺容积增大，胸腔前后径增长，肋骨走向变平，肺野透亮度增高，横膈位置低平，心脏悬垂狭长，肺门血管纹理呈残根状，肺野外周血管纹理纤细稀少等，有时可见肺大疱形成。并发肺动脉高压和肺源性心脏病时，除右心增大的 X 线特征外，还可有肺动脉圆锥膨隆，肺门血管影扩大及右下肺动脉增宽等。

3. 胸部 CT 检查

CT 检查一般不作为常规检查。但是在鉴别诊断时，CT 检查有益，高分辨率 CT 对辨别小叶中心型或全小叶型肺气肿及确定肺大疱的大小和数量，有很高的敏感性和特异性，对预计肺大疱切除或外科减容手术等的效果有一定价值。

4. 脉搏氧饱和度（SpO_2）监测和血气分析

COPD 稳定期患者如果 FEV_1 占预计值 $\%<40\%$，或临床症状提示有呼吸衰竭或右侧心力衰竭时应监测 SpO_2。如果 $SpO_2<92\%$，应该进行血气分析检查。

呼吸衰竭的血气分析诊断标准为海平面呼吸空气时 $PaO_2 < 60mmHg$,伴或不伴有 $PaCO_2 > 50mmHg$。

5. 其他实验室检查

低氧血症($PaO_2 < 55mmHg$)时血红蛋白和红细胞可以增高,血细胞比容 > 0.55 可诊断为红细胞增多症;有些患者可表现为贫血。患者合并感染时,痰涂片中可见大量中性白细胞,痰培养可检出各种病原菌。

(二)急性加重期

1. 常规实验室检查

血红细胞计数及血细胞比容有助于了解红细胞增多症或有无出血。血白细胞计数通常对了解肺部感染情况有一定帮助。部分患者肺部感染加重时白细胞计数可增高和(或)出现中性粒细胞核左移。

2. 胸部 X 线检查

急性加重期的患者就诊时,首先应行 X 线胸片检查以鉴别是否合并胸腔积液、气胸与肺炎。X 线胸片也有助于 AECOPD 与其他具有类似症状的疾病鉴别,如肺水肿和胸腔积液等。

3. 动脉血气分析

对于需要住院治疗的患者来说,动脉血气分析是评价加重期疾病严重度的重要指标。在海平面呼吸室内空气条件下,$PaO_2 < 60mmHg$ 和(或)$PaCO_2 > 50mmHg$,提示呼吸衰竭。如 $PaO_2 < 50mmHg$,$PaCO_2 > 70mmHg$,$pH < 7.30$,提示病情危重,需严密监控病情发展或入住重症监护病房(ICU)治疗。

4. 肺功能测定

$FEV_1 < 1L$ 提示肺功能损害极为严重,急性加重期患者,常难以满意地进行肺功能检查。因为患者无法配合且检查结果不够准确,故急性加重期间不推荐行肺功能检查。

5. 心电图和超声心动图

对右心室肥厚、心律失常及心肌缺血诊断有帮助。

6. 血液生化检查

有助于确定引起 AECOPD 的其他因素,如电解质紊乱(低钠、低钾和低氯血症等)、糖尿病危象或营养不良(低白蛋白)等,亦可发现合并存在的代谢性酸碱失衡。

7. 痰培养及药物敏感试验等

痰液物理性状为脓性或黏液性脓性时,则应在开始抗生素治疗前留取合格痰液行涂片及细菌培养。因感染而加重的病例若对最初选择的抗生素反应欠佳,应及时根据痰培养及抗生素敏感试验指导临床治疗。但咽部共生的菌群可能干扰微生物学检测结果。在肺功能为 GOLDⅢ级和 GOLDⅣ级的 COPD 患者中,铜绿假单胞菌为重要致病细菌。已经较长时间使用抗生素和反复全身应用糖皮质激素治疗的患者，注意真菌感染可能性，特别是近期内反复加重的 AECOPD 患者。

五、诊断与鉴别诊断

(一)诊断要点

1. 全面采集病史进行评估

诊断 COPD 时，首先应全面采集病史，包括症状、接触史、既往史和系统回顾。症状包括慢性咳嗽、咳痰和气短。既往史和系统回顾应注意：童年时期有无哮喘、变态反应性疾病、感染及其他呼吸道疾病(如肺结核)，COPD 和呼吸系统疾病家族史，COPD 急性加重和住院治疗病史，有相同危险因素(吸烟)的其他疾病(如心脏、外周血管和神经系统疾病)，不能解释的体重下降，其他非特异性症状(喘息、胸闷、胸痛和晨起头痛)，还要注意吸烟史(以包/年计算)及职业、环境有害物质接触史等。

2. 诊断

COPD 的诊断应根据临床表现、危险因素接触史、体征及实验室检查等资料，综合分析确定。任何有呼吸困难、慢性咳嗽或咳痰，且有暴露于危险因素病史的患者，临床上需要考虑 COPD 的诊断。诊断 COPD 需要进行肺功能检查，吸入支气管舒张药后 $FEV_1/FVC<70\%$ 即明确存在持续的气流受限，除外其他疾病后可确诊为 COPD。因此，持续存在的气流受限是诊断 COPD 的必备条件。肺功能检查是诊断 COPD 的金标准。凡具有吸烟史和(或)环境职业污染及生物燃料接触史，临床上有呼吸困难或咳嗽、咳痰病史者，均应进行肺功能检查。COPD 患者早期轻度气流受限时可有或无临床症状。胸部 X 线检查有助于确定肺过度充气的程度及与其他肺部疾病鉴别。

(二)鉴别诊断

COPD 应与哮喘、支气管扩张症、充血性心力衰竭、肺结核和弥漫性泛细支气管炎等相鉴别，尤其要注意与哮喘进行鉴别。

1. COPD 与哮喘相鉴别

COPD 多于中年后起病，而哮喘则多在儿童或青少年期起病；COPD 症状缓慢进展，逐渐加重，而哮喘则症状起伏较大；COPD 多有长期吸烟史和(或)有害气体和颗粒接触史，而哮喘常伴有过敏体质、过敏性鼻炎和(或)湿疹等，部分患者有哮喘家族史。然而，应用目前的影像学和生理测定技术对某些慢性哮喘与 COPD 患者进行明确的鉴别诊断是不可能的，这两种疾病可同时在少数患者中重叠存在，应个体化应用抗炎药物和其他各种治疗方法。其余可能潜在的疾病，通常较容易与 COPD 相鉴别。

2. COPD 与其他病的鉴别要点

(1)COPD：中年发病，症状缓慢进展，长期吸烟史或其他烟雾接触史。

（2）哮喘：早年发病（通常在儿童期），每日症状变化快，夜间和清晨症状明显，也可有过敏史、鼻炎和（或）湿疹，有哮喘家族史。

（3）充血性心力衰竭：胸部 X 线片示心脏扩大、肺水肿，肺功能检查提示有限制性通气障碍而非气流受限。

（4）支气管扩张症：大量脓痰，常伴有细菌感染，粗湿啰音，杵状指，X 线胸片或 CT 示支气管扩张、管壁增厚。

（5）肺结核：所有年龄均可发病，X 线片示肺浸润性病灶或结节状、空洞样改变，微生物检查可确诊，流行地区高发。

（6）闭塞性细支气管炎：发病年龄较轻，不吸烟，可能有类风湿关节炎病史或烟雾接触史，呼气相 CT 显示低密度影。

（7）弥漫性泛细支气管炎：主要发生在亚洲人群中，多为男性非吸烟者，几乎均有慢性鼻窦炎，X 线片和高分辨率 CT 示弥漫性小叶中央型结节影和过度充气征。

六、治疗

稳定期治疗原则：①减轻当前症状，包括缓解症状、改善运动耐量和改善健康状况；②降低未来风险，包括防止疾病进展、防止和治疗急性加重及减少病死率。

急性加重期的治疗原则：为最小化本次急性加重的影响，预防再次急性加重的发生。根据 COPD 急性加重和（或）伴随疾病的严重程度，患者可以院外治疗或住院治疗，多数患者可以使用支气管舒张药、激素和抗生素在院外治疗。COPD 急性加重可以预防，减少急性加重及住院次数的措施有戒烟，接种流感和肺炎疫苗，掌握吸入装置用法等与治疗有关的知识，吸入长效支气管舒张药或联合应用吸入激素，使用磷酸二酯酶抑制药等。

（一）中医治疗

1. 辨证要点

（1）辨标本虚实：喘证及肺胀的本质是标实本虚，要分清标本主次，虚实轻重。喘证辨虚实可以从呼吸、声音、脉象、病势等辨虚实。呼吸深长有余，呼出为快，气粗声高，伴有痰鸣咳嗽，脉象有力者为实喘；呼吸短促难续，深吸为快，气怯声低，少有痰鸣咳嗽，脉象微弱者为虚喘。肺胀一般感邪发作时偏于标实，平时偏于本虚。标实为痰浊、瘀血，早期痰浊为主，渐而痰瘀并重，并可兼见气滞、水饮错杂为患。后期痰瘀壅盛，正气虚衰，本虚与标实并重。

（2）辨病位：喘证凡外邪、痰浊、肝郁气逆所致喘病，病位在肺，为邪壅肺气；久病劳欲所致喘病，病位在肺肾，若自汗畏风，易感冒则属肺虚，若伴腰膝酸软，夜尿多则病位在肾。肺胀的早期以气虚或气阴两虚为主，病位在肺脾肾，后期气虚及阳，以肺、肾、心为主，或阴阳两虚。

2. 辨证分型

（1）风寒闭肺

临床表现：喘息，呼吸气促，胸部胀闷，咳嗽，痰多稀薄色白，兼有头痛，鼻塞，无汗，恶寒，或伴发热，口不渴，舌苔薄白而滑，脉浮紧。

治疗法则：散寒宣肺。

方药运用：麻黄汤（麻黄、桂枝、杏仁、甘草）。喘重者，加紫苏子、前胡降逆平喘。

临证指要：若寒痰阻肺，见痰白清稀量多泡沫，加细辛、生姜、半夏、陈皮温肺化痰，利气平喘；若得汗而喘不平，可用桂枝加厚朴杏仁汤和营卫，利肺气。

（2）外寒内饮

临床表现：咳逆喘满不得卧，气短气急，咳痰白稀，呈泡沫状，胸部膨满，恶寒，周身酸楚，或有口干不欲饮，面色青黯，舌体胖大，舌质暗淡，舌苔白滑，脉浮紧。

治疗法则：温肺散寒，降逆涤痰。

方药运用：小青龙汤（麻黄、桂枝、干姜、细辛、半夏、甘草、白芍、五味子）。

临证指要：方中麻黄、桂枝、干姜、细辛温肺散寒化饮；半夏、甘草祛痰降逆；佐白芍、五味子收敛肺气，使散中有收。若咳而上气，喉中如有水鸡声，表寒不著者，可用射干麻黄汤。若饮郁化热，烦躁而喘，脉浮，用小青龙加石膏汤兼清郁热。

（3）表寒里热

临床表现：喘逆上气，胸胀或痛，息粗，鼻煽，咳而不爽，咳痰黏稠，形寒，身热，烦闷，身痛，有汗或无汗，口渴，小便黄，大便干，舌质红，苔薄白或黄，脉浮或滑。

治疗法则：宣肺泄热。

方药运用：麻杏石甘汤（麻黄、石膏、杏仁、甘草）。

临证指要：方中麻黄辛苦温，宣肺解表而平喘；石膏辛甘大寒，清泻肺胃之热以生津，两药相辅，共为君药，石膏倍于麻黄，制麻黄温热之性，使整方不失为辛凉之剂，麻黄得石膏则宣肺平喘而不助热；杏仁味苦，降利肺气而平喘，与麻黄选降相因；甘草和诸药。若黄痰多，还可加黄芩、桑白皮、瓜蒌、葶苈子、射干等以助其清热化痰。

（4）痰热郁肺

临床表现：咳逆喘息气粗，痰黄或白，黏稠难咳，胸满烦躁，目胀睛突，或发热汗出，或微恶寒，溲黄便干，口渴欲饮，舌质暗红，苔黄或黄腻，脉滑数。

治疗法则：清肺泄热，降逆平喘。

方药运用：越婢加半夏汤（麻黄、石膏、半夏、生姜、甘草、大枣）。

临证指要：方用麻黄、石膏，辛凉配伍，辛能宣肺散邪，凉能清泄肺热；半夏、生姜散饮化痰以降逆；甘草、大枣安内攘外，以扶正祛邪。若痰热内盛，痰胶黏不易咳出，加鱼腥草、黄芩、瓜蒌皮、贝母、海蛤粉以清化痰热，痰热内盛亦可用桑白皮汤；痰热壅结，便秘腹满者，加大黄、风化硝通腑泄热；痰鸣喘息，不能平卧者，加射干、葶苈子泻肺平喘；若痰热伤津，口干舌燥，加天花粉、知母、麦冬以生津润燥。

（5）痰浊阻肺

临床表现：喘而胸满闷窒，甚则胸盈仰息，咳嗽，痰多黏腻色白，咳吐不利，兼有呕恶纳呆，口黏不渴，苔厚腻色白，脉滑。

治疗法则：化痰降逆。

方药运用：二陈汤合三子养亲汤（半夏、陈皮、茯苓、甘草、紫苏子、白芥子、莱菔子）。

临证指要：方中用半夏、陈皮、茯苓、甘草燥湿化痰；紫苏子、白芥子、莱菔子化痰下气平喘。可加苍术、厚朴等燥湿理脾行气，以助化痰降逆。痰浊壅盛，气喘难平者，加皂荚、葶苈子涤痰除壅以平喘。若痰浊挟瘀，见喘促气逆，喉间痰鸣，面唇青紫，舌质紫暗，苔腻浊者，可用涤痰汤，加桃仁、红花、赤芍、水蛭等涤痰祛瘀。

（6）痰蒙神窍

临床表现：咳逆喘促日重，咳痰不爽，表情淡漠，嗜睡，甚或意识蒙眬，谵妄，烦躁不安，入夜尤甚，昏迷，撮空理线，或肢体困动，抽搐，舌质暗红或淡紫，或紫绛，苔白腻或黄腻，脉细滑数。

治疗法则：涤痰开窍。

方药运用：涤痰汤合安宫牛黄丸或至宝丹。

临证指要：涤痰汤中半夏、茯苓、甘草、竹茹、胆南星清热涤痰；橘红、枳实理气行痰除壅；菖蒲芳香开窍；人参扶正防脱。加安宫牛黄丸或至宝丹清心开窍。若舌苔白腻而有寒象者，以制南星易胆南星，开窍可用苏合香丸。若痰热内盛，身热，烦躁，谵语，神昏，舌红苔黄者，加黄芩、桑白皮、葶苈子、天竺黄、竹沥以清热化痰。热结大肠，腑气不通者，加大黄、风化硝，或用凉膈散或增液承气汤通腑泄热。若痰热引动肝风而有抽搐者，加钩藤、全蝎、羚羊角粉凉肝息风。唇甲发绀，瘀血明显者，加红花、桃仁、水蛭活血祛瘀。如热伤血络，见皮肤黏膜出血、咯血、便血色鲜者，配清热凉血止血药，如水牛角、生地黄、牡丹皮、紫珠草、生大黄等；如血色晦暗，肢冷，舌淡胖，脉沉微，为阳虚不固，气不摄血者，配温经摄血药，如炮姜、侧柏炭、童便或黄土汤、柏叶汤。

（7）肝气乘肺

临床表现：每遇情志刺激而诱发，发病突然，呼吸短促，息粗气憋，胸闷胸痛，咽中如窒，咳嗽痰鸣不著，喘后如常人，或失眠、心悸，平素常多忧思抑郁，苔薄，脉弦。

治疗法则：开郁降气。

方药运用：五磨饮子（沉香、槟榔、乌药、木香、枳实）。

临证指要：方中以沉香为主药，温而不燥，行而不泄，既可降逆气，又可纳肾气，使气不复上逆；槟榔破气降逆，乌药理气温降，共助沉香以降逆平喘；木香、枳实疏肝理气，加强开郁之力。本证在于七情伤肝，肝气横逆上犯肺脏，而上气喘息，发病之标在肺与脾胃，发病之本则在肝，属气郁寒证。因而应用本方时，还可在原方基础上加柴胡、郁金、青皮等疏肝理气之品以增强解郁之力。若气滞腹胀,大便秘者,又可加用大黄以降气通腑,即六磨汤之意。伴有心悸、失眠者,加百合、酸枣仁、合欢花等宁心安神。精神恍惚,喜悲伤欲哭,宜配合甘麦大枣汤宁心缓急。本证宜劝慰患者,使其心情开朗,配合治疗。

(8)肺肾气虚

临床表现:呼吸浅短难续,咳声低怯,胸满短气,甚则张口抬肩,倚息不能平卧,咳嗽,痰如白沫,咳吐不利,心慌,形寒汗出,面色晦暗,舌淡或黯紫,苔白润,脉沉细无力。

治疗法则:补肺纳肾,降气平喘。

方药运用:补虚汤合参蛤散(人参、黄芪、茯苓、甘草、蛤蚧、五味子、干姜、半夏、厚朴、陈皮)。

临证指要:方中用人参、黄芪、茯苓、甘草补益肺脾之气;蛤蚧、五味子补肺纳肾;干姜、半夏温肺化饮;厚朴、陈皮行气消痰,降逆平喘。还可加桃仁、川芎、水蛭活血化瘀。若肺虚有寒,怕冷,舌质淡者,加桂枝、细辛温阳散寒。兼阴伤,低热,舌红苔少者,加麦冬、玉竹、知母养阴清热,如见面色苍白,冷汗淋漓,四肢厥冷,血压下降,脉微欲绝等喘脱危象者,急加参附汤送服蛤蚧粉或黑锡丹补气纳肾,回阳固脱。另参附、生脉、参麦、参附青注射液也可酌情选用。

(9)阳虚水泛

临床表现:面浮,下肢肿,甚或一身悉肿,脘痞腹胀,或腹满有水,尿少,心悸,喘咳不能平卧,咳痰清稀,怕冷,面唇青紫,舌胖质黯,苔白滑,脉沉虚数或结代。

治疗法则:温阳化饮利水。

方药运用:真武汤合五苓散(附子、桂枝、茯苓、白术、猪苓、泽泻、生姜、白芍)。

临证指要:方中用附子、桂枝温阳化气以行水;茯苓、白术、猪苓、泽泻、生姜健脾利水;白芍敛阴和阳。还可加红花、赤芍、泽兰、益母草、北五加皮行瘀利水。水肿势剧,上渍心肺,心悸喘满,倚息不得卧,咳吐白色泡沫痰涎者,加沉香、黑丑、白丑、椒目、葶苈子行气逐水。

2. 成药制剂

(1)痰热清注射液:成人一般每次 20ml,重症患者一次可用 40ml,加入 5% 葡萄糖注射液或 0.9% 氯化钠注射液 250~500ml,静脉滴注,控制滴数每分钟不超过60 滴,每日 1 次。适用于 COPD 属痰热阻肺证。症见发热、咳嗽、咳痰不爽、口渴、舌红、苔黄等。

(2)喜炎平注射液:成人每次 50~100mg,每日 2~3 次,肌内注射;成人每日250~500mg,加入 5% 葡萄糖注射液或 0.9% 氯化钠注射液稀释后静脉滴注。适用于 COPD 属里热或痰热者。

(3)补肺活血胶囊:每次 4 粒,每日 3 次,口服。适用于 COPD 或肺心病(缓解期)属气虚血瘀证。症见咳嗽气促,或咳喘胸闷,心悸气短,肢冷乏力,腰膝酸软,口唇发绀,舌淡苔白或舌紫暗等。

(4)百令胶囊/金水宝胶囊:每次 3 粒,每日 3 次,口服。用于 COPD 属肺肾两虚证。症见咳嗽,气喘,咯血,腰背酸痛等。

(5)安宫牛黄丸:每次 1 丸,温开水送服。适用于痰热上扰,窍闭神昏之证。

(6)醒脑静注射液:每次 2～4ml,每日 1～2 次,肌内注射;静脉注射每次 10～20ml 或遵医嘱。适用于痰蒙神窍,出现昏迷的患者。

3. 其他疗法

(1)体针:选定喘、大椎、膻中等穴。寒饮束肺者,配风门、列缺;痰浊壅盛者,配丰隆;痰热者,选尺泽、合谷;心悸胸闷者,选内关、间使、郄上;水肿尿少者,选水分、三阴交、复溜;痰浊内闭者,选人中、涌泉、太冲等穴。

(2)耳针:选肺、大肠、枕区等耳穴。水肿者,加心、脾、肾、内分泌;痰蒙神窍者,选加脑干、皮质下、心等耳穴。

(3)灸法:肺脾肾心虚证,可灸足三里穴 15 分钟,每日 1 次。亦可自我按摩肾俞、涌泉穴各 15 分钟,每日 2 次。

(二)西医治疗

1. 稳定期

(1)药物治疗:药物治疗用于预防和控制症状,减少急性加重的频率和严重程度,提高运动耐力和生命质量。根据疾病的严重程度,逐步增加治疗,如没有出现明显的药物不良反应或病情恶化,则应在同一水平维持长期的规律治疗。根据患者对治疗的反应及时调整治疗方案。

1)支气管舒张药:支气管舒张药可松弛支气管平滑肌、扩张支气管、缓解气流受限,是控制 COPD 症状的主要治疗措施。短期按需应用可缓解症状,长期规则应用可预防和减轻症状,增加运动耐力,但不能使所有患者的 FEV_1 得到改善。与口服药物相比,吸入剂的不良反应小,因此多首选吸入治疗。主要的支气管舒张药有 β_2 受体激动药、抗胆碱药及甲基黄嘌呤类,根据药物作用及患者的治疗反应选用。定期使用短效支气管舒张药价格较为低廉,但不如长效制剂使用方便。联合应用不同作用机制与作用时间的药物可以增强支气管舒张作用,减少不良反应。联合应用 β_2 受体激动药、抗胆碱能药物和(或)茶碱,可以进一步改善患者的肺功能与健康状况。

2)激素:COPD 稳定期长期应用吸入激素治疗并不能阻止其 FEV_1 的降低趋势。长期规律地吸入激素适用于 FEV_1 占预计值%＜50%(Ⅲ级和Ⅳ级)且有临床症状及反复加重的 COPD 患者。吸入激素和 β_2 受体激动药联合应用较分别单用的效果好,目前已有氟替卡松/沙美特罗、布地奈德/福莫特罗两种联合制剂。FEV_1 占预计值%＜60%的患者规律吸入激素和长效 β_2 受体激动药联合制剂,能改善症状和肺功能,提高生命质量,减少急性加重频率。不推荐对 COPD 患者采用长期口服激素及单一吸入激素治疗。

3)磷酸二酯酶 4(PDE-4)抑制药:PDE-4 抑制药的主要作用是通过抑制细胞内环腺苷酸降解来减轻炎症。该类药物中罗氟司特已在某些国家被批准使用,每日 1 次口服罗氟司特虽无直接舒张支气管的作用,但能够改善应用沙美特罗或噻托溴铵治疗患者的 FEV_1,对于存在慢性支气管炎、重度至极重度 COPD、既往有急性加重病史的患者,罗氟司特可使需用激素治疗的中重度急性加重发生率下降 15%～20%。罗氟司特联合长效支气管舒张药可改善肺功能,但对患者相关预后,尤其是在急性加重方面的作用还存在争议。罗氟司特与茶碱不应同时应用。

4)其他药物

①祛痰药(黏液溶解药):COPD 患者的气道内产生大量黏液分泌物,可促使其继发感染,并影响气道通畅,应用祛痰药似有利于气道引流通畅,改善通气功能,但其效果并不确切,仅对少数有黏痰的患者有效。常用药物有盐酸氨溴索、乙酰半胱氨酸等。

②抗氧化剂:COPD 患者的气道炎症导致氧化负荷加重,促使其病理生理变化。应用抗氧化剂(N-乙酰半胱氨酸、羧甲司坦等)可降低疾病反复加重的频率。

③免疫调节药:该类药物对降低 COPD 急性加重的严重程度可能具有一定作用,但尚未得到确证,不推荐作为常规使用。

④疫苗:流行性感冒(流感)疫苗有灭活疫苗和减毒活疫苗,应根据每年预测的流感病毒种类制备,可降低 COPD 患者的严重程度和病死率,可每年接种 1 次(秋季)或 2 次(秋、冬季)。肺炎球菌疫苗含有 23 种肺炎球菌荚膜多糖,虽已用于 COPD 患者,但尚缺乏有力的临床观察资料。

(2)氧疗:长期氧疗的目的是使患者在海平面水平静息状态下达到 $PaO_2>$ 60mmHg 和(或)使 SaO_2 升至 90%,这样才可维持重要器官的功能,保证周围组织的氧气供应。COPD 稳定期患者进行长期家庭氧疗,可以提高有慢性呼吸衰竭患者的生存率,对血流动力学、血液学特征、运动能力、肺生理和精神状态都会产生有益的影响。长期家庭氧疗应在极重度 COPD 患者中应用,具体指征:

1)$PaO_2 \leqslant 55mmHg$ 或 $SaO_2 \leqslant 88\%$,有或无高碳酸血症;

2)PaO_2 为 55～60mmHg 或 $SaO_2 < 89\%$,并有肺动脉高压、心力衰竭水肿或红细胞增多症(血细胞比容>0.55)。长期家庭氧疗一般是经鼻导管吸入氧气,流量 1～2L/min,每日吸氧持续时间>15 小时。

(3)通气支持:无创通气已广泛用于极重度 COPD 稳定期患者。无创通气联合长期氧疗对某些患者,尤其是在日间有明显高碳酸血症的患者或许有一定益处。无创通气可以改善生存率但不能改善生命质量。COPD 合并阻塞性睡眠呼吸暂停综合征的患者,应用持续正压通气在改善生存率和住院率方面有明确益处。

(4)康复治疗:康复治疗对进行性气流受限、严重呼吸困难而很少活动的COPD患者,可以改善其活动能力,提高生命质量,这是COPD患者一项重要的治疗措施。康复治疗包括呼吸生理治疗、肌肉训练、营养支持、精神治疗和教育等多方面措施。呼吸生理治疗包括帮助患者咳嗽,用力呼气以促进分泌物清除;使患者放松,进行缩唇呼吸及避免快速浅表呼吸,以帮助患者克服急性呼吸困难等措施。肌肉训练有全身性运动和呼吸肌锻炼,前者包括步行、登楼梯、踏车等,后者有腹式呼吸锻炼等。营养支持的要求应达到理想体重,同时避免摄入高糖类和高热能饮食,以免产生过多二氧化碳。

(5)外科治疗

1)肺大疱切除术:该手术对有指征的患者可减轻呼吸困难程度和改善肺功能,因此术前胸部CT检查、动脉血气分析及全面评价呼吸功能对决定是否手术非常重要。

2)肺减容术:该手术通过切除部分肺组织,减少肺过度充气,改善呼吸肌做功,可以提高患者的运动能力和健康状况,但不能延长寿命。主要适用于上叶明显非均质肺气肿,康复训练后运动能力无改善的部分患者。但其费用较高,属于试验性、姑息性外科手术的一种,不建议广泛应用。

3)支气管镜肺减容术:对于重度气流受限(FEV$_1$占预计值为15%~45%)、胸部CT示不均匀肺气肿及过度通气(肺总量>100%且残气容积占预计值%>150%)的COPD患者,该手术可轻微改善肺功能、活动耐量和症状,但术后COPD急性加重、肺炎和咯血情况相对较多,尚需要更多的数据来明确适应证。

4)肺移植术:该手术对适宜的COPD晚期患者,可以改善肺功能和生命质量,但手术难度和费用较高,难以推广应用。

2. 急性加重期

(1)院外治疗:急性加重患者全身使用激素和抗生素对治疗有益,可促进病情缓解,缩短康复时间,改善肺功能和动脉血气;抗生素的选择应依据患者急性加重的严重程度及常见的致病菌,结合患者所在地区致病菌及耐药菌的流行情况,选择敏感的抗生素,疗程为5~10天。

(2)住院治疗

1)住院指征:病情严重的COPD急性加重患者需要到医院就诊或住院治疗的指征包括以下几点:①症状明显加重,如突然出现静息状态下呼吸困难;②重度COPD;③出现新的体征或原有体征加重(如发绀、意识改变和外周水肿);④有严重的伴随疾病(如心力衰竭或心近发生的心律失常);⑤初始治疗方案失败;⑥高龄;⑦诊断不明确;⑧院外治疗无效或条件欠佳。

2)收入ICU指征:①严重呼吸困难且对初始治疗反应不良;②意识障碍(如嗜睡、昏迷等);③经氧疗和无创机械通气低氧血症(PaCO$_2$<50mmHg)仍持续或呈

进行性恶化，和（或）高碳酸血症（$PaCO_2>70mmHg$）无缓解甚至恶化，和（或）严重呼吸性酸中毒（$pH<7.30$）无缓解，甚至恶化。

3）主要治疗原则：根据患者的临床症状、体征、血气分析和胸部影像学等指标评估病情的严重程度，采取相应的治疗措施。

4）氧疗：以持续低流量吸氧为原则；若缺氧严重，吸入 $2L/min$；不能缓解，可考虑使用经鼻湿化高流量吸氧。

5）抗生素推荐使用指征：①呼吸困难加重、痰量增加和脓性痰是 3 个必要症状；②脓性痰在内的 2 个必要症状；③需要有创或无创机械通气治疗。推荐治疗疗程为 5～10 日。

6）支气管舒张药：短效雾化吸入，较严重者可考虑静脉滴注茶碱类药物，联合用药作用更强。

7）激素：住院的 COPD 急性加重期患者宜在应用支气管舒张药基础上，口服或静脉滴注激素，剂量权衡疗效和安全性，建议口服泼尼松每天 30～40mg，10～14 日后停药，个别患者视情况逐渐减量停药，也可以静脉予甲泼尼龙 40mg，每天 1 次，3～5 日后改为口服。

8）辅助治疗：适量补充液体和电解质，注意维持液体和电解质平衡，注意补充营养，对不能进食者需经胃肠补充要素饮食或给予静脉高营养；对卧床、红细胞增多症或脱水的患者，无论是否有血栓栓塞性疾病史，均需考虑使用肝素或低分子肝素抗凝治疗。此外，还应注意痰液引流，积极排痰治疗（如刺激咳嗽、叩击胸部、体位引流和湿化气道等），识别及治疗并发症（如冠心病、糖尿病和高血压、休克、弥散性血管内凝血和上消化道出血等）。

9）机械通气

①无创：可降低二氧化碳分压，降低呼吸频率、呼吸困难程度，减少呼吸机相关肺炎等并发症和住院时间，更重要的是降低病死率和插管率。

适应证：具下列至少 1 项。呼吸性酸中毒［动脉 $pH≤7.35$ 和（或）$PaCO_2≥45mmHg$）］；严重呼吸困难且具有呼吸肌疲劳或呼吸功增加的临床征象，或二者皆存在，如使用辅助呼吸机、腹部矛盾运动或肋间隙凹陷。

禁忌证：呼吸抑制或停止；心血管系统功能不稳定（低血压、心律失常和心肌梗死）；嗜睡、意识障碍或患者不合作；易发生误吸（吞咽反射异常、严重上消化道出血）；痰液黏稠或有大量气道分泌物；近期曾行面部或胃食管手术；头面部外伤，固有的鼻咽部异常；极度肥胖；严重的胃肠胀气。

②有创

适应证：在急性加重期的应用指征；不能耐受无创通气，或无创通气失败，或存在使用无创通气的禁忌证；呼吸或心搏骤停；呼吸暂停导致意识丧失或窒息；意识模糊、镇静无效的精神运动性躁动；严重误吸；持续性气道分泌物排出困难；心率＜

50次/分且反应迟钝；严重的血流动力学不稳定，补液和血管活性药无效；严重的室性心律失常；危及生命的低氧血症，且患者不能耐受无创通气（由于COPD患者广泛存在内源性呼气末正压，导致吸气功耗增加和人机不协调，因此可常规加用适度的外源性呼气末正压，压力为内源性呼气末正压的70%～80%）。

七、预后与调护

本病属病情复杂严重的慢性疾病，患者的转归与预后与体质、年龄、病程、环境及治疗是否及时有密切关系。一般来说，本病病程缠绵，经常反复发作，愈发愈剧，多呈进行性加重，难于根治。若体质强、病情轻、环境好、摄生有方，发作时能及时控制喘咳，康复条件较好者，往往可使病情基本稳定，带病延年；反之，不能控制喘咳，因肺气壅遏，不能安卧，鼻翼翕动，治疗就比较棘手，往往可使病情加重，预后较差。

本病后期病情严重，可因气病及血，气不摄血，出现血痰或吐血便血，可因痰迷心窍，或肝风内动，出现谵妄、昏迷、震颤、抽搐；也可因阴阳衰败，出现喘脱、神昏、汗出、肢冷、脉微欲绝之危重证候。如能及时治疗，尚能使病情缓解，但反复多次发作，终将不能救治。

八、中医防治进展：国医大师晁恩祥治疗经验总结

晁恩祥教授是第一届国医大师，中日友好医院中医呼吸内科专业首席专家；全国第三、第四批、第五批、第六批名老中医继承人指导教师。晁教授治疗COPD有近60年的经验，在考虑中医肺系病特点的同时，着眼于COPD慢性病，分为稳定期与急性发作期的不同，在辨证同时，结合辨病，治疗慢性阻塞性肺病取得显著疗效。作者在跟随晁教授学习期间，每有心得，醍醐灌顶，收获良多，现将学习晁教授治疗COPD稳定期的经验总结如下。

1. 标本兼治，稳定期当以扶正固本为主

COPD在中医学多归属为"喘证""肺胀"，属于虚实夹杂的疾病。久病肺虚，金不生水，肾气衰惫，肺不主气，肾不纳气，故而呼吸困难，气短不续，动则益甚，故本病缓解期以肺肾不足为主，但肺气不足，肺病及脾，子盗母气亦可见脾虚失于健运；而痰浊、水饮、血瘀等标实的症状多于急性加重期出现并加重，并不是缓解期的主要矛盾。故晁老认为，COPD稳定期虽要注意标本兼治，当更应注意扶正固本，以益气养阴为治疗原则，取补肺汤加减。

补肺汤主要由太子参、黄精、麦冬、五味子、山茱萸五味组成。方中太子参性平，味甘、微苦，归脾、肺经，具有益气生津，补肺健脾之功效，可达到肺脾双补。其和人参相比，以"清补"见长，补虚又不峻猛，生津且不助湿；与黄芪相比，扶正却不恋邪，益气但不升提。黄精性平味甘，归脾、肺、肾经，具有养阴润肺，补脾益气，滋

肾填精的功效。特点是肺、脾、肾三脏均可补益,和太子参一样,该药性平,补而不腻,益气同时养阴润燥;缓补不峻,三脏不足之气阴得以缓慢恢复。麦冬为养阴药之代表,其性甘,味微苦、凉,归肺、心、胃经。功能滋阴生津、润肺止咳、清心除烦。《神农本草经》将麦冬列为养阴润肺的上品,言其"久服轻身,不老不饥"。五味子性温,味酸、甘,归肺、心、肾经,有收敛固涩,益气生津功效;山茱萸性微温,味酸、涩,归肝、肾经,有补益肝肾,收涩固脱的作用。五味子与山茱萸"相须"为用,增强酸收作用,以提高补益肺肾之气,增强收敛生津的功效。上五药合用,共奏益气养阴之功,起到扶正固本之效,用于 COPD 稳定期有显效。

2. 证候虽集中,在抓主症的同时,还应注意差异,善于抓兼症

晁教授认为 COPD 证候比较集中,在 COPD 稳定期有其相对有特征的症候群,主要表现在肺、肾、脾三脏的不足上,故而容易出现喘息、呼吸气短、气难以接续等症状;而兼症上易于伴随痰浊的出现,故该病以咳、痰、喘为主要症状,所以我们在使用扶正固本药物的同时,应该注意化痰、止咳、平喘的应用。如肺气不利,肺气失宣,容易出现咳嗽,加用浙贝母、橘红等化痰止咳;而止咳药多采用蜜紫菀、蜜百部、杏仁、枇杷叶等辛平宣肺之药。平喘则多用炙麻黄、厚朴、白果、地龙、蝉蜕等疏风宣肺平喘之品。故而 COPD 稳定期在辨证的同时可以结合辨病,善于抓主症。

另外,COPD 稳定期的治疗,抓主症同时,注意兼顾兼症的治疗,注意兼症的变化,注意寒热虚实的不同,从而做到个性化的辨证论治。例如,本虚还存在阴虚、气虚、阳虚的变化,而痰浊有寒热的不同,水饮有寒饮及阳虚水泛的不同,血瘀又有气虚、气滞的不同,这些均导致患者兼症不同,需要区别对待。补肺同时,注意敛肺、润肺的不同,敛肺可用白芍,而润肺在使用麦冬、黄精同时还可用沙参。若都是水饮,若为寒饮,则口干不欲饮,加用干姜、半夏、桂枝等温化寒痰之药;而若为阳虚水泛,则咳痰清稀,面浮,下肢肿,加用茯苓、干姜等温阳化饮之药。若气虚血瘀,则气短、胸部膨满,在使用益气养阴的补肺汤的基础上可以酌情加用桃仁、红花、泽兰等活血化瘀药物;气滞血瘀则在使用活血化瘀的丹参、赤芍的基础上注意使用香附、厚朴、木香、砂仁等行气药物。

3. 方剂平和中蕴寒热变化

晁教授对 COPD 稳定期的治疗方药多采用辛平之药,药性平和,绝不轻易使用虎狼、峻补之药,晁教授认为"肺为娇脏",当徐图之,调补之,顺其性而调整反能收奇效。如补肺汤中太子参、黄精均为性平之药,麦冬性凉,山茱萸、五味子性温,诸药相合,性味非常平和。温补的人参、黄芪晁老应用较少,而大热的附子、肉桂晁老更是基本不用。

但在使用大多平和药物的同时,不能拘于一格,还应注意寒热的变化。如痰浊犯肺,肺气失宣,咳白痰,则加用浙贝母、橘红性味微温的药温化痰浊,宣肺止咳;而痰热犯肺,肺气不利,则出现咳嗽,咳黄痰,加用黄芩、鱼腥草、金荞麦等药化痰同时能清热解毒。

4. 剂量及药味均宜"轻"取

晁教授在对COPD稳定期患者的治疗药物上,考虑到"治上焦如羽,非轻不举"的特点,多采用辛散芳香之药,如紫苏叶、杏仁、枇杷叶用于上焦,疗效不错。即使用敛肺降气药物时,晁教授也不喜使用重镇之药,常使用白芍、厚朴等敛降而不重镇,收敛而不壅滞之品。

在药味上,晁教授用方不超过16味。在药物剂量上,多使用小剂量,如太子参、黄精等药一般不超过15g,而其余杏仁、蜜百部、紫苏子、紫苏叶、杏仁、蝉蜕、地龙等使用剂量不超过10g,药轻清上行,直达上焦之病位,反易得奇效。在取得效果的同时,因药味、剂量均不多,患者的经济压力也明显减少,价廉而效优也。

九、典型病例

李××,男,57岁,2010年7月30日就诊。主因"活动后气喘2年余"来诊。患者2年前无明显诱因活动后气喘,咳嗽少,曾在广安门医院就诊,查胸片示双肺肺气肿,肺功能示重度通气障碍(阻塞性),舒张试验(-),明确诊断为COPD,曾服用金水宝胶囊1年多,效果不显,患者自觉气短,逐渐加重,爬楼二层即气喘,受凉后症状加重,伴咳嗽,咳痰。刻下症:活动气喘,咳嗽少,晨起咳少量痰,无咽痒不适,受凉后症状加重,无心慌,食纳可,二便调。舌淡红,苔薄白,脉弦。中医诊断:喘证气阴不足,气机不畅。西医诊断:COPD。治法:养阴益气,宣肺平喘。处方:太子参15g,麦冬15g,五味子10g,山茱萸10g,黄精15g,紫苏子(叶)各10g,地龙10g,蝉蜕8g,浙贝母10g,白果10g,淫羊藿10g,生甘草10g,白芍10g。7剂,水煎,每日1剂。

2010年8月31日复诊:服上药症状有减,原来爬二楼则喘甚,现可爬四层楼,气短减轻,不咳嗽,晨起痰少色黑,稍胸闷憋气,纳食好,睡眠好,二便调,鼻塞,流涕,喷嚏,舌质淡红,苔薄白,脉沉细。治法:益气养阴,纳气平喘。处方:7月30日方减淫羊藿、白芍,加紫菀15g,杏仁10g,炙麻黄8g,炙枇杷叶10g。7剂,水煎,每日1剂。

2010年10月8日三诊:气短较前缓解,爬楼梯至4~5层,晨起咳少量黑痰,咳嗽少,有时憋气,但憋气感轻微,纳可,睡眠佳,二便调。舌红,苔薄白,脉弦。治法:益气养阴,纳气平喘。处方:8月31日方减浙贝母,加橘红15g。7剂,水煎,每日1剂。

2010年11月19日四诊:偶有气短,爬4~5层气短不明显(初爬二层楼气短),咳嗽少,晨起少量痰,偶有憋气,食纳可,二便调,眠可。舌淡红苔薄白,脉弦。治法:补益肺肾,纳气平喘。处方:10月8日方加枸杞子10g。7剂,水煎,每日1剂。后患者因诸症好转,气短及活动耐量均有明显改善,嘱其无须继续口服汤药。

(病例来源于国医大师晁恩祥门诊)

按语：该患者 COPD 诊断明确，无明显急性感染及近期加重情况，考虑属于 COPD 稳定期。COPD 稳定期当为本虚标实，晁老在扶正固本同时，注意采用治标中药。方中扶正固本主要采用了由太子参、黄精、麦冬、五味子、山茱萸组成的补肺汤，而止咳平喘的治标药主要采用紫苏子、紫叶、地龙、蝉蜕、白果、紫菀、杏仁、炙麻黄、炙枇杷叶等辛平宣肺，调畅气机之品，还加用了淫羊藿、枸杞子加强补肾的力量，而白芍和甘草为酸甘化阴之品，起到敛肺、降肺之功。诸药合用，疗效显著。且方中药量及药味均小，遵循了"治上焦如羽，非轻不举"的原则。诸药药性均较平和，也是因为该患者四诊合参，均无明显寒热之征，故而采用性平之药。

参 考 文 献

[1] 叶任高,陆再英.内科学.北京:人民卫生出版社,2005:57-63.

[2] 田德禄.中医内科学.北京:人民卫生出版社,2005:74-79,94-101.

[3] 中华医学会呼吸病学分会慢性阻塞性肺疾病学组.慢性阻塞性肺疾病诊治指南(2013 版).中华结核和呼吸杂志,2013,36(4):255-264.

[4] 慢性阻塞性肺疾病急性加重(AECOPD)诊治专家组.慢性阻塞性肺疾病急性加重(AECOPD)诊治中国专家共识(2014 年修订版).国际呼吸杂志,2014,34(1):1-10.

第4章

哮 喘

第一节 支气管哮喘

一、概述

支气管哮喘（bronchial asthma），为常见的发作性、肺部过敏性疾病。支气管哮喘是由多种细胞包括嗜酸性粒细胞、肥大细胞、T淋巴细胞、中性粒细胞、平滑肌细胞、气道上皮细胞等，以及细胞组分参与的气道慢性炎症性疾病。其临床表现为反复发作的喘息、气急、胸闷或咳嗽等症状，常在夜间及凌晨发作或加重，多数患者可自行缓解或经治疗后缓解，同时伴有可变的气流受限和气道高反应性，随着病程的延长可导致一系列气道结构的改变，即气道重塑。近年来认识到支气管哮喘是一种异质性疾病。发作一般有季节性。大多在支气管反应性增高的基础上由变应原或其他因素引起不同程度的支气管痉挛、黏膜水肿、黏液分泌增多及黏膜纤毛功能障碍等变化。中医学"哮病"为一种发作性疾病，发时喉中有哮鸣声，呼吸气促困难，甚则喘息不能平卧，支气管哮喘从症状上看，应归属于中医学"哮病"范畴。

二、病因病机

哮病的发生为痰伏于肺，即痰饮病的"伏饮"证，每因外邪侵袭、饮食不当、情志刺激、体虚劳倦等诱因引动而触发，以致痰壅气道，肺宣降功能失常。

(一)病因

1. 外邪侵袭

外感风寒或风热之邪，未能及时表散，邪壅于肺，气不布津，聚液生痰；或因吸入烟尘、花粉、动物毛屑、异味气体等，影响肺气的宣降，津液凝聚，痰浊内生而致哮。

2. 饮食不当

过食生冷，寒饮内停，或嗜食酸咸甘肥，积痰蒸热，或进食海腥发物，以致脾失健运,痰浊内生,上干于肺,壅塞气道,而致诱发。故古有称为"食哮""鱼腥哮""糖哮""醋哮"等病名。

3. 体虚病后

素质不强,则易受邪侵。如幼儿哮病往往由于禀赋不足所致,故有称"幼稚天哮"者。若病后体弱,如幼年患麻疹、顿咳,或反复感冒、咳嗽日久等导致肺虚。肺气不足,阳虚阴盛,气不化津,痰液内生,或阴虚阳盛,热蒸液聚,痰液胶固,均可致哮。一般而言,素质不强者多以肾为主,而病后所致者多以肺为主。

(二)病机

1. 外邪侵袭

风寒之邪,侵袭肌表,内阻于肺,寒邪郁闭皮毛,肺气失肃降;或因风热犯肺,肺热壅盛,清肃失职或肺有蕴热,又为寒邪所束,热不得泄,皆能导致肺气上逆而发生哮喘。

2. 痰浊阻肺

饮食失节,伤及肺气,导致上焦津液不布,凝聚寒饮,内伏于肺;或恣食肥甘太过,嗜酒伤中,脾失健运,痰浊内生,上干于肺;或病后阴伤,素体阳盛,寒痰内郁化热,热蒸痰聚,致痰热胶固,内郁于肺,遇劳欲、情志的触动,即可发病。

3. 肺肾亏虚

因肺为气之主,司呼吸,外合皮毛,内为五脏华盖,久病咳伤,或他脏病气上犯,皆可使肺失宣降,肺气胀满,呼吸不利而致短气喘促。肾为气之根,与肺同司气体之出纳,故肾元不固,摄纳失常,则气不归元,阴阳不相接续,亦可气逆于肺而发为哮喘。

(三)病机转化

哮病的病理因素以痰为主,痰的产生主要由于人体津液不归正化,凝聚而成,如伏藏于肺,则成为发病的潜在"凤根",因各种诱因(如气候、饮食、情志、劳累等)诱发,这些诱因每多错杂相关,其中尤以气候变化为主。哮喘凤根的实质,主要在于脏腑阴阳失调,素体偏盛偏虚,对津液的运化失常,肺不能布散津液,脾不能输化水精,肾不能蒸化水液,而致凝聚成痰,若痰伏于肺则成为潜在的病理因素。

发作时的基本病理变化为"伏痰"遇感引触,痰随气升,气因痰阻,相互搏结,壅塞气道,肺管狭窄,通畅不利,肺气宣降失常,引动停积之痰,而致痰鸣如吼,气息喘促。若长期反复发作,寒痰伤及脾肾之阳,痰热耗灼肺肾之阴,则可从实转虚,在平时表现肺、脾、肾等脏气虚弱之候。肺虚不能主气,气不化津,则痰浊内蕴,肃降无权,并因卫外不固,而更易受外邪的侵袭诱发;脾虚不能化水谷为精微,上输养肺,反而积食生痰,上贮于肺,则影响肺气的升降;肾虚精气亏乏,摄纳失常,则阳虚水泛为痰,或阴虚虚火灼津成痰,上干于肺,加重肺气之升降失常。由于三脏之间的相互影响,可致同病,表现肺脾气虚或肺肾两虚之象。在平时自觉短气,疲乏,并有轻度喘息。一旦大发作时,每次持续不解,邪实与正虚错综并见。肺肾两虚而痰浊又复壅盛,严重者肺不能治理调节心血的运行,肾虚命门之火不能上济于心,则心阳亦同时受累,甚至发生喘脱危候。

总之,哮病是一种反复发作,缠绵难愈的疾病。部分青少年患者,随着年龄的增长,正气渐充,肾气日盛,再辅以药物治疗,可以终止发作;而中老年及体弱患者,肾气渐衰,发作频繁,则不易根除。或在平时亦有轻度哮鸣气喘,若大发作是持续不已,可出现喘急鼻煽,张口抬肩,汗出肢冷,面色青紫,肢体水肿等喘脱危候。如长期不愈,反复发作,病由肺脏影响脾、肾、心,可导致肺气胀满,不能敛降之肺胀重症。

三、临床表现

(一)一般特点

临床上常见的症状为发作性伴有哮鸣音的呼气性呼吸困难或发作性胸闷和咳嗽。严重者被迫采取坐位或呈端坐呼吸,干咳或咳大量白色泡沫痰,甚至出现发绀等,有时咳嗽可为唯一的症状(咳嗽变异型哮喘)。支气管哮喘症状可在数分钟内发作,持续数小时至数天,用支气管舒张药或自行缓解。某些患者在缓解数小时后可再次发作。在夜间及凌晨发作和加重常是支气管哮喘的特征之一。有些青少年,其哮喘症状表现为运动时出现胸闷、咳嗽和呼吸困难(运动性哮喘)。

常见的体征为发作时胸部呈过度充气状态,有广泛的哮鸣音,呼气音延长。但在轻度哮喘或非常严重哮喘发作,哮鸣音可不出现。心率增快、奇脉、胸腹反常运动和发绀常出现在严重哮喘患者中。

(二)临床类型

1. 分期

根据临床表现哮喘可分为急性发作期(acute exacerbation)、慢性持续期(chronic persistent)和临床缓解期(clinical remission)。急性发作期是指气促、咳嗽、胸闷等症状突然发生,或原有症状急剧加重,常有呼吸困难,以呼气流量降低为其特征,常因接触变应原等刺激物或治疗不当等所致;慢性持续期是指每周均不同频度和(或)不同程度地出现症状(喘息、气急、胸闷、咳嗽等);临床缓解期系指经过治疗或未经治疗症状、体征消失,肺功能恢复到急性发作前水平,并维持3个月以上。

2. 分级

(1)病情严重程度的分级:主要用于治疗前或初始治疗时严重程度的判断,在临床研究中更有其应用价值,见表4-1。

表 4-1　病情严重程度的分级

分级	临床特点
间歇状态 （第 1 级）	症状每周 1 次以下 短暂出现 夜间哮喘症状小于等于每月 2 次 FEV_1 占预计值≥80% 或 PEF≥80% 个人最佳值，PEF 或 FEV_1 变异率<20%
轻度持续 （第 2 级）	症状大于等于每周 1 次，但每日 1 次以下 可能影响活动和睡眠 夜间哮喘症状每月 2 次以上，但每周 1 次以下 FEV_1 占预计值≥80% 或 PEF≥80% 个人最佳值，PEF 或 FEV_1 变异率为 20%～30%
中度持续 （第 3 级）	每日有症状 影响活动和睡眠 夜间哮喘症状大于等于每周 1 次 FEV_1 占预计值为 60%～79% 或 PEF 为 60%～79% 个人最佳值，PEF 或 FEV_1 变异率>30%
重度持续 （第 4 级）	每日有症状 频繁出现 经常出现夜间哮喘症状 体力活动受限 FEV_1 占预计值<60% 个人最佳值，PEF 或 FEV_1 变异率>30%

（2）控制水平的分级：这种分级方法更容易被临床医师掌握，有助于指导临床治疗，以取得更好的哮喘控制水平。控制水平的分级见表 4-2。

表 4-2　控制水平分级

特征	控制 （符合所有以下标准）	部分控制 （任意一周内满足 一项或两项标准）	未控制 （任意一周内）
日间症状	无（≤2 次/周）	>2 次/周	出现部分控制的 3 项 或 3 项以上特征
活动或运动受限	无	任何	
夜间症状/夜间觉醒	无	任何	
需缓解药物治疗	无（≤2 次/周）	>2 次/周	
肺功能（PEF 或 FEV_1）	正常	<80% 预计值或个人 最佳值	
恶化	无	≥1 次/年	任意一周内出现 1 次

(3)哮喘急性发作时的分级:哮喘急性发作是指喘息、气促、咳嗽、胸闷等症状突然发生,或原有症状急剧加重,常有呼吸困难,以呼气流量降低为其特征,常因接触变应原、刺激物或呼吸道感染诱发。其程度轻重不一,病情加重,可在数小时或数天内出现,偶尔可在数分钟内即危及生命,故应对病情做出正确评估,以便给予及时有效的紧急治疗。哮喘急性发作时病情严重程度的分级见表 4-3。

表 4-3　哮喘急性发作时病情严重程度的分级

临床特点	轻度	中度	重度	危重
气短	步行、上楼时	稍事活动	休息时	
体位	可平卧	喜坐位	端坐呼吸	
讲话方式	连续成句	单词	单字	不能讲话
精神状态	可有焦虑,尚安静	时有焦虑或烦躁	常有焦虑、烦躁	嗜睡或意识模糊
出汗	常无	有	大汗淋漓	
呼吸频率	轻度增加	增加	常>30 次/分	
辅助呼吸肌活动及三凹征	常无	可有	常有	胸腹矛盾运动
哮鸣音	散在,呼吸末期	响亮,弥漫	响亮,弥漫	减弱,乃至无
脉率	<100 次/分	100～120 次/分	>120 次/分	脉率变慢,不规则
奇脉	无,<10mmHg	可有 10～25mmHg	常有,>25mmHg	无,提示呼吸肌疲劳
使用 β_2 受体激动药后 PEF 预计值或个人最佳值%	>80%	60%～80%	<60% 或<100% 或作用时间<2小时	
PaO_2(吸空气)	正常	≥60mmHg	<60mmHg	
$PaCO_2$	<45mmHg	≤45mmHg	>45mmHg	
SaO_2(吸空气)	>95%	91%～95%	≤90%	
pH				降低

四、辅助检查

(一)一般检查

1. 肺功能

(1)通气功能检测：在哮喘发作时呈阻塞性通气功能改变，呼气流速指标均显著下降，1秒钟用力呼气容积(FEV_1)、1秒率[1秒钟用力呼气量占用力肺活量比值($FEV_1/FVC\%$)]及最高呼气流量(PEF)均减少。肺容量指标可见用力肺活量减少、残气量增加、功能残气量和肺总量增加，残气占肺总量百分比增高。缓解期上述通气功能指标可逐渐恢复。病变迁延、反复发作者，其通气功能可逐渐下降。

(2)支气管激发试验(bronchial provocation test，BPT)：用以测定气道反应性。吸入激发药后其通气功能下降、气道阻力增加。运动亦可诱发气道痉挛，使通气功能下降。一般适用于通气功能在正常预计值的70%以上的患者。如FEV_1下降≥20%，可诊断为激发试验阳性。通过剂量反应曲线计算使FEV_1下降20%的吸入药物累积剂量($PD20\text{-}FEV_1$)或累积浓度($PC20\text{-}FEV_1$)，可对气道反应性增高的程度做出定量判断。

(3)支气管舒张试验(bronchial dilation test，BDT)：用以测定气道可逆性。有效的支气管舒张药可使发作时的气道痉挛得到改善，肺功能指标好转。舒张试验阳性诊断标准：①FEV_1较用药前增加12%或以上，且其绝对值增加200ml或以上；②PEF较治疗前增加60L/min或增加≥20%。

(4)呼气峰流速(peak expiratory flow，PEF)及其变异率测定：可反映气道通气功能的变化。哮喘发作时PEF下降。此外，由于哮喘有通气功能时间节律变化的特点，常于夜间或凌晨发作或加重，使其通气功能下降。若24小时内PEF或昼夜PEF波动率≥20%，也符合气道可逆性改变的特点。

2. 动脉血气分析

哮喘发作时由于气道阻塞且通气分布不均，通气/血流比值失衡，可致肺泡-动脉血氧分压差($A\text{-}aDO_2$)增大；严重发作时可有缺氧，PaO_2降低，由于过度通气可使$PaCO_2$下降，pH上升，表现呼吸性碱中毒。若重症哮喘，病情进一步发展，气道阻塞严重，可有缺氧及CO_2滞留，$PaCO_2$上升，表现呼吸性酸中毒。若缺氧明显，可合并代谢性酸中毒。

3. 胸部X线检查

早期在哮喘发作时可见两肺透亮度增加，呈过度通气状态；在缓解期多无明显异常。如并发呼吸道感染，可见肺纹理增加及炎性浸润阴影。同时要注意肺不张、气胸或纵隔气肿等并发症的存在。

(二)特殊检查

1. 特异性变应原检测

哮喘患者大多数伴有过敏体质,对众多的变应原和刺激物敏感。测定变应性指标结合病史有助于对患者的病因诊断和脱离致敏因素的接触。体外检测可检测患者的特异性 IgE,过敏性哮喘患者血清特异性 IgE 可较正常人明显增高。皮肤过敏原测试:用于指导避免过敏原接触和脱敏治疗,临床较为常用。需根据病史和当地生活环境选择可疑的过敏原进行检查,可通过皮肤点刺等方法进行,皮试阳性提示患者对该过敏原过敏。吸入过敏原测试:验证过敏原吸入引起的哮喘发作,因过敏原制作较为困难,且该检验有一定的危险性,目前临床应用较少。在体试验应尽量防止发生过敏反应。

2. 呼出气一氧化氮(FeNO)检测

FeNO 是由上皮细胞、炎症细胞、平滑肌细胞、血管内皮细胞、气道神经,主要是由巨噬细胞和上皮细胞产生的反映气道炎症的生物标志物。FeNO 易于测定,重复性好。嘱测试对象吸入无 NO 的气体达到肺总量,然后呼出肺内气体,呼气时维持气体流速在 50 ml/s,通过测量仪器即可得到测试结果。

根据 FeNO 水平,估计气道炎症严重程度、气道高反应性,预测哮喘患者对吸入性激素的反应性,且尚可用于哮喘的诊断和指导制定临床治疗决策。但是 FeNO 应用于哮喘诊断和管理仍存在较多问题,如 FeNO 水平较高的患者痰液中嗜酸性粒细胞并未增多。目前虽然 FDA 批准了其检测设备应用于临床,但仍只能作为研究工具。

五、诊断与鉴别诊断

1. 诊断要点

(1)反复发作喘息、气急、胸闷或咳嗽,多与接触变应原、冷空气、物理、化学性刺激、病毒性上呼吸道感染、运动等有关。

(2)发作时在双肺可闻及散在或弥漫性、以呼气相为主的哮鸣音,呼气相延长。

(3)上述症状可经治疗缓解或自行缓解。

(4)除外其他疾病所引起的喘息、气急、胸闷和咳嗽。

(5)临床表现不典型者(如无明显喘息或体征)应有下列三项中至少一项阳性:①支气管激发试验或运动试验阳性;②支气管舒张试验阳性;③昼夜 PEF 变异率≥20%。

符合(1)~(4)条或(4)、(5)条者,可以诊断为支气管哮喘。

2. 鉴别诊断

(1)左心衰竭引起的喘息样呼吸困难:以往称为心源性哮喘,发作时的症状与哮喘极其相似,但其发病机制与病变本质则与支气管哮喘截然不同。患者多有高血压、冠状动脉粥样硬化性心脏病、风湿性心脏病和二尖瓣狭窄等病史和体征。阵发性咳嗽，常咯出粉红色泡沫痰，两肺可闻及广泛的湿啰音和哮鸣音，左心界扩大，心率增快，心尖部可闻及奔马律。病情许可做胸部 X 线检查时，可见心脏增大，肺淤血征，有助于鉴别。

(2)慢性阻塞性肺疾病(COPD)：多见于中老年人，有慢性咳嗽史，喘息长年存在，有加重期。患者多有长期吸烟或接触有害气体的病史。有肺气肿体征，两肺或可闻及湿啰音。但临床上严格将 COPD 和哮喘区分有时十分困难，用支气管舒张药和口服或吸入激素做治疗性试验可能有所帮助。但 COPD 也可与哮喘合并同时存在。

六、治疗

哮喘治疗目标在于达到哮喘症状的良好控制，维持正常的活动水平，同时尽可能减少急性发作、肺功能不可逆损害和药物相关不良反应的风险。哮喘慢性持续期的治疗原则是以患者病情严重程度和控制水平为基础，选择相应的治疗方案。应为每个初诊的患者制订书面的哮喘防治计划，定期随访、监测，并根据患者控制水平及时调整治疗以达到并维持哮喘控制。

(一)中医治疗

哮病总属邪实正虚之证。发作时以邪实为主，其邪有寒、热、风、痰，当仔细区分其寒热属性及邪气兼夹，注意是否兼有表证，邪实为主亦有正虚表现；慢性持续期则正虚邪实兼有，正虚以气虚为主，邪实则以痰浊为代表，当权衡正邪轻重；而缓解期以正虚为主，其虚在脏腑，应详辨肺、脾、肾之脏腑定位，阴阳之偏虚偏实。若久发正虚，虚实错杂者，当按病程新久及全身症状辨别其主次。

以"发作时治标，平时治本"为原则，区分寒热虚实，分别论治。然发作时，虽以邪实为主，亦有正虚；缓解期常以正虚为主，但其痰饮留伏的病理因素仍然存在，故对哮证的治疗，又当标本兼顾。尤其是大发作有喘脱倾向时，更应重视回阳救脱，急固其本，若拘泥于"发时治标"之说，则坐失救治良机。平时当重视治本，区别肺、脾、肾的主次，在补益的同时，适当兼顾舒畅气机。

1. 辨证用药

(1)发作期

①冷哮证

临床表现：喉中哮鸣如水鸡声，呼吸急促，喘憋气逆，胸膈满闷如塞，咳不甚，痰少，咳吐不爽，色白而多泡沫，口不渴或渴喜热饮，形寒怕冷，天冷或受寒易发，面色青晦，舌苔白滑，脉弦紧或浮紧。

证机概要：寒痰伏肺，遇感触发，痰升气阻，肺失宣畅。

治疗法则：宣肺散寒，化痰平喘。

方药运用:射干麻黄汤(《金匮要略》)加减。

②热哮证

临床表现:喉中痰鸣如吼,喘而气粗息涌,胸高胁胀,咳呛阵作,咳痰色黄或白,黏浊稠厚,排吐不利,口苦,口渴喜饮,汗出,面赤,或有身热,甚至有好发于夏季者,舌质红、苔黄腻,脉滑数或弦滑。

证机概要:痰热蕴肺,壅阻气道,肺失清肃。

治疗法则:清热宣肺,化痰定喘。

方药运用:麻杏石甘汤(《伤寒论》)加减。

③风哮证

临床表现:喘憋气促,喉中鸣声如吹哨笛;咳嗽、咳痰黏腻难出,无明显寒热倾向,起病多急,常倏忽来去,发前自觉鼻、咽、眼、耳发痒,喷嚏,鼻塞,流涕,舌苔薄白,脉弦。

证机概要:宿痰伏肺,风邪引触,气道挛急。

治疗法则:疏风宣肺,解痉止哮。

方药运用:黄龙舒喘汤(验方)加减(炙麻黄、地龙、蝉蜕、紫苏子、石菖蒲、白芍、白果、甘草、防风)。

④喘脱危证

临床表现:哮病反复久发,喘息鼻煽,张口抬肩,气短息促,烦躁,昏蒙,面青,四肢厥冷,汗出如油,舌质青暗、苔腻或滑,脉细数不清,或浮大无根。

证机概要:痰浊闭阻,阳气欲脱。

治疗法则:化痰开窍,回阳固脱。

方药运用:回阳急救汤(《医学衷中参西录》)加减。

(2)慢性持续期

①痰哮证

临床表现:喉中痰涎壅盛,声如拽锯,喘急胸满,但坐不得卧,痰多易出,面色青暗,舌苔厚浊或黄腻,脉滑实。

证机概要:肺脾两虚,痰浊壅肺,肺气郁闭,宣肃失职。

治疗法则:健脾化痰,降气平喘。

方药运用:麻杏二三汤(验方)加减(炙麻黄、苦杏仁、橘红、法半夏、茯苓、炒紫苏子、莱菔子、白芥子、诃子、甘草)。

②虚哮证

临床表现:气短息促,动则喘甚,发作频繁,甚则持续喘哮,口唇、爪甲青紫,咳痰无力,痰涎清稀或质黏起沫,面色苍白或颧红唇紫,口不渴或咽干口渴,形寒肢冷或烦热,舌质淡或偏红,或紫暗,脉沉细或细数。

证机概要:哮病久发,肺肾两虚,摄纳失常。

治疗法则：补肺纳肾，降气平喘。

方药运用：平喘固本汤（验方）加减（黄芪、胡桃肉、五味子、紫苏子、法半夏、款冬花、陈皮、地龙）。

（3）缓解期

①肺脾气虚证

临床表现：气短声低，自汗，怕风，易感冒，倦怠无力，食少便溏，舌质淡、苔白，脉细弱。

证机概要：哮病日久，肺脾两虚，气不化津，痰饮蕴肺，肺气上逆。

治疗法则：健脾益肺，培土生金。

方药运用：六君子汤（《妇人良方》）加减。

②肺肾两虚证

临床表现：短气息促，动则为甚，腰膝酸软，脑转耳鸣，不耐劳累，或五心烦热，颧红，口干，舌质红、少苔，脉细数，或畏寒肢冷，面色苍白，舌淡、苔白、舌体肥大，脉沉细。

证机概要：哮病久发，精气亏乏，摄纳失常。

治疗法则：补肺益肾。

方药运用：补肺散（《永类钤方》）合金水六君煎（《景岳全书》）加减。

2. 针灸疗法

实证常用穴位有大椎、身柱、风门、肺俞、丰隆、膻中、曲池、合谷、外关、商阳、鱼际等。虚证常用穴位有肺俞、璇玑、膻中、天突、气海、关元、膏肓、神阙、三阴交、肾俞、复溜、命门等。每次选穴 8～10 个，或针或灸，每日 1 次，10 日为 1 个疗程，中间休息 1 周。

(二)西医治疗

1. 确定并减少危险因素接触

部分患者能找到引起哮喘发作的变应原或其他非特异刺激因素，使患者脱离并长期避免接触这些危险因素是防治哮喘最有效的方法。

2. 药物治疗

哮喘治疗药物分为控制性药物和缓解性药物。前者指需要长期使用的药物，主要用于治疗气道慢性炎症，使哮喘维持临床控制；后者指按需要使用的药物，通过迅速解除支气管痉挛从而缓解症状。各类药物介绍如下。

（1）糖皮质激素（ICS）：是目前控制哮喘最有效的药物，通过作用于气道炎症形成过程中的诸多环节，可以抑制嗜酸性粒细胞在气道的聚集、抑制炎症介质的生成和释放、增强平滑肌细胞 β_2 肾上腺受体的反应性等，有效抑制气道炎症。分为吸入、口服和静脉用药。

（2）β_2 受体激动药：短效 β_2 受体激动药（SABA）常用药物如沙丁胺醇和特布他

林等。该类药物吸入治疗是缓解轻至中度哮喘急性症状的首选药物,也可用于预防运动性哮喘。长效 β₂ 受体激动药(LABA)舒张支气管平滑肌的作用可维持 12 小时以上。目前在我国临床使用的吸入型 LABA 有沙美特罗、福莫特罗和茚达特罗等。长期单独使用 LABA 有增加哮喘死亡的风险,不推荐长期单独使用 LABA。

(3)ICS/LABA 复合制剂:ICS 和 LABA 具有协同的抗炎和平喘作用,可获得相当于或优于加倍剂量 ICS 的疗效,并可增加患者的依从性、减少大剂量 ICS 的不良反应,尤其适用于中至重度持续哮喘患者的长期治疗。目前在我国临床应用的复合制剂有不同规格的布地奈德/福莫特罗干粉剂、氟替卡松/沙美特罗干粉剂和倍氯米松/福莫特罗气雾剂。

(4)白三烯调节药(LTRA):是 ICS 之外唯一可单独应用的长期控制性药物,可作为轻度哮喘的替代治疗药物和中重度哮喘的联合用药。目前在国内主要使用半胱氨酸白三烯受体拮抗药。LTRA 可减轻哮喘症状,改善肺功能,减少哮喘的恶化,但其抗炎作用不如 ICS。LTRA 服用方便,尤其适用于伴有过敏性鼻炎、阿司匹林哮喘、运动性哮喘患者的治疗。

(5)茶碱:中国人给予较小剂量的茶碱即可起到治疗作用。对吸入 ICS 或 ICS/LABA 仍未控制的哮喘患者,可加用缓释茶碱作为哮喘的维持治疗。

(6)抗胆碱药物:吸入性抗胆碱药物,如短效抗胆碱药物(SAMA)异丙托溴铵和长效抗胆碱药物(LAMA)噻托溴铵,具有一定的支气管舒张作用,但较 β₂ 受体激动药弱,起效也较慢。本品与 β₂ 受体激动药联合应用具有互补作用。

(7)抗 IgE 治疗:抗 IgE 单克隆抗体适用于需要第 5 级治疗且血清 IgE 水平增高的过敏性哮喘患者。抗 IgE 单克隆抗体的远期疗效与安全性有待进一步观察。

(8)变应原特异性免疫疗法(AIT):通过皮下注射常见吸入变应原提取液,可减轻哮喘症状和降低气道高反应性,适用于变应原明确,且在严格的环境控制和药物治疗后仍控制不良的哮喘患者。

(9)其他治疗哮喘药物:第二代抗组胺药物(H₁ 受体拮抗药)如氯雷他定等、其他口服抗变态反应药物(如曲尼司特等),在哮喘治疗中作用较弱,主要用于伴有变应性鼻炎的哮喘患者。

七、预后与调护

哮喘的转归和预后因人而异,与正确的治疗方案关系密切。儿童哮喘通过积极而规范的治疗,临床控制率可达 95%。轻症容易恢复,病情重,气道反应性增高明显,或伴有其他过敏性疾病不易控制。若长期发作而并发 COPD、肺源性心脏病者,预后不良。

调护方面,尽力祛除发病诱因。注意居室空气流通,温度、湿度适宜,避免接触刺激性气体、灰尘、花粉、寒冷空气等。饮食宜清淡而富营养,忌生冷肥甘厚味、海鲜发物、辛辣等食物,戒除烟酒。保持心情舒畅,避免不良情绪的影响。注意适时增减衣物,防止寒冷刺激,预防感冒。劳逸适当,防止过度疲劳,根据身体情况,适当的体育锻炼,如太极拳、内养功、八段锦、慢跑等,逐步增强体质,以提高抗病能力。

八、中医防治进展

支气管哮喘是呼吸科疾病中治疗最棘手的一种,中医称为哮、哮证、哮病等,在中医古籍中属于喘鸣、上气、痰饮等范畴,是由肺腑功能失调或虚弱,复因外邪、情志、瘀血等触发内伏之宿痰,导致痰气相搏,气道痉挛引起的一种反复发作的痰鸣气喘性疾患。现代医学治疗支气管哮喘主要以支气管扩张药及糖皮质激素为主,疗效确切,效果显著,但是长期应用会带来不同程度的不良反应,而中医在治疗支气管哮喘上有着悠久的历史和确切的疗效。目前许多学者在中医药治疗哮病方面取得巨大的进步。对于其病因病机方面,晁恩祥教授提出哮喘急性发作的主要病机是"风盛痰阻,气道挛急",并指出此风不仅指外风侵袭,而且内生肝风,夹瘀犯肺,风摇金鸣,亦可致哮病发作。针对哮喘"风盛痰阻,气道挛急"的病机特点,创立祛风解痉平喘汤治疗哮喘急性发作,方用炙麻黄、蝉蜕、僵蚕、白果、菖蒲、紫苏叶、紫苏子、白芍、五味子。

中医药在治疗支气管哮喘上,除了传统的内服药物治疗,还有许多外治方法,包括针灸、耳穴疗法等。唐代孙思邈《备急千金要方》中对咳喘病外治法在灸法外还描述了中药熏洗的方法。中药穴位贴敷疗法则是效仿针灸对经络穴位施以刺激,并加上局部中药吸收的作用,起到调理脏腑功能,达到阴阳平衡。耳穴疗法则是通过刺激分布于耳郭上反映机体生理功能和病理变化的特定点,调整脏腑功能,具有无痛苦、无不良反应,操作简便的特点。

目前,全球支气管哮喘患者至少有 3 亿人,中国哮喘患者约 3000 万人。传统中医药在治疗支气管哮喘上有一定的优势,需要我们从实际出发,充分利用传统医学优势,结合现代研究理论,合理设计,进行资源整合,进行多中心、跨专业、跨学科、大样本的创新性研究,充分体现中国医学的价值,进一步提高疗效,弘扬中医药学,为全世界人民的健康服务。

九、典型病例

靳某,男,48 岁,2005 年 11 月 29 日就诊。气喘胸憋 1 年,反复发作,加重 1 个月。初诊时依赖多种西药控制病情,仍每日间断发作,1 年前查肺功能示小气道通气障碍,舒张试验阳性,诊断支气管哮喘,规律使用吸入剂,但仍反复发作喘憋,自觉胸闷明显,呼吸不畅。近 1 个月来胸闷喘憋加重,发作时伴咳嗽、流涕。查体双肺可闻及少量哮鸣音,舌体胖大质淡红,舌苔薄白腻,脉弦细。

诊断:风哮(支气管哮喘)。

辨证:风邪犯肺,痰湿阻肺,气道挛急。

治法:疏风宣肺,化痰止喘。

处方:炙麻黄 6g,杏仁 10g,紫菀 15g,紫苏子、紫苏叶各 10g,炙枇杷叶 10g,前胡 10g,五味子 10g,地龙 10g,蝉蜕 8g,牛蒡子 10g,金荞麦 15g,橘红 10g,鱼腥草 25g,黄芩 10g,瓜蒌 15g。7 剂,水煎服。

二诊:服药 7 剂,胸憋明显减轻,咽痒减轻,口干减轻,咳嗽随之减轻。患者遵上法加减调服中药 3 个月,西药逐渐减量至停药,病情明显好转。

(摘自《中国现代百名中医临床家丛书·晁恩祥》)

按语:分析本案,在热哮、寒哮、痰哮等证型之外,风哮在临床中也很多见,临床特点当有挛急突发,常有过敏因素或有过敏性鼻炎,见有咽痒、鼻痒、气道挛急等症状,常无明显的寒、热、痰的表现,因受风、异味加重(诱因)。患者服药后好转的最大特点气道通畅感,因此中药疏风解痉,宣肺降气,化痰平喘,调理气机在本案中是重点。支气管哮喘患者反复发作喘憋不愈属风哮者,从风论治,确有良效。

参 考 文 献

[1] 周仲瑛.中医内科学.北京:中国中医药出版社,2003:86.

[2] 封继宏.支气管哮喘中医证候现代研究进展.北京中医,2007,26(9):623.

[3] 钟南山.临床诊疗指南:呼吸病学分册.北京:人民卫生出版社,2009.

[4] 葛均波,徐永健.内科学.8 版.北京:人民卫生出版社,2013.

[5] 中华医学会呼吸病学分会哮喘学组.支气管哮喘防治指南(2016 年版).中华结核和呼吸杂志,2016,39(9):675-697.

[6] 王林林,时国朝.支气管哮喘诊疗新进展.国际呼吸杂志,2012,32(1):179-182.

[7] 蔡柏蔷,李龙芸.协和呼吸病学.2 版.北京:中国协和医科大学出版社,2011.

[8] 裴海寅,奚肇庆.中医治疗支气管哮喘的研究进展.中医学报,2013,28(01):21-23.

[9] 晁恩祥,孙增涛,刘恩顺.支气管哮喘中医诊疗专家共识(2012).中医杂志,2013,54(07):627-629.

[10] 李建生,王至婉.支气管哮喘中医证候诊断标准(2016 版).中医杂志,2016,57(22):1978-1980.

第二节 咳嗽变异性哮喘

一、概述

咳嗽变异性哮喘(cough variant asthma,CVA)是指以慢性咳嗽为唯一或主要临床表现,无明显喘息、气促等症状,但有气道高反应性的一种不典型哮喘。国内外多项研究发现,CVA是成人慢性咳嗽的常见病因,国内多中心调查显示其占慢性咳嗽病因的1/3。主要表现为刺激性干咳,气道反应性高,若不能得到有效控制,部分患者可发展为典型哮喘。

咳嗽变异性哮喘在中医学属"风咳"范畴。《诸病源候论·咳嗽病诸候》中描述"风咳,欲语因咳,言不得竟是也"。国医大师晁恩祥把这类咳嗽诊为"风咳"。结合风哮诊疗经验,从风论治,创造性地提出"从风治咳",认为其病因病机乃为"风邪犯肺,肺气失宣,气道挛急",从而确立了"疏风宣肺,缓急止咳利咽"的治疗大法。

二、病因病机

1. 中医病因病机

CVA以咳嗽为主证,属中医学"咳嗽""咳逆""咳喘"范畴。国医大师晁恩祥教授因CVA表现为咳嗽常突发突止,咽痒咳嗽,言语时欲咳,多呈刺激性咳嗽或阵发性咳嗽,咳嗽剧烈,干咳少痰,具有阵咳、干咳、咽痒的特点,遇冷空气或异味刺激则突发或加重等,首先将CVA细化为中医学"风咳"范畴。CVA临床表现反映了风善行数变、风性挛急、风盛则动、风邪为患可致瘙痒的发病特点。肺为华盖,主一身之气,司呼吸,主宣发肃降;风为阳邪,易袭阳位,风邪上犯,首先犯肺,故风邪犯肺,肺气失宣,气道挛急而致风咳。

2. 西医病因病机

CVA的病因与夜间哮喘相同外,咳嗽性哮喘的发病原因是错综复杂的,除了患者本身的"遗传素质"、免疫状态、精神心理状态、内分泌和健康状态等主观因素外,变应原、病毒感染、职业因素、气候、药物、运动和饮食等环境因素也是导致哮喘发生发展的重要原因。

三、临床表现

CVA的主要表现为刺激性干咳,通常咳嗽较剧烈,夜间咳嗽为其重要特征。部分患者有季节性。在剧烈咳嗽时可伴有呼吸不畅、胸闷、呼吸困难等表现。常伴发过敏性鼻炎。感冒、异味、油烟和冷空气容易诱发或加重咳嗽,但此临床特点不具诊断价值。咳嗽常突发突止,咽痒咳嗽,言语时欲咳,多呈刺激性呛咳或痉挛性咳嗽,具有阵咳、急、干咳、咽痒的特点。以传统的辛温散寒、清热化痰、养阴润肺等治疗方法,收效甚微。而从风论治,咳嗽能得到缓解。

四、辅助检查

1. 肺功能

临床上用于哮喘诊断和评估的通气功能指标主要为 FEV_1 和 PEF,FEV_1 和

PEF 能反映气道阻塞的严重程度,是客观判断哮喘病情最常用的评估指标。峰流速仪携带方便,操作简单,患者可以在家自我监测 PEF,根据监测结果及时调整药物。

2. 呼出气一氧化氮(FeNO)

一氧化氮是一种气体分子,可由气道表面多种固有细胞和炎症细胞在一氧化氮合成酶氧化作用下产生。哮喘未控制时一氧化氮升高,糖皮质激素治疗后降低。FeNO 测定可以作为评估气道炎症和哮喘控制水平的指标,FeNO 也可以用于判断吸入激素治疗的反应。美国胸科学会推荐 FeNO 的正常参考值:健康儿童 5～20ppb,成人 4～25ppb。FeNO>50ppb 提示激素治疗效果好,<25ppb 提示激素治疗反应性差。但是 FeNO 测定结果受多种因素的影响,诊断的敏感度和特异度差别较大,连续测定、动态观察 FeNO 变化的临床价值更大。

3. 痰嗜酸性粒细胞计数

大多数哮喘患者诱导痰液中嗜酸性粒细胞计数增高(>2.5%),且与哮喘症状相关。抗感染治疗后可使痰嗜酸性粒细胞计数降低。诱导痰嗜酸性粒细胞计数可作为评价哮喘气道炎性指标之一,也是评估糖皮质激素治疗反应性的敏感指标。

4. 外周血嗜酸性粒细胞计数

外周血嗜酸粒性细胞计数增高>3%,提示嗜酸性粒细胞增高为主的哮喘炎症表型,也可以作为判断抗感染治疗是否有效的哮喘炎症指标之一。

5. X 线胸片

正常或过度通气状态。

五、诊断与鉴别诊断

1. 诊断

咳嗽作为唯一或主要症状,无喘息、气急等典型哮喘的症状和体征,同时具备可变气流受限客观检查中的任一条,除外其他疾病所引起的咳嗽。

2. 鉴别诊断

因许多疾病都可导致咳嗽,确诊 CVA 须排除以下常见疾病:急性支气管炎、慢性支气管炎、支气管内膜结核、变应性咳嗽、支气管扩张、上气道咳嗽综合征、胃食管反流、服用血管紧张素转化酶抑制药引起的咳嗽等。支气管激发试验是诊断 CVA 最重要的条件,但需结合治疗反应,抗哮喘治疗有效才能确诊,临床上亦要注意假阴性的可能。绝大部分 CVA 患者诱导痰嗜酸性粒细胞增加,少部分显著增加,但总体增高比例不如典型哮喘。诱导痰嗜酸性粒细胞较高者发展为典型哮喘的概率更高。FeNO 水平与诱导痰嗜酸性粒细胞水平具有一定相关性,FeNO 增高提示诱导痰嗜酸性粒细胞增高,但检测正常不能排除诱导痰嗜酸性粒细胞增高。嗜酸性粒细胞性支气管炎有着与 CVA 类似的临床表现和激素治疗反应,临床上须注意鉴别。支气管结核有时亦可能会误诊为 CVA。

六、治疗

CVA 的治疗原则与支气管哮喘治疗相同,大多数患者吸入肾上腺皮质激素 (ICS)加β受体激动药有效,很少需要口服激素治疗,治疗时间在 8 周以上。部分患者停药后复发,需要长期治疗。白三烯拮抗药治疗有效。对于气道炎症严重的 CVA 或吸入激素治疗效果不佳时,可以短期使用中小剂量口服激素治疗。国医大师晁恩祥教授发现 CVA 其有风邪致病特征,体现了《内经》"风性善行而数变""风为百病之长"的特点,并结合《诸病源候论·咳嗽病诸候》中对"风咳,欲语因咳,言不得竟是也"的描述,把这类咳嗽诊为"风咳"。结合风哮治疗经验,从风论治,创造性地提出"从风治咳",认为其病因病机乃为"风邪犯肺,肺气失宣,气道挛急",从而确立了"疏风宣肺,缓急止咳利咽"的治疗方法。

(一)中医治疗

风邪犯肺证

临床表现:咳嗽突发突止,咽痒咳嗽,言语时欲咳,多呈刺激性干咳或阵发性咳嗽,咳嗽剧烈,干咳少痰,具有阵咳、干咳、咽痒的特点,遇冷空气或异味刺激则突发或加重,舌淡、苔白,脉弦等。

证机概要:风邪犯肺,肺气失宣。

治疗法则:急则治标,疏风宣肺;缓则治本,调补肺脾肾。

方药运用:苏黄止咳方(炙麻黄、杏仁、紫苏子、紫苏叶、炙枇杷叶、炙百部、牛蒡子、青果、蝉蜕、僵蚕、地龙、白芍、五味子)。

临证指要:炙麻黄、蝉蜕、僵蚕、紫苏叶、地龙、防风为疏风宣肺之品,炙麻黄轻清上浮,给邪以出路,正如《素问·五脏生成》中所述"肺欲辛是也"。另加之僵蚕与炙麻黄为组方,疏风止咳。杏仁、枇杷叶、炙百部、桔梗宣肺止咳,而五味子、牛蒡子、青果、紫苏子、地龙等常有缓急、舒缓气道之功,以达治疗咽痒、气道敏感之效。清·叶桂《临证指南医案》中所述"若因风者,辛平解之"。临床中"风咳"多有寒热之证不突出、寒热之象较平和之状,然而兼寒、兼热者需临证加减,寒者加细辛、桂枝、荆芥;热者加黄芩、连翘、鱼腥草;痰多者加胆南星、瓜蒌子、葶苈子、莱菔子;风为阳邪,日久化燥,风盛伤津,多加沙参、麦冬润燥之品。

《素问·咳论》云:"五脏六腑皆令人咳,非独肺也。"风咳的病理过程中除"风"外,痰与瘀占有重要因素,痰是脏腑功能失调,津液输布障碍,或邪热伤津,炼液而成。脏腑功能失调以肺、脾、肾三脏为主。肺主气,司呼吸,主宣发,肃降,为水之上源,感受六淫外邪,或其他脏腑功能失调,或久病肺虚,均可使肺失宣降,津液输布失常,停聚为痰;脾主运化。《素问·经脉别论》说:"饮入于胃,游溢精气,上输于脾,脾气散精,上归于肺,通调水道,下输膀胱。"各种原因导致脾胃运化失常,水湿内停而为痰浊,痰浊上乘,蕴贮于肺脏,即所谓"脾为生痰之源,肺为贮痰之器";肾主水,为水脏,久病肾虚,或劳欲伤肾,肾阳虚弱,不能温化水湿,聚成痰浊。久咳患者大多肺气渐虚,无力推动血行而易形成瘀血。根据临床辨证用药,久咳气虚者可加生黄芪;脾胃虚弱,湿重、胃气不降者,如湿疹、大便溏稀、呃逆、胃胀、胃酸等,可加党参、生白术、佩兰、泽兰、生薏苡仁、地肤子、浮萍、酒蛇蜕、旋覆花、生赭石、焦神曲、鸡内金;动则喘息加重者,病源于肾,肾不纳气,可用蛤蚧、冬虫夏草、淫羊藿以补肾纳气。

(二)西医治疗

疗程至少8周。停药后复发,需要长期治疗。

(1)沙丁胺醇气雾剂200μg,按需吸入(每4～6小时1次)。

(2)布地奈德/福莫特罗,早晚各1吸。

(3)孟鲁司特10mg,每晚口服。

七、预后与调护

1. 预后

哮喘由内因(遗传)和外因(环境)共同作用所致。这些相互作用可能发生在生命早期甚至胎儿期,在妊娠期或生命早期可能存在环境因素影响哮喘发生的"时机窗"。多种环境因素(包括生物因素和社会因素)可能对哮喘发生起重要作用,这些环境中的危险因素集中在营养、过敏原、污染(特别是环境中的烟草)、微生物和社会心理因素等方面。

(1)营养:①婴幼儿抵抗力差,易发生感染和变态反应性疾病,提倡母乳喂养婴儿,能降低儿童喘息发生,但可能无法预防哮喘的进展;②对多项研究结果进行的荟萃分析提示,妊娠期进食富含维生素D和维生素E的食物,可以降低儿童喘息的发生;目前没有足够证据推荐益生菌可用于过敏性疾病(哮喘、过敏性鼻炎等)的预防。

(2)过敏原:2015年,英国哮喘指南草案更改了以往"对哮喘患者进行过敏原检测是不重要的"的观点,认为给哮喘患者进行过敏原的检查是有必要的。避免过敏原暴露是哮喘治疗的关键。螨虫暴露与哮喘发生的相关性已得到公认。但动物过敏原与哮喘发病的关系则比较复杂,有研究发现宠物过敏原导致哮喘和喘息风险增加,也有研究提示接触宠物可降低过敏风险。婴儿期避免过敏原暴露可以预防童年哮喘和过敏症发生,在生命的第1年多方面干预可以预防哮喘高危儿童在2岁发病,减少哮喘高危儿童7岁时的发病率,预防作用可以持续到成年。

(3)药物:镇痛药中对乙酰氨基酚可能与成人和儿童哮喘相关,而且孕妇口服可导致后代发生哮喘的概率增加。

(4)污染:孕妇吸烟是产前烟草暴露最常见和直接的途径,产前烟草暴露对年幼儿影响大，而产后母亲吸烟只与年长儿童的哮喘发生相关。

（5）微生物："卫生假说"指过敏性疾病发病率增加，与幼年时感染率降低有关。最近中国南方的一项流行病学研究结果表明，农村儿童哮喘患病率显著低于城市儿童，而农村环境中多种微生物和内毒素的接触是保护因素。Meta分析结果显示，剖宫产儿童的哮喘患病率明显高于自然分娩儿童，可能与不同分娩方式导致婴儿肠道菌群差异有关。

CVA的预后，总体上与支气管哮喘相同。其在于预防措施的实施、诊断及时性和治疗的规范性。

2. 调护

《内经·上古天真论》云："法于阴阳，和于术数，饮食有节，起居有常，不妄作劳，故能形与神俱，而尽终天年，度百岁乃去。"CVA的发病与支气管哮喘类似，有遗传性，而且与环境相关，表现多样复杂。如果家中有哮喘历史，从孕妇开始就应该注意，如妊娠期间饮食上可以适当多吃些蔬菜水果如苹果、樱桃等。孕妇切忌不可吸烟，包括二手香烟，有确切证据表明香烟会增加婴幼儿哮喘发病。生产后宜母乳喂养，时间1年以上。环境方面，房屋装修后要通风3个月以上，避免有刺激性气味等过敏性物质存在。在饮食方面，尽量少吃或不吃刺激性饮食，如辣椒、腌卤制品，禁忌烟酒。饮食以富营养、易消化为主。如果已经明确某种食物过敏引起哮喘则应该禁食。适当地进行一些锻炼，如跑步、游泳等。家中不要养狗、猫等宠物。不要铺地毯。定期清洗被褥、床单、沙发坐垫等。定期对房屋进行全面大扫除，因为除尘螨外，老鼠、蟑螂等的分泌物也是引起哮喘的危险因素。

八、中医防治进展

因为历代医家对"风咳"的病因病机、治则方药阐释较少，因而使"风咳"一证为人们所忽视。但寻找古典医籍的记载，也能发现对其的点滴描述。虽然不够丰富，但对我们现代临床研究的思路也具有重要的指导作用。《黄帝内经》中无"风咳"的记载，但有言及"肺风"之状。而《素问悬解》进一步解读云"肺风之状，多汗恶风，色胼然白，短气时咳，昼口则差，暮则甚……肺主收敛，收敛失政，故多汗恶风……肺气上逆，故短气时咳。暮肺金不降，气道愈阻，故昼差暮甚"。《儒门事亲》曰："又肺风之状，多汗恶风，色胼然白，时咳短气，昼日则瘥，夜暮则甚，亦风咳也。劳风，咳出青黄涕，其状如脓，大如弹丸，亦风咳也。""风乘肺者，日夜无度，汗出头痛，涎痰不利，非风咳之云乎？"或多或少描述了"风咳"临床所见，对我们今天进一步认识风咳意义很大。《诸病源候论》云："肺主于气，邪乘于肺则肺胀，胀则肺管不利，不利则气道涩，故气上喘逆，鸣息不通。"隋巢元方在《诸病源候论·久咳嗽上气候》中曰："久咳嗽上气者，是肺气虚极，风邪停滞，故其病积月累年，久不瘥，则胸背痛，面肿，甚则唾脓血也。"这也与临床所见慢性咳嗽缠绵不愈相符，说明风邪致咳可致经年不解。《丹溪心法》曾记载采用熏法治疗"久嗽肺入风",明李梴也采用类似的治疗方法。其在《医学入门》中云:"风乘肺咳,则鼻塞声重,口干喉痒,语未竟而咳,参苏饮加桑白皮、杏仁或柴胡半夏汤,后用诸咳丸。如久咳,夜咳,冬咳风入肺窍者,宜薰之。"《慎斋遗书·咳嗽》载"咳嗽不一,所因不同也。因于风,宜辛凉以散之,前胡、紫苏、防风、葛根之属……"《景岳全书》曰:"伤风之病,本由外感,但邪甚而深者,遍传经络……有气强者,虽见痰嗽,或五六日,或十余日,肺疏则顽痰利,风邪渐散而愈也。有气弱者,邪不易解而痰嗽日甚,或延绵数月,风邪犹在,非用辛温,必不散也。"而沈金鳌在《杂病源流犀烛·咳嗽哮喘源流》中提到:"咳嗽之因,共十有六:一曰风嗽,风乘肺也,其脉浮,必兼鼻塞,流涕声重,口干喉痒,自汗恶风,烦躁,语未竟自咳,宜款冬花散、金沸草散。"古代医家关于风咳(风嗽)的治疗虽然鲜有所及,但也可寻到些微踪迹,由此亦可判定"风咳"古而有之,在中医学发展的过程中未被给予足够的重视。国医大师晁恩祥教授通过临床实践,创造性提出"风咳""从风治咳",认为其病因病机乃为"风邪犯肺,肺气失宣,气道急",从而确立了"疏风宣肺,缓急止咳利咽"的治疗大法。经临床反复验证,已取得良好疗效。

祖国的中医学博大精深,需要我们不断去探索、领悟,并与现代临床认识相结合,在继承中发展创新是中医学传承下去的重要理念。

九、典型病例

伍某,男75岁。2014年9月18日初诊。主诉:反复咳嗽5月余,加重1周。现病史:1周前无明显诱因出现咳嗽加重,夜重,阵作,咳黄白痰难以咳出,可步行上三楼,食纳可,无反酸,无腹胀,腰酸,夜尿2次,下肢无水肿。曾于外院行胸部CT示:左下肺小结节。行肺功能检查提示气道激发试验阳性,长期吸入沙美特罗替卡松粉吸入剂 $50\mu g/500\mu g$。脉滑,舌淡苔白。诊断:咳嗽—风咳犯肺,肾虚不固证。治则:疏风宣肺,化痰止咳,固肾平喘。处方:生黄芪60g,麦冬30g,蜂房10g,炙麻黄10g,杏仁10g,炙百部10g,枇杷叶10g,僵蚕10g,蝉蜕10g,白芍30g,紫苏子20g,莱菔子30g,葶苈子30g,厚朴10g,旋覆花15g,鱼腥草30g,淫羊藿20g,山茱萸20g。7剂,每日1剂,水煎服,每日2次。方义分析:患者素体气虚,易感风邪,肺气失宣,引发咳嗽,方以玉屏风散为基础方;动则喘,源于肾气虚弱,肾不纳气,以麦冬30g,淫羊藿20g固肾平喘;炙麻黄、蜂房、杏仁、枇杷叶、炙百部、僵蚕、蝉蜕、白芍疏风宣肺,止咳平喘,以紫苏子、莱菔子、葶苈子、鱼腥草降气清热化痰。

2014年9月25日二诊。患者服药后,咳嗽症状减轻,夜可平卧,有黄痰,腰痛轻,便可,脉滑,舌淡下瘀。处方:上方将白芍改为赤芍30g,加浙贝母10g,青果10g。7剂,每日1剂,水煎服,每日2次。方义分析:患者舌下瘀血重,可知体内瘀血存在,赤芍具有活血功效,故将白芍改为赤芍。

2014年10月16日三诊。患者服用药物14剂后,偶有咳嗽、咳痰,气短减轻,脉滑,舌淡下瘀。处方:上方加炙水蛭 10g 增强活血化瘀之功,蛤蚧 1 对固肾纳气平喘。共 7 剂,每日 1 剂,做成水丸,每次 10g,每日 3 次,温水送服。嘱其戒烟,1 年后复查肺功能,结果显示:FEV_1/FVC 为 80%,随访患者已无明显喘息症状,咳嗽基本消失。

(病案来源:中日友好医院肺病科)

参 考 文 献

[1] 中华医学会呼吸病学分会哮喘学组.咳嗽的诊断与治疗指南(2015).中华结核和呼吸杂志,2016,39(5):323-354.

[2] Lai K,Chen R,Lin J,et al. A prospective,multicenter survey on causes of chronic cough in China. Chest,2013,143(3):613-620.

[3] 赖克方,陈如冲,刘春丽,等.不明原因慢性咳嗽的病因分布及诊断程序的建立.中华结核和呼吸杂志,2006,29(2):96-99.

[4] 刘国梁,林江涛."不明原因"慢性咳嗽的病因构成和临床特征分析.中华结核和呼吸杂志,2009,32(6):422-425.

[5] Irwin RS,Corrao WM,Pratter MR. Chronic persistent cough in the adult:the spectrum and frequency of causes and successful outcome of specific therapy. Am Rev Respir Dis,1981,123(4 Pt l):413-417.

[6] 中国免疫学会神经免疫学分会,中华医学会神经病学分会神经免疫学组.重症肌无力诊断和治疗中国专家共识.中国神经免疫学和神经病学杂志,2012,19(6):401-408.

[7] 张巍,陈燕.陈燕治疗咳嗽变异性哮喘经验分析.北京中医药,2016,35(3):235-237.

[8] 王辛秋,张洪春,陈燕,等.晁恩祥辨治"风咳"经验介绍.北京中医药,2010,29(9):667-668.

[9] 中华医学会呼吸病学分会哮喘学组.2016 版支气管哮喘防治指南.中华结核和呼吸杂志,2016,39(9):675-697.

[10] 赖克方,陈如中,林玲,等.不同病因慢性咳嗽临床特征的诊断价值.中华结核和呼吸杂志,2009,32(6):418-421.

[11] 任旭斌,刘春涛,黄玉芳,等.呼出气一氧化氮检测对支气管哮喘的诊断价值.中国呼吸与危重监护杂志,2009,8(4):322-326.

[12] Dweik RA,Boggs PB,Erzurum SC,et al. An official ATS clinical practice guideline:interpretation of exhaled nitric oxide levels(FENO)for clinical applications. Am J Hespir Crit Care Med,2011,184(5):602-615.

[13] 中国医师协会呼吸医师分会.无创气道炎症评估支气管哮喘的临床应用中国专家共识.中华结核和呼吸杂志,2015,38(5):329-341.

[14] 杜文,王丹,张兰兰,等.支气管哮喘患者单次给药后呼出气一氧化氮的动态变化及其意义.中华结核和呼吸杂志,2015,38(8):623-624.

[15] Petsky HL Cates CJ,Lasserson TJ,et al. A systematic review and meta-analysis:tailoringa sthma treatment on eosinophilic marskers(exhaled nitric oxide or sputum eosinophils).

Thorax,2012,67(3):199-208.

[16] 蒋延文.孙永昌.周庆涛,等.支气管哮喘患者痰嗜酸粒细胞相对计数与糖皮质激素治疗反应性的关系.中华结核和呼吸杂志,2007,30(6)：447-451.

[17] Zhang XY,Simpson JL,Powell H,et al. Full blood count parameters for the detection of asthma inflammatory phenotypes. Clin Exp Allergy,2014,44(9)：1137-1145.

[18] Liang Z,Zhao H,Lv Y,et al. Moderate accuracy of peripheral eosinophil count for predicting eosinophilic phenotype in steroidnaive non-atopic adult asthmatics. Intern Med,2012,51(7)：717-722.

[19] Corrao WM,Braman SS,Irwin RS. Chronic cough as the solepresenting manifestation of bronchial asthma. N Engl J Med,1979,300(12)：633-637.

[20] Irwin RS,Baumann MH,Bolser DC,et al. Diagnosis and management of cough executive summary：ACCP evidence-based clinical practice guidelines. Chest,2006,129 (1Suppl)：1S-23S.

[21] Kim CK,Kim JT,Kang H,et al. Sputum eosinophilia in cough-Variant asthma asapredictor of the subsequent development of classic asthma. Clin Exp Allergy,2003,33 (10)：1409-1414.

[22] Yi F,Chen R,Luo W,et al. Validity of Fractional Exhaled Nitric Oxide in Diagnosis of Corticosteroid-Responsive Cough. Chest,2016,149(4):1042-1051.

[23] 李雅洁,李雅廉,杨道文.杨道文教授诊治风咳临床经验.光明中医,2017,32(17)：2472-2474.

[24] 疏欣杨,杨道文.晁恩祥治疗慢性咳嗽的经验.北京中医药,2010,29(5):337-338.

[25] 晁恩祥.咳嗽变异型哮喘证治.世界中医药,2006,1(1):37-40.

[26] Bener A,Ehlayel MS,Alsowaidi S,et al. Role of breast feedin in primary prevention of asthma and allergic diseases in araditional society. Eur Ann Allergy Clin Immunol,2007,39(JO):337-343.

[27] Ehlayel MS,Bener A. Duration of breast-feeding and the risk of childhood allergic diseases in adeveloping country. Allergy Asthma Proc,2008,29(4):386-391.

[28] Nurmatov U,Devereux G,Sheikh A. Nutrients and foods for the Primary prevention of asthma and allergy：systematic review and meta-analysis. J Allergy Clin Immunol,2011,127(3):724-733.

[29] Azad MB,Coneys JG,Kozyrskyj AL,et al. Probiotic supplementation during pregnancy or infancy for the prevention of asthma and wheeze：systematic review and meta-analysis. BMJ,2013,347:f6471.

[30] Incorvaia C,Riario-Sforza CG. Allergy testing in the diagnosis of asthma. Lancet Respir Med,2015,3(5):el6.

[31] Takkouche B,Gonzalez-Barcala FJ,Etminan M,et al. Exposure to furry pets and the risk of asthma and allergic rhinitis：a meta-analysis. Allergy,2008,63(7):857-864.

[32] Ownby DR,Johnson CC,Peterson EL. Exposure to dogs and cats in the first year of life and risk of allergic sensitization at 6 to 7 years of age. JAMA,2002,288(8):963-972.

[33] Arshad SH, Bateman B, Matthews SM. Primary prevention of asthma and atopy during childhood by allergen avoidance in infancy: a randomised controlled study. Thorax 2003, 58 (6):489-493.

[34] van Schayck OC, Maas T, Kaper J, et al. Is there any role for allergen avoidance in the primary prevention of childhood asthma?. J Allergy Clin Immunol, 2007, 119(6):1323-1328.

[35] Becker A, Watson W, Ferguson A, et al. The Canadian asthma primary prevention study: outcomes at 2 years of age. J Allergy Clin Immunol, 2004, 113(4): 650-656.

[36] Chan-Yeung M, Ferguson A, Watson W, et al. The Canadian Childhood Asthma Primary Prevention Study: outcomes at 7 years of age. J Allergy Clin Immunol, 2005, 116 (1): 49-55.

[37] Scott M, Roberts G, Kurukulaaratchy RJ, et al. Multifaceted Allergen avoidance during infancy reduces asthma during childhood with the effect persisting until age 18 years. Thorax, 2012, 67(12):1046-1051.

[38] Etminan M, Sadatsafavi M, Jafari S, et al. Acetaminophen use and the risk of asthma in children and adults: a systematic review and meta analysis. Chest, 2009, 136(5):1316-1323.

[39] Eyers S, Weatherall M, Jefferies S, et al. Paracetamol in pregnancy and the risk of wheezing in off spring: a systematic review and meta-analysis. Clin Exp Allergy, 2011, 41 (4): 482-489.

[40] Burke H, Leonardi-Bee J, Hashim A, et al. Prenatal and passive smoke exposure and incidence of asthma and wheeze: systematic review and meta-analysis. Pediatrics, 2012, 129 (4):735-744.

[41] Feng M, Yang Z, Pan L, et al. Associations of early life exposures and environmental factors with asthma among children in rural and urban areas of Guangdong, China. Chest, 2016, 4 (149):1030-1041.

第5章

支气管扩张症

一、概述

支气管扩张症(bronchiectasis)是由各种原因引起的支气管树的病理性、永久性扩张,导致反复发作化脓性感染的气道慢性炎症,临床表现为持续或反复性咳嗽、咳痰,有时伴有咯血,可导致呼吸功能障碍及慢性肺源性心脏病。广义的支气管扩张是一种病理解剖学状态,很多疾病影像学也表现为支气管扩张,如肺间质纤维化所致的牵拉性支气管扩张,类似的单纯影像学表现的支气管扩张不在本共识讨论之列。支气管扩张症是一种常见的慢性呼吸道疾病,病程长,病变不可逆转,由于反复感染,特别是广泛性支气管扩张严重损害患者肺组织和功能。严重影响患者的生活质量,造成沉重的社会经济负担。

二、病因病机

(一)病因

支气管扩张主要病因为先天肺、脾、肾等脏腑不足为本,复因外感或情志、饮食所伤,致之痰、热、风、火、瘀等实邪为标。疾病后期痰、热、风、火、瘀等病理因素相互转化,相互影响,相互错杂,致使本病迁延难愈。

(二)病机

1. 肺虚为本累及他脏

支气管扩张症患者多在幼年时曾患有麻疹性肺炎、百日咳等疾病,或在肺结核、哮喘、慢性支气管炎及肺气肿的基础上发病而成。故其多禀赋不足、素体常见肺气虚、肺阴虚或肺气阴两虚。若疾病进一步发展子病及母,肺脾同病,脾运化水液功能失调,痰湿内生,上注于肺,则见气短而咳。咳痰量多,如肺脾气虚不能摄血,血溢脉外,则见咯血。若久病伤阴,肺体阴亏,累及于肾、肺肾两虚,水亏火旺,可见干咳、咯血。

2. 痰、热、瘀为其主要病理改变

(1)痰浊为患:支气管扩张症患者肺本虚,加之外邪犯肺,肺宣发肃降和通调水

道功能失调,气不布津,致痰湿形成,脾主运化,为气血生化之源,肺病及脾,脾肺俱虚,运化及输布津液功能失司,痰湿内生,上注于肺,即脾为生痰之源,肺为贮痰之器。肾主水司开合,又主命门火,若命门火衰,不能温运脾阳助肺行津,水失其制,上泛而成痰湿。

(2)热邪作祟:患者素体本虚,易招致风热之邪入侵,导致患者咳嗽、咳痰病情发作,若邪壅于肺,郁而化热,炼液为痰,痰热内阻于肺,则咳嗽、咳痰色黄质稠。热伤肺络,络损血溢,则见咯血,若痰热化火,灼烧津液,津亏液少,阴津亏虚,则见干咳、少痰。如阴虚阳亢,虚火内生,灼伤血络,亦可见咯血。若痰热阻滞肺络导致气滞血壅。若痰热瘀化腐成脓,则咳吐脓血腥臭痰。

(3)瘀血贯穿始终:痰热及痰浊郁久阻滞,肺络致气滞血壅、络脉气血不得畅通,出现不通则痛之胸痛。若痰热及阴虚内生之虚火,均可灼伤血络致血不循经,溢于脉外,故见络伤血溢成瘀。若肺脾气虚,无力统血,血溢脉外亦可致瘀血形成。如久病及肾,则肺失通调,肾失温化,久则水饮停滞胸肺,肺气不利,心脉不畅,血滞寒瘀,形成瘀血。久病致瘀,久病邪气深入经络,经络不通,血行不畅,形成瘀血。另久病耗气,肺、脾、肾三脏俱虚,气为血之帅,气行则血行,气虚不能推动血的运行,血运不畅,郁滞胸中而成瘀。

3. 他脏及肺

本病病位虽在肺,但与肝亦有密切的关系。肝主疏泄,性喜升发,肺主肃降,调畅气机,二者相互协调,共主周身气机的平衡。另外,从经络走向来看,足厥阴肝经其支者,复从肝,别贯膈,上注肺。亦有患者饮食不节,嗜食辛辣之品,肺胃积热,引动伏痰,痰热郁肺,并灼伤血络,可见咳嗽、咳痰、咯血。

(三)病机转化

本病的主要病机特点为禀赋不足、外邪袭肺、久罹肺疾、癥积阻塞。禀赋精气不足,肺管、肺络形成异常而受损。外邪袭肺,或异物、癥积阻塞,或罹患肺疾,日久不愈,损伤肺管、肺络而及肺气。肺形气损伤,致使肺之宣降气化失司而酝生痰浊并稽留不除,痰浊阻塞,可及血脉而成血瘀,脉络损伤而出血又加重血瘀并复增痰浊,致使痰瘀互阻而酿浊毒、稽留难除,复损肺气,每因外邪侵袭而诱发加重。肺气受损,肺卫不固,容易感受外邪而使疾病发作加重,反复加重进一步促进疾病进展。痰瘀互阻,相互影响。因感受外邪的性质、体质寒热等不同,痰浊可分为痰热、痰湿,并常兼毒邪,瘀血常兼其中。肺气受损可及二途,一途为气损及阴而成气阴两虚;二途为肺气虚损,子病及母,累及脾土,土难生金,脾气不运又生痰湿,加重痰浊蕴肺。总之,病机为痰瘀毒痹积损,正虚邪实间杂并相互影响。正虚为肺气虚、脾气虚、气阴两虚等,正虚日久不复而又生痰、瘀;邪实为痰热、痰浊、瘀血,痰、瘀及互阻,日久累积酿毒、痹阻肺气,复伤肺之形气而又生痰、瘀。常见为痰热壅肺兼气阴两虚,痰浊阻肺兼肺气虚、肺脾气虚,瘀血、浊毒贯于其中。

三、临床表现

1. 一般症状

咳嗽是支气管扩张症最常见的症状,且多伴有咳痰,痰液可为黏液性、脓性。合并感染时咳嗽和咳痰量明显增多,可呈黄绿色脓痰,重症患者痰量可达每日数百毫升。大多数患者伴有呼吸困难,这与支管扩张的严重程度相关。半数患者可出现不同程度的咯血,多与感染相关。咯血可从痰中带血至大量咯血,咯血量与病情严重程度、病变范围并不完全一致。部分患者以反复咯血为唯一症状。约 1/3 的患者可出现非胸膜性胸痛。支气管扩张症患者常伴有焦虑、发热、乏力、食欲缺乏、消瘦、贫血及生活质量下降。

支气管扩张症常合并感染导致急性加重。如果出现至少一种症状加重(痰量增加或脓性痰、呼吸困难加重、咳嗽增加、疲劳乏力加重)或出现新症状(发热、胸膜炎、咯血),往往提示出现急性加重。

2. 临床类型

根据支气管镜和病理解剖形态不同,支气管扩张症可分为 3 种类型。①柱状支气管扩张:支气管管壁增厚,管腔均匀平滑扩张,并延伸至肺周边;②囊柱型支气管扩张:柱状支气管扩张基础上存在局限性缩窄,支气管外观不规则,类似于曲张的静脉;③囊状支气管扩张:支气管扩张形成气球形结构,末端为盲端,表现为成串或成簇囊样病变,可含气液面。支气管扩张形成的过程中,受损支气管壁由于慢性炎症而遭到破坏,包括软骨、肌肉和弹性组织被破坏,纤毛细胞受损或消失,黏液分泌增多,气道平滑肌增生、肥厚,反复气道炎症也会引起气道壁纤维化,炎症亦可扩展至肺泡,引起弥散性支气管周围纤维化瘢痕形成,使正常肺组织减少。

四、辅助检查

1. 影像学检查

(1)胸部 X 线检查:疑诊支气管扩张症时应首先进行胸部 X 线检查。绝大多数支气管扩张症患者 X 线胸片异常,可表现为灶性肺炎、散在不规则高密度影、线性或盘状不张,也可有特征性的气道扩张和增厚,表现为类环形阴影或轨道征。但是 X 线胸片的敏感度及特异度均较差,难以发现轻症或特殊部位的支气管扩张。胸部 X 线检查同时还可确定肺部并发症(如肺源性心脏病等)并与其他疾病进行鉴别。所有患者均应有基线 X 线胸片,通常不需要定期复查。

(2)胸部高分辨率 CT 扫描:可确诊支气管扩张症,但对轻度及早期支气管扩张症的诊断作用尚有争议。支气管扩张症的高分辨率 CT 主要表现为支气管内径与其伴行动脉直径比例的变化,老年人及吸烟者可能差异较大。此外,还可见到支气管呈柱状及囊状改变,气道壁增厚(支气管内径<80%外径)、黏液阻塞、树枝发芽征及马赛克征。当CT扫描层面与支气管平行时,扩张的支气管呈"双轨征"或"串珠"状改变;当扫描层面与支气管垂直时,扩张的支气管呈环形或厚壁环形透亮影,与伴行的肺动脉形成"印戒征";当多个囊状扩张的支气管彼此相邻时,则表现为"蜂窝"状改变;当远端支气管较近段扩张更明显且与扫描平面平行时,则呈杵状改变。支气管扩张症患者CT表现为肺动脉扩张时,提示肺动脉高压,是预后不良的重要预测因素。高分辨率CT检查通常不能区分已知原因的支气管扩张和不明原因的支气管扩张。但当存在某些特殊病因时,支气管扩张的分布和CT表现可能会对病因有提示作用,如ABPA的支气管扩张通常位于肺上部和中心部位,远端支气管通常正常。尽管高分辨率CT可能提示某些特定疾病,但仍需要结合临床及实验室检查综合分析。高分辨率CT显示的支气管扩张的严重程度与肺功能气流阻塞程度相关。支气管扩张症患者通常无须定期复查高分辨率CT,但体液免疫功能缺陷的支气管扩张症患者应定期复查,以评价疾病的进展程度。

2. 实验室检查

(1)血炎性标志物:血常规白细胞和中性粒细胞计数、ESR、C反应蛋白可反映疾病活动性及感染导致的急性加重,当细菌感染所致的急性加重时,白细胞计数和分类升高。

(2)血清免疫球蛋白(IgG、IgA、IgM)和血清蛋白电泳:支气管扩张症患者气道感染时各种免疫球蛋白均可升高,合并免疫功能缺陷时则可出现免疫球蛋白缺乏。

(3)根据临床表现:可选择性进行血清IgE测定、烟曲霉皮试、曲霉沉淀素检查,以除外ABPA。

(4)血气分析:可用于评估患者肺功能受损状态,判断是否合并低氧血症和(或)高碳酸血症。

(5)微生物学检查:支气管扩张症患者均应行下呼吸道微生物学检查,持续分离出金黄色葡萄球菌和(或)儿童分离出铜绿假单胞菌时,需除外ABPA或囊性纤维化;应留取深部痰标本或通过雾化吸入获得痰标本;标本应在留取后1小时内送至微生物室,如患者之前的培养结果均阴性,应至少在不同日留取3次以上的标本,以提高阳性检出率;急性加重时应在应用抗菌药物前留取痰标本,痰培养及药敏试验对抗菌药物的选择具有重要的指导意义。

(6)必要时:可检测类风湿因子、抗核抗体、抗中性粒细胞胞质抗体(anti-neutrophil cytoplasmic antibody,ANCA),不推荐常规测定血清IgE或T细胞亚群,可酌情筛查针对破伤风类毒素和肺炎链球菌、B型流感嗜血杆菌荚膜多糖(或其他可选肽类、多糖抗原)的特异性抗体的基线水平。

(7)其他免疫功能检查评估,在以下情况可考虑此项检查:抗体筛查显示存在抗体缺乏时(以明确诊断、发现免疫并发症制定治疗方案);抗体筛查正常但临床怀疑免疫缺陷时(合并身材矮小、颜面异常、心脏病变低钙血症、腭裂、眼皮肤毛细血管扩张症、湿疹、皮炎、瘀斑、内分泌异常、无法解释的发育迟缓、淋巴组织增生或缺失、脏器肿大、关节症状等);确诊或疑似免疫疾病家族史;虽经长疗程的多种抗菌药物治疗,仍存在反复或持续的严重感染(危及生命、需外科干预),包括少见或机会性微生物感染或多部位受累(如同时累及支气管树和中耳或鼻窦)。

(8)囊性纤维化相关检查:囊性纤维化是西方国家常见的常染色体隐性遗传病,由于我国罕见报道,因此不需作为常规筛查,在临床高度可疑时可进行以下检查:2次汗液氯化物检测及囊性纤维化跨膜传导调节蛋 A 基因突变分析。

(9)纤毛功能检查:成人患者在合并慢性上呼吸道疾病或中耳炎时应检查纤毛功能,特别是年幼起病者,以中叶支气管扩张为主,合并不育或右位心时尤需检查。可用糖精试验和(或)鼻呼出气一氧化氮测定筛查,疑诊者需取纤毛组织进一步详细检查。

五、诊断与鉴别诊断

(一)诊断标准

应根据既往病史、临床表现、体征及实验室检查等资料综合分析确定。胸部高分辨率 CT 是诊断支气管扩张症的主要手段。当成人出现下述表现时需进行胸部高分辨率 CT 检查,以除外支气管扩张:持续排痰性咳嗽,且年龄较轻,症状持续多年,无吸烟史,每天均咳痰、咯血或痰中有铜绿假单胞菌定植;无法解释的咯血或无痰性咳嗽;"COPD"患者治疗反应不佳,下呼吸道感染不易恢复,反复急性加重或无吸烟史者。

(二)鉴别诊断

1. 出现慢性咳嗽、咳痰者需要与 COPD、肺结核、慢性肺脓肿等鉴别

(1)支气管扩张症:大量脓痰,湿啰音,可合并杵状指(趾),X 线胸片或高分辨率 CT 提示支气管扩张和管壁增厚。

(2)COPD:中年发病,症状缓慢进展,多有长期吸烟史,活动后气促,肺功能可有不完全可流受限(吸入支气管舒张药后 $FEV_1/FVC<70\%$)。

(3)肺结核:所有年龄均可发病,影像学检查提示肺浸润性病灶或结节状空洞样改变,细菌学检查可确诊。

(4)慢性肺脓肿:起病初期多有吸入因素,表现为反复不规则发热、咳脓性痰、咯血,消瘦、贫血等全身慢性中毒症状明显。影像学检查提示厚壁空洞,形态可不规则,内可有液平面,周围有慢性炎症浸润及条索状阴影。

2. 反复咯血需要与支气管肺癌、结核病及循环系统疾病进行鉴别

(1)支气管扩张症:多有长期咳嗽、咳脓痰病史,部分患者可无咳嗽、咳痰,而仅表现为反复咯血,咯血量由少至多,咯血间隔由长变短,咯血间期全身情况较好。

(2)支气管肺癌:多见于 40 岁以上患者,可伴有咳嗽、咳痰、胸痛。咯血小量到中量,多为痰中带血,持续性或间断发作,大咯血者较少见。

(3)肺结核:可有低热、乏力、盗汗和消瘦等结核中毒症状及慢性咳嗽、咳痰、咯血和胸痛等呼吸系统症状,约半数有不同程度咯血,可以咯血为首发症状,出血量多少不一,病变多位于双上肺野。

(4)心血管疾病:多有心脏病病史,常见疾病包括风湿性心脏病二尖瓣狭窄、急性左心衰竭、肺动脉高压等,体检可能有心脏杂音,咯血量可多可少,肺水肿时咯大量浆液性粉红色泡沫样血痰为其特点。

六、治疗

支气管扩张症患者生活质量明显下降,影响因素包括:喘息症状、咳嗽、痰量及是否存在合并感染。目前多采用中西医结合综合治疗,具体的治疗原则如下:确定并治疗潜在病因以阻止疾病进展,减少急性加重,减少日间症状和急性加重次数,改善患者的生活质量。

(一)中医治疗

该疾病属中医"咳嗽""咳血""喘证"和"肺胀"等范畴。使用中医辨证治疗具有清热止咳、宣肺化痰、润肺止血及养阴益气等功效。大多数学者都主张将本病分急性期和缓解期两个阶段治疗。

1. 急性发作期治疗以清热解毒,泻肺化痰为主

(1)痰热壅肺证

临床表现:咳嗽,痰黄或白黏或脓性痰或有腥味,咯血或痰中带血、血色鲜红,胸闷,口渴,发热,胸痛,喘息,气急,大便干结,舌质红,舌苔黄腻,脉滑数。

证机概要:痰热郁遏,热伤肺络,肺失宣降。

治法:清热解毒,宣降肺气。

方药运用:麻杏石甘汤加泻心汤。若热毒盛者,加水牛角或羚羊角、石膏、栀子;咳嗽明显者,加杏仁、紫菀、紫苏子;咯血者,加白茅根、侧柏叶、三七粉。

临证指要:有瘀血征象者,如口唇发绀,舌有瘀斑、瘀点者,应使用活血化瘀法,如加用桃仁、红花、水蛭、土鳖虫等药味。

(2)痰湿阻肺证

临床表现:咳嗽,痰多,痰白黏或泡沫,痰色黄白或有腥味,胸闷,舌苔腻;次症为气短,胃脘胀满,腹胀,纳呆,食少,舌苔白,脉弦滑。

证机概要:痰、浊(毒)、瘀及其互结,热毒犹存,尤其是痰、浊(毒)。

治法:燥湿化痰,理气止咳。

方药运用:三子养亲汤合半夏厚朴汤。

临证指要:若痰从寒化,背冷,痰白稀者,加干姜、细辛、鹿角片,或合阳合汤加减;畏寒者,加鹿角片、肉桂等。脘腹胀闷,加木香、枳壳、白豆蔻;大便秘结者,可加槟榔、枳实等。

2. 缓解期治疗以益气养阴清肺

(1)肺脾气虚

临床表现:咳嗽,痰白黏或黄白,气短,乏力,纳差,食少;次症为胃脘胀满,腹胀,自汗,舌体胖大、齿痕,舌质淡,舌苔白、腻,脉沉、细、缓、弱。

证机概要:肺脾气虚、脾不健运,兼有痰浊(毒)及瘀,为虚中兼实。

治法:补肺健脾,益气化痰。

方药应用:六君子汤合三子养亲汤。咳嗽严重者,加款冬花、紫菀,纳差少食者加神曲、炒麦芽、鸡内金;脘腹胀闷者,加厚朴、木香、白豆蔻;自汗甚者,加黄芪、浮小麦、煅牡蛎;咯血、伴畏寒者,加炮姜、鹿角片、三七粉;兼有血瘀者,加地龙、川芎、川牛膝。

临证指要:由于肺脾气虚常兼痰浊(毒)及瘀,虚实间杂并常难以分辨虚实之轻重,应基于补肺健脾、化痰解毒之法而制设方药。

(2)气阴两虚

临床表现:咳嗽无痰或少痰,痰白黏或黄白,痰中带血或反复咯血,气短,乏力,舌体瘦小、苔少,脉细、沉;或口干或渴,咽干痒,自汗,盗汗,手足心热,舌质淡红,舌苔薄、花剥、腻,脉数。

证机概要:肺气阴两虚,兼有痰、热(毒)及瘀,为虚中兼实。

治法:益气养阴,润肺化痰。

方药应用:生脉散合百合固金汤。咳甚者,加紫菀、炙枇杷叶、杏仁;低热不退者,加银柴胡、白薇;手足心热者,加知母、黄柏、牡丹皮;盗汗明显者,加煅牡蛎、浮小麦;纳差食少者,加焦山楂、焦麦芽、焦神曲、鸡内金;腹胀者加陈皮、槟榔。

临证指要:气阴两虚兼有痰、热(毒)及瘀,为虚实间杂,常难以分辨虚实轻重,应基于益气养阴、化痰解毒之法而制设基本方药。

(二)西医治疗

1. 物理治疗

物理治疗可促进呼吸道分泌物排出,提高通气的有效性,维持或改善运动耐力,缓解气短、胸痛症状。

(1)排痰:有效清除气道分泌物是支气管扩张症患者长期治疗的重要环节,特别是对于慢性咳痰和(或)高分辨率CT表现为黏液阻塞者,痰量不多的支气管扩张症患者也应学习排痰技术,以备急性加重时应用。①体位引流:采用适当的体位,依靠重力的作用促进某一肺叶或肺段中分泌物的引流;②振动拍击:腕部屈曲,手呈碗形在胸部拍打,或使用机械振动器使聚积的分泌物易于咳出或引流,可与体位引流配合应用；③主动呼吸训练：支气管扩张症患者应练习主动呼吸训练促进排痰；④辅助排痰技术：包括气道湿化（清水雾化）、雾化吸入盐水、短时雾化吸入高张盐水、雾化吸入特布他林及无创通气，祛痰治疗前雾化吸入灭菌用水、生理盐水或临时吸入高张盐水并预先吸入β受体激动药，可提高祛痰效果；⑤其他：正压呼气装置通过呼气时产生振荡性正压，防止气道过早闭合，有助于痰液排出，也可采用胸壁高频振荡技术等。

（2）吸气肌训练：适用于合并呼吸困难且影响到日常活动的患者。两项小规模随机对照研究结果表明，与无干预组相比，吸气肌训练可显著改善患者的运动耐力和生活质量。

2. 抗生素治疗

支气管扩张症患者出现急性加重合并症状恶化，即咳嗽、痰量增加或性质改变、脓痰增加和（或）喘息、气急、咯血及发热等全身症状时，应考虑应用抗生素。仅有黏液脓性或脓性痰液或仅痰培养阳性不是应用抗生素指征。支气管扩张症患者急性加重时的微生物学研究资料很少，估计急性加重一般是由定植菌群引起，60%～80%的稳定期支气管扩张症患者存在潜在致病菌的定植，最常分离出的细菌为流感嗜血杆菌和铜绿假单胞菌。无铜绿假单胞菌感染高危因素的患者应立即经验性使用对流感嗜血杆菌有活性的抗生素。对有铜绿假单胞菌感染高危因素的患者，应选择有抗铜绿假单胞菌活性的抗生素，还应根据当地药敏试验的监测结果调整用药，并尽可能应用支气管穿透性好且可降低细菌负荷的药物。应及时根据病原体检测及药敏试验结果和治疗反应调整抗生素治疗方案，若存在一种以上的病原菌，应尽可能选择能覆盖所有致病菌的抗生素。临床疗效欠佳时，需根据药敏试验结果调整抗生素药物，并即刻重新送检痰培养。若因耐药无法单用一种药物，可联合用药，但没有证据表明两种抗生素药物联合治疗对铜绿假单胞菌引起的支气管扩张症急性加重有益。急性加重期不需常规使用抗病毒药物。采用抗生素轮换策略有助于减轻细菌耐药，但目前尚无临床证据支持其常规应用。

急性加重期抗生素药物治疗的最佳疗程尚不确定，建议所有急性加重治疗疗程均应为 14 天左右。

支气管扩张症稳定期患者长期口服或吸入抗生素药物的效果及其对细菌耐药的影响尚需进一步研究。

3. 咯血的治疗

（1）大咯血的紧急处理：大咯血是支气管扩张症致命的并发症，一次咯血量超过 200 ml 或 24 小时咯血量超过 500ml 为大咯血，严重时可导致窒息。预防咯血窒息应视为大咯血治疗的首要措施，大咯血时首先应保证气道通畅，改善氧合状态，稳定血流动力学状态。咯血量少时应安抚患者，缓解其紧张情绪，嘱其患侧卧位休息。出现窒息时采取头低足高的俯卧位，用手取出患者口中的血块，轻拍健侧背部促进气管内的血液排出。若采取上述措施无效时,应迅速进行气管插管,必要时行气管切开。

(2)药物治疗:①垂体后叶素为治疗大咯血的首选药物,一般静脉注射后 3～5 分钟起效,维持 20～30 分钟。缓慢静脉注射,约 15 分钟注射完毕。继之以 10～20 U 加生理盐水或 5% 葡萄糖注射液 500 ml 稀释后静脉滴注,出血停止,再继续使用 2～3 天以巩固疗效;支气管扩张伴有冠状动脉粥样硬化性心脏病、高血压、肺源性心脏病、心力衰竭以及孕妇均忌用。②促凝血药为常用的止血药物,可酌情选用抗纤维蛋白溶解药物。

(3)介入治疗或外科手术治疗:支气管动脉栓塞术和(或)手术是大咯血的一线治疗方法。①支气管动脉栓塞术:经支气管动脉造影向病变血管内注入可吸收的明胶海绵行栓塞治疗,对大咯血的治愈率为 90% 左右,随访 1 年未复发的患者可达 70%;对于肺结核导致的大咯血,支气管动脉栓塞术后 2 周咯血的缓解率为 93%,术后 1 年为 51%,2 年为 39%;最常见的并发症为胸痛(34.5%),脊髓损伤发生率及致死率低。②经气管镜止血:大量咯血不止者,可经气管镜确定出血部位后,用浸有稀释肾上腺素的吸收性海绵压迫或填塞于出血部位止血,或在局部应用凝血酶或气囊压迫控制出血。③手术:反复大咯血用上述方法无效、对侧肺无活动性病变且肺功能储备尚佳又无禁忌证者,可在明确出血部位的情况下考虑肺切除术。适合肺段切除的人数极少,绝大部分要行肺叶切除。

4. 非抗生素药物治疗

(1)黏液溶解药:气道黏液高分泌及黏液清除障碍导致黏液潴留是支气管扩张症的特征性改变。吸入高渗药物(如高张盐水)可增强理疗效果,短期吸入甘露醇则未见明显疗效。急性加重时应用溴己新可促进痰液排出,羧甲基半胱氨酸可改善气体陷闭。

(2)支气管舒张药:由于支气管扩张症患者常常合并气流阻塞及气道高反应性,因此经常使用支气管舒张药,但目前并无确切依据。合并气流阻塞的患者应进行支气管舒张试验评价气道对 β 受体激动药或抗胆碱能药物的反应性,以指导治疗;不推荐常规应用甲基黄嘌呤类药物。

(3)吸入糖皮质激素(简称激素):吸入激素可拮抗气道慢性炎症,少数随机对照研究结果显示,吸入激素可减少排痰量,改善生活质量,有铜绿假单胞菌定植者改善更明显,但对肺功能及急性加重次数并无影响。目前证据不支持常规使用吸入性激素治疗支气管扩张(合并支气管哮喘者除外)。

5. 手术及无创通气

(1)手术:目前大多数支气管扩张症患者应用抗生素药物治疗有效,不需要手术治疗。手术适应证包括:①积极药物治疗仍难以控制症状者;②大咯血危及生命或经药物、介入治疗无效者;③局限性支气管扩张,术后最好能保留 10 个以上肺段。手术的相对禁忌证为非柱状支气管扩张、痰培养铜绿假单胞菌阳性、切除术后残余病变及非局灶性病变。

（2）无创通气：无创通气可改善部分合并慢性呼吸衰竭的支气管扩张症患者的生活质量。长期无创通气治疗可缩短部分患者的住院时间，但尚无确切证据证实其对病死率有影响。

七、预后与调护

儿童时期下呼吸道感染及肺结核是我国支气管扩张症最常见的病因，因此应积极防治儿童时期下呼吸道感染，积极接种麻疹、百日咳疫苗，预防、治疗肺结核，以预防支气管扩张症的发生。免疫球蛋白缺乏者推荐定期应用免疫球蛋白（每月静脉注射丙种球蛋白 500mg/kg）可预防反复感染。一项随机对照研究结果表明，注射肺炎疫苗可减少急性加重次数，推荐注射多价肺炎疫苗，每年注射流感疫苗预防流感所致的继发性肺部感染。支气管扩张症患者应戒烟，可使用一些免疫调节药，如卡介菌多糖核酸等，以增强抵抗力，有助于减少呼吸道感染和预防支气管扩张症急性发作。

八、典型病例

张某某，女，54 岁，既往支气管扩张史，痰多。现咽痒，痰多呈灰绿色。纳可，无腹胀，无反酸，有痔疮，腰不酸，夜尿 2 次，多汗，乏力。脉右沉滑，左沉，舌暗苔白腻。处方：陈皮 10g，姜半夏 9g，化橘红 10g，青皮 10g，黄芪 60g，炒白术 10g，厚朴 10g，瓜蒌子 30g，葶苈子 30g，紫苏子 30g，芦根 60g，桔梗 30g，桃仁 10g，红花 10g，水蛭 3g，牛蒡子 10g，青果 10g，侧柏叶 10g，地龙 10g。7 剂水煎服，每日 1 剂分 2 次。

方解：患者主症为由支气管扩张而引起的痰多，杨老大剂量应用黄芪，鼓舞正气托痰外出，屡治有奇效，脱胎于外科阴疽之托法。

"托法"在中医外科治疗各类疾病中十分重要。如《外科精义》中说："凡为疡医，不可一日，无托里之药。"那何谓"托法"呢？陈实功在《外科正宗》中说："平塌漫者，宜投补托之剂，以益其虚。"又云："气血者，人之所原禀，老者尚或有余，少者亦有不足……但肿疡时若无正气冲托……便宜托里以速其脓。"这里有两种情况：①正气耗伤于内，而致无力鼓邪外出；②邪气亢盛于外，无明显正气虚弱表现，但也无法鼓邪外出。内科治疗支气管扩张症时不少有以黄芪为君药，或随症加用黄芪，但一般以气虚之象为辨证论治的主要依据。而很少考虑第二种情况，即使无明显气虚表现，也需以黄芪、白术等药，托邪外出，此种思想正与外科阴疽之托法相合。

外科托法鲜少应用于内科，但也可循及蛛丝马迹。名老中医傅宗翰先生曾提出"托化"之法，治疗 SLE、RA 等免疫系统疾病常常获效。托为托举之意，化又为化邪之说，以黄芪等托举，化法即为遇湿化湿，遇火化火，遇毒化毒等治法。治疗支气管扩张引起的痰多之症,一方面以"黄芪、白术"等药托举正气;另一方面以"二陈汤"为底加减用行气化痰之药。

方中投以巨量黄芪、白术,是19味药中的方眼。古方中黄芪与白术配伍屡见不鲜。如玉屏风散中运用"黄芪、白术"配伍双补脾肺之气,黄芪白术汤中(《宣明方论》)用芪术药对健脾祛湿。《内经》中说"上焦出于胃上口,并咽以上贯膈而布胸中"。胃上口、咽皆为胃系,是水谷之道,而肺在胸中。鼓舞肺胃之气而能使上焦水道畅通。李东垣在《脾胃论·用药宜禁论》中指出:"人禀天之湿化而生胃也,胃之与湿其名虽二,其实一也"。脾胃本为运化痰湿之源,斡旋脾胃当可使痰自消。

二诊:痰大减,纳可,汗出有减,乏力轻,便可。左右脉沉,舌暗苔腻。方去牛蒡子、青果,加威灵仙30g,浙贝母10g,槐角10g,继服7剂。随诊半年,咳痰大减,偶1~2口。

参 考 文 献

[1] 李达仕,马为.支气管扩张症的诊治现状与展望.新医学,2017,48(8):519-523.
[2] 成人支气管扩张症诊治专家共识编写组.成人支气管扩张症诊治专家共识.中华结核和呼吸杂志,2012,35(7):485-492.
[3] 何德平,王维亮,黄颖.支气管扩张症中医辨证分型规律的文献研究.新中医,2012,44(12):129-130.
[4] 吴勉华,王新月.中医内科学.北京:中国中医药出版社,2012:81.
[5] 田德碌.中医内科学.北京:人民卫生出版社,2002:83-87.
[6] 黄桃香.肺泡灌洗治疗支气管扩张合并感染的疗效观察.临床肺科杂志,2014,19(5):907-908.
[7] 蔡柏蔷,何权瀛,高占成,等.成人支气管扩张症诊治专家共识(2012版).中华危重症医学杂志(电子版),2012,5(05):315-328.
[8] 高学敏.中药学.北京:中国中医药出版社,2007:202-203.
[9] 刘晓阳,刘桂颖.化瘀通络法治疗稳定期支气管扩张症浅谈.河北中医,2015,40(6):916-917.
[10] 史雪霞,王聪,安文静.联用罗红霉素和拉氧头孢治疗支气管扩张症合并肺部感染的效果研究.当代医药论丛,2017,15(17):52-53.
[11] 郭敏.略论中医对支气管扩张的认识.中医学报,2012,27(10):1252-1253.
[12] 张燕.支气管动脉栓塞术治疗支气管扩张大咯血的术后护理与疗效.世界临床医学,2016,10(18):219,223.
[13] 姜鑫.支气管扩张的临床治疗探讨.中国现代药物应用,2017,11(19):46-47.

第6章

肺　炎

肺炎是指终末气道肺泡和肺间质的炎症,可由病原微生物、理化因素、免疫损伤、过敏及药物所致。引起肺炎的病原很复杂,包括细菌、病毒、支原体等及放射线、吸入性异物等理化因素引起。肺炎有多种分类方式,其中按解剖学分类可分为大叶性肺炎、小叶性肺炎、间质性肺炎;按病因分类可分为细菌性肺炎、非典型病原体所致肺炎、病毒性肺炎、真菌性肺炎、其他病原体所致肺炎和理化因素所致肺炎。根据病程分类分为急性肺炎、迁延性肺炎及慢性肺炎,一般迁延性肺炎病程长达1～3个月,超过3个月则为慢性肺炎。根据患病环境分类分为社区获得性肺炎、医院获得性肺炎。从症状来看,肺炎属于中医学的"风温肺热""肺炎喘嗽""咳嗽""喘证"等范畴。

第一节　社区获得性肺炎

一、概述

社区获得性肺炎(community acquired pneumonia,CAP)是指在医院外罹患的感染性肺实质(含肺泡壁即广义上的肺间质)炎症,包括具有明确潜伏期的病原体感染而在入院后于潜伏期内发病的肺炎。CAP多属中医学"风温肺热""咳嗽"等范畴。

随着年龄增长,老年人CAP的发病率、病死率呈直线上升趋势,病死率明显高于青壮年患者,特别是65岁以上的老年人病死率更高。欧洲及北美国家成人CAP的发病率为5～11/(1000人·年)。美国成人住院CAP的发病率平均为2.5/(1000人·年),65－79岁为6.3/(1000人·年),年龄≥80岁发病率最高达16.4/(1000人·年)。日本的研究结果显示:15－64岁、65－74岁及≥75岁CAP的发病率分别为3.4/(1000人·年)、10.7/(1000人·年)和42.9/(1000人·年)。我国目前仅有CAP年龄构成比的研究,尚无成人CAP的发病率数据。2013年一项国内研究结果显示,16 585例住院的CAP患者中≤5岁(37.3%)及＞65岁(28.7%)人群的构成比远高于26－45岁青壮年(9.2%)。目前我国缺少CAP年发病率和病死率的数据。据 2013 年中国卫生统计年鉴记载:2008 年我国肺炎 2 周的患病率为 1.1‰,较 2003 年(0.9‰)有所上升。2012 年我国肺炎的病死率平均为 17.46/10 万人,1 岁以下人群的病死率为 32.07/10 万人,25—39 岁人群的病死率<1/10 万人,65—69 岁人群的病死率为 23.55/10 万人,>85 岁人群的病死率高达 864.17/10 万人。

目前国内多项成人 CAP 流行病学调查结果显示,肺炎支原体和肺炎链球菌是我国成人 CAP 的重要致病原。其他常见病原体包括流感嗜血杆菌、肺炎衣原体、肺炎克雷伯菌及金黄色葡萄球菌;但铜绿假单胞菌、鲍曼不动杆菌少见。随着病毒检测技术的发展与应用,呼吸道病毒在我国成人 CAP 病原学中的地位逐渐受到重视。近期发表的几项多中心研究结果显示,我国成人 CAP 患者中病毒检出率为 15.0%～34.9%,流感病毒占首位,其他病毒包括副流感病毒、鼻病毒、腺病毒、人偏肺病毒及呼吸道合胞病毒等。

二、病因病机

本病主要病因病机为感受外邪肺失宣肃和脏腑功能失调病理产物积聚。

(一)病因

1. 感受外邪

因气候突变,冷热失常,或生活起居不当,寒温失调,致使风热或风寒之邪侵犯机体,多从皮毛、口鼻而致病。

2. 正气内虚

由于年老体弱或久病宿疾等,机体正气虚损、脏腑功能失调,体内痰、湿、瘀等病理产物积聚。

(二)病机

1. 肺失宣肃,正邪相争

外感之邪首先犯肺,引起肺的宣发肃降功能下降,出现咽痛、咳嗽、咳痰等症状。若肺本有伏热,外邪入侵,正气与之相搏,热、毒充斥于体内,则出现高热、口干、口渴等;甚则出现神昏、出血等征象。

2. 痰浊内生与邪气搏结

痰浊内生,复感外邪,上干于肺,肺气上逆出现咳嗽、咳痰、痰稀色白等;痰与热邪搏结痰热壅盛出现发热、咳黄稠痰等证候;痰热伤阴耗气日久出现气阴两虚之证,症见咳嗽、痰少、汗出、口干等。

(三)病机转化

总之,疾病初期病邪轻浅,病在肺卫,表现为风热闭肺证。外邪袭肺,肺失清肃或正气虚损、脏腑功能失调,痰湿内生表现为痰浊阻肺证。外邪传里或内有蕴热,邪正相争,肺气壅滞,出现痰热壅肺证。痰热伤阴耗气日久,出现气阴两虚之证。若病情难以控制,疾病进一步传变,逆传心包或邪陷正脱可表现为神昏谵语、喘脱、厥脱等。

三、临床表现

CAP 的临床表现主要为发热、咳嗽、咳痰、气短、胸闷或胸痛等。部分老年性肺炎患者可有呼吸道症状不典型,呼吸道症状轻,甚至无咳嗽、咳痰、胸痛等症状,但多有呼吸困难,感染症状不突出,可无发热、畏寒、肌肉酸痛等,以肺外表现为首发症状,如意识障碍、乏力、嗜睡、食欲缺乏、恶心、呕吐、心动过速甚至大小便失禁等,容易掩盖呼吸系统症状。

四、辅助检查

1. 血常规

外周血白细胞 $>10\times10^9/L$ 或 $<4\times10^9/L$,伴或不伴细胞核左移。血常规白细胞及中性粒细胞比例等可应用于区分细菌感染和非细菌性感染。但要注意:敏感度及特异度较差,结果受多种因素的影响。例如,当出现严重感染时,可出现白细胞总数降低。

2. 炎症指标

(1)C 反应蛋白(CRP):CRP 是肝产生的一种非特异性急性时相蛋白,细菌感染 6～12 小时开始升高,24～48 小时到达最高峰,敏感度优于白细胞。但是,CRP对诊断细菌感染的特异度不高,在某些病毒性感染(如传染性单核细胞增多症)、外科手术术后,自身免疫性疾病(如风湿热、系统性红斑狼疮等),心血管系统疾病,恶性肿瘤等,CRP 也可明显升高,因此容易造成误诊。

(2)降钙素原(PCT):PCT 在细菌感染后 4 小时即可测出,6 小时内急剧上升,并在 6～24 小时维持此水平,水平高低与感染的严重程度呈正相关。临床上 PCT检查主要用于细菌感染与病毒感染的鉴别诊断、帮助 SIRS/脓毒症的早期诊断并评估疾病的严重程度和预后,以及指导抗生素的应用。

3. 病原学检测

采用的标本通常为痰标本、血液、胸腔积液、支气管肺泡灌洗液、尿液、口咽及鼻咽拭子、下呼吸道标本及组织活检标本等。常用病原体检测方法包括痰涂片、痰培养、血培养、下呼吸道标本抗原检测、血清特异性抗体检测、核酸及尿抗原检测等。对于门诊轻症患者,一般无须进行上述病原学检测。对于经验性治疗失败的门诊患者及住院患者,病原学检测则尤为重要。其中痰涂片、痰培养临床应用广泛,无创、可重复性强,在 CAP 的诊断中起着至关重要的作用。

4. 影像学检查

(1)胸部 X 线:胸部 X 线发现片状浸润阴影常作为肺炎诊断必不可少的重要标准,但部分病例普通 X 线可无明显异常,需通过高分辨率 CT 才能发现病灶,因此胸片报告正常而临床症状和体征高度怀疑肺炎时,可于 24～48 小时后重拍胸片或直接行 CT 检查。

(2)胸部 CT:胸部 CT 很少用于 CAP 的诊断,主要作用是评估可疑并发症,如脓胸或坏死性肺炎。CAP 的 CT 影像可表现为肺泡结节、磨玻璃影、实变影、支气管充气征及小叶中心或小叶周围分部斑片影。

五、诊断与鉴别诊断

(一)诊断要点

1. 临床诊断标准

符合①、③及②中任何 1 项,并除外肺结核、肺部肿瘤、非感染性肺间质性疾病、肺水肿、肺不张、肺栓塞、肺嗜酸性粒细胞浸润症及肺血管炎等后,可建立临床诊断。

①社区发病:在医院外生活期间发病。

②肺炎相关临床表现:新近出现的咳嗽、咳痰或原有呼吸道疾病症状加重,伴或不伴脓痰、胸痛、呼吸困难及咯血;发热;肺实变体征和(或)闻及湿啰音;外周血白细胞>10×10^9/L 或<4×10^9/L,伴或不伴细胞核左移。

③胸部影像学检查:显示新出现的斑片状浸润影、叶或段实变影、磨玻璃影或间质性改变,伴或不伴胸腔积液。

2. 重症肺炎诊断标准

符合下列 1 项主要标准或≥3 项次要标准者可诊断为重症肺炎,需密切观察,积极救治,有条件时收住 ICU 治疗。

①主要标准:需要气管插管行机械通气治疗;脓毒症休克经积极液体复苏后仍需要血管活性药物治疗。

②次要标准:呼吸频率≥30 次/分;氧合指数≤250mmHg;多肺叶浸润;意识障碍和(或)定向障碍;血尿素氮≥7.14 mmol/L;收缩压<90mmHg,需要积极的液体复苏。

(二)鉴别诊断

1. 需与肺炎进行鉴别诊断的疾病

(1)肺结核:肺结核也可看作是 CAP 的一种,但因其病程长、全身症状多、治疗特殊等,一般并不将其纳入 CAP 之中。肺结核多有全身症状,如午后低热、盗汗、乏力、体重减轻等,女性患者可有月经紊乱。X 线胸片见病变多位于肺上部,密度不均,可形成空洞或肺内播散。痰中可找到结核分枝杆菌,一般抗生素治疗无效。应当注意,如将肺结核误诊为肺炎,此时若选用有抗结核作用的抗感染药(如某些喹诺酮、利奈唑胺等),"肺炎"也会好转,从而延误诊断。因此,当尚难以除外肺结核时,应避免选用上述药物。

(2)肺癌:多无急性感染中毒症状,有时痰中带血,血白细胞计数不高。一般来说，典型的肺癌有区别于肺炎的 X 线表现，如密度较高的结节影、块影伴肺门、纵隔淋巴结肿大、胸腔积液等，但也有与肺炎相似者。"肺炎"若经过抗感染治疗后肺部炎症不消散，或同一部位反复出现肺炎，应警惕肺癌。

（3）肺血栓栓塞症：多有静脉血栓的危险因素，可发生咯血、晕厥，呼吸困难较明显。X 线示病变区域肺纹理减少，有时可见尖端指向肺门的楔形阴影，动脉血气分析常见低氧血症及低碳酸血症。D-二聚体、CT 肺动脉造影（CTPA）、放射性核素通气/灌注扫描和 MRI 等检查可帮助鉴别。

（4）非感染性肺部浸润：CAP 还需与非感染性肺部病变鉴别，如肺纤维化、肺水肿、肺不张、肺嗜酸性粒细胞增多症和肺血管炎等。

2. 不同病原体所致 CAP 的鉴别

CAP 致病原的确定既困难又重要，因为只有确定致病原，采取相应的针对性抗感染治疗措施才是最根本的，也是改善预后的最重要措施。表 6-1、表 6-2、表 6-3 可供临床估计 CAP 致病原时参考。

表 6-1 不同类型病原体肺炎的临床表现

可能病原体	临床特征
细菌	急性起病，高热，可伴有寒战，脓痰、褐色痰或血痰，胸痛，外周血白细胞明显升高，C 反应蛋白（CRP）升高，肺部实变体征或湿啰音，影像学可表现为肺泡浸润或实变呈叶段分布
支原体、衣原体	年龄<60 岁，基础病少，持续咳嗽，无痰或痰涂片检查未发现细菌，肺部体征少，外周血白细胞<10×10^9/L，影像学可表现为上肺野和双肺病灶、小叶中心性结节、树芽征、磨玻璃影及支气管壁增厚，病情进展可呈实变
病毒	多数具有季节性，可有流行病学接触史或群集性发病，急性上呼吸道症状，肌痛，外周血白细胞正常或减低，降钙素原（PCT）<0.1 μg/L，抗生素治疗无效。影像学表现为双侧、多叶间质性渗出，磨玻璃影，可伴有实变

表 6-2 增加特定细菌感染风险的危险因素

特定细菌	危险因素
耐药肺炎链球菌	年龄<65 岁；近 3 个月内应用过 β-内酰胺类抗生素；酗酒；多种临床并发症；免疫抑制性疾病（包括应用糖皮质激素治疗）；接触日托中心儿童
军团菌属	吸烟；细胞免疫缺陷：如器官移植患者；肾衰竭或肝衰竭；糖尿病；恶性肿瘤
革兰阴性肠杆菌	居住在养老院；心、肺基础病；多种临床并发症；近期应用过抗生素治疗
铜绿假单胞菌	结构性肺疾病（如支气管扩张、肺囊肿、弥漫性泛细支气管炎等）；应用糖皮质激素（泼尼松>10mg/d）；过去 1 个月中广谱抗生素应用>7 天；营养不良；外周血中性粒细胞计数<1×10^9/L

表6-3 某些特定状态下 CAP 患者易感染的病原体

危险因素	易感染的特定病原体
酗酒	肺炎链球菌(包括耐药的肺炎链球菌),厌氧菌,肠道革兰阴性肠杆菌、军团菌属
COPD/吸烟者	肺炎链球菌、流感嗜血杆菌、卡他莫拉菌
居住在养老院	肺炎链球菌、肠道革兰阴性肠杆菌、流感嗜血杆菌、金黄色葡萄球菌、厌氧菌、肺炎衣原体
流行性感冒	金黄色葡萄球菌、肺炎链球菌、流感嗜血杆菌
接触过鸟类	鹦鹉热衣原体(如果是家禽:禽流感),新型隐球菌
疑有吸入因素	革兰阴性肠杆菌、厌氧菌
结构性肺病(如支气管扩张、肺囊肿、弥漫性泛细支气管炎等)	铜绿假单胞菌、洋葱伯克霍尔德菌、金黄色葡萄球菌
近期应用抗生素药物	耐药肺炎链球菌、肠道革兰阴性肠杆菌、铜绿假单胞菌
肺脓肿	CA-MRSA,口腔厌氧菌,地方性真菌性肺炎,结核杆菌,非典型分枝杆菌
接触过蝙蝠或鸟的粪便	荚膜组织胞质菌
接触过兔类	土拉弗朗西斯菌
接触过农场动物或临产的猫	Q热立克次体(Q热)
HIV 感染(早期)	肺炎链球菌、流感嗜血杆菌、结核杆菌
HIV 感染(晚期)	以上 HIV 感染早期的易感病原加上肺孢子菌、隐球菌,组织胞浆菌病,曲霉菌,非结核性杆菌(特别是堪萨斯杆菌),铜绿假单胞菌
两周前住过宾馆或坐过游轮	军团菌属
居住在或去过东南亚	类鼻疽假单胞菌,禽流感
社区内有流感流行	流感病毒,肺炎链球菌,金黄色葡萄球菌,流感嗜血杆菌
儿童咳嗽＞2 周伴有喘鸣或咳嗽后呕吐	百日咳杆菌
静脉注射毒品	金黄色葡萄球菌,厌氧菌,结核杆菌,肺炎链球菌
支气管阻塞	厌氧菌,肺炎链球菌,流感嗜血杆菌,金黄色葡萄球菌
与恐怖主义生化袭击有关	炭疽杆菌(炭疽热),鼠疫耶尔森菌(鼠疫),土拉弗朗西斯菌(兔热菌)

六、治疗

接诊 CAP 患者,可先使用 CURB-65 评分(表 6-4)作为判断 CAP 患者是否需要住院治疗的标准。评分 0～1 分:原则上门诊治疗即可;2 分:建议住院或在严格随访下的院外治疗;3～5 分:应住院治疗。但任何评分系统都应结合患者年龄、基础疾病、社会经济状况、胃肠功能及治疗依从性等综合判断。根据评分情况,合理安排 CAP 患者治疗。

表 6-4　CURB-65 评分方法

预测治疗和计算方法	风险评分
共 5 项指标,满足 1 项得 1 分	评估死亡风险
(1)C:意识障碍	0～1 分:低危
(2)U:尿素氮＞7mmol/L	2 分:中危
(3)R:呼吸频率≥30 次/分	3～5 分:高危
(4)BP:收缩压＜90mmHg 或舒张压≤60mmHg	
(5)年龄≥65 岁	

(一)中医治疗

中医学认为,CAP 病因病机包括外邪侵袭、肺卫受邪和正气虚弱、抗邪无力两个方面。邪实、正虚贯穿于疾病的整个病程中,治疗方面以祛邪扶正为大法。中西医联合治疗 CAP 具有明显的疗效优势,其主要思路为西医针对病原体进行有效抗感染治疗;中医辨证论治,主要是缓解临床症状及体征。

1. 辨证用药

辨证要点:CAP 实证类主要有风热闭肺证、痰热壅肺证、痰浊阻肺证,中医治疗以清热、宣肺、化痰等方法为主。CAP 虚证患者中以气阴两虚多见,老年患者实证中也多兼见气阴两虚之证。此外,在 CAP 虚证方面,临床上还可见肺脾气虚、肺肾两虚等证型。对虚证类 CAP 患者单纯抗生素治疗并不能解决根本问题,扶正的思想应贯在整个治疗过程中。通过辨证论治,选用具有扶正的中药制剂,如百合固金汤、参苓白术散等,以达到益气扶正养阴或补肺健脾固肾之目的。因此,在治疗以虚证为主要矛盾的 CAP 患者中,积极抗感染的同时,应联合扶正类药物。下面就 CAP 实证类辨证分型进行详细阐述。

(1)风热闭肺

临床表现:咳嗽频剧,气粗或咳声嘎哑,咽痛,咳痰不爽,伴口渴、鼻塞、流黄涕、头痛、身热、恶风等表证,舌红,苔薄黄,脉浮数。

证机概要:风热犯肺,肺失清肃。

治疗法则:疏风清热,宣肺止咳。

方药运用:银翘散加减(金银花、连翘、芦根、桑叶、杏仁、黄芩、紫苏子、炙甘草);清瘟败毒饮加减(生石膏、板蓝根、柴胡、生地黄、知母、黄连、黄芩、桔梗、牡丹皮、金银花、甘草、连翘、玄参、瓜蒌、枳实、厚朴)。

临证指要:银翘散源于清代吴鞠通的《温病条辨》,具有疏风宣肺、止咳化痰之功效。现代药理学研究表明,银翘散具有抗菌、抗炎、抗过敏、镇痛、增强免疫等作用,与抗菌药物联用在治疗肺炎初期风热闭肺证方面疗效确切。若痰浊、热毒甚者,宜清瘟败毒饮,原方出自清代余师愚《疫疹一得》。

(2)痰热壅肺

临床表现:咳嗽,咳声气粗,痰多质黏厚或稠黄,或喉中有痰声,胸胁胀满伴咳时引痛,身热面赤,口干,舌红,苔黄腻,脉滑数。

证机概要:痰热壅肺,肺失肃降。

治疗法则:清热泻肺,豁痰止咳。

方药运用:麻杏石甘汤加味(麻黄、生石膏、杏仁、芦根、桔梗、浙贝母、黄芩、炙百部、款冬花、炙甘草);千金苇茎汤加减(芦根、鱼腥草、生薏苡仁、冬瓜仁、枇杷叶、杏仁、桃仁、黄芩)。

临证指要:麻杏石甘汤出自《伤寒论》,具有清泄肺热、止咳平喘的功效。苇茎汤出自《备急千金要方》,具有清肺化痰、逐瘀排脓的功效。前者重在咳,后者重在痰。

(3)痰浊阻肺

临床表现:咳嗽痰多,咳声重浊,晨起为甚,痰色白或带灰色,质黏腻或稠厚,伴胸闷气憋,腹胀食少,大便时溏,舌淡白,苔白腻,脉濡滑。

证机概要:痰浊阻肺,肺失肃降。

治疗法则:燥湿化痰,理气止咳。

方药运用:二陈汤合三子养亲汤加减(半夏、陈皮、茯苓、甘草、射干、葶苈子、紫苏子、白芥子、莱菔子);炙麻黄合三子养亲汤加减(炙麻黄、紫苏子、莱菔子、白芥子)。

临证指要:三子养亲汤出自《韩氏医通》,具有降气平喘之功效,结合二陈汤燥湿化痰、理气和中,可显著减轻患者咳嗽、咳痰、喘息症状,使痰量明显减少。三子养亲汤与炙麻黄合用可增强化痰止咳、平喘降气的功效。

2. 成药制剂

(1)风热闭肺:热毒宁注射液、痰热清注射液。

(2)痰热壅肺:喜炎平注射液、痰热清注射液、连花清瘟胶囊。

(3)痰浊阻肺:肺力咳胶囊。

(二)西医治疗

1. 一般治疗

(1)门诊治疗的患者应注意休息,避免吸烟,并加强营养。发热患者应多饮水,胸痛患者可予非甾体消炎药（对乙酰氨基酚）镇痛。门诊患者应于 48 小时内评价疗效，48 小时无改善者应该核实诊断并考虑入院治疗。

（2）住院患者除上述治疗外，还应注意监测血氧饱和度，伴有低氧血症时应吸氧。无高碳酸血症性呼吸衰竭危险因素的患者可予高浓度吸氧（>35%）以维持 SpO_2 >94%。对于中重度 COPD 等具有高碳酸血症危险因素的患者，应给予低浓度吸氧（<30%）以维持 SpO_2 在 88%～92%，并反复监测动脉血气，防治二氧化碳潴留及呼吸衰竭的发生。若患者积极吸氧后仍有顽固性低氧血症（PaO_2 <60mmHg），或高碳酸血症持续加重，出现酸中毒，应考虑行无创或有创机械通气治疗。

2. 抗感染治疗

最理想的抗感染药物选择应该基于特定 CAP 患者的致病原及其药物敏感性结果来确定，但临床实践中，病原学检查需要一定的时间，而且超过 50% 的病例无法获得阳性结果，因此目前 CAP 多提倡经验性治疗。表 6-5 是我国 2016 年《中国成人社区获得性肺炎诊断和治疗指南》对不同人群 CAP 患者初始经验性抗感染治疗的建议。上述 CAP 指南有如下几点说明，值得读者注意。

（1）首剂抗感染药物争取在诊断 CAP 后尽早使用，以改善疗效，降低病死率，缩短住院时间。但需要注意的是，正确诊断是前提，不能为了追求"早"而忽略必要的鉴别诊断。

（2）对有误吸风险的 CAP 患者应优先选择氨苄西林/舒巴坦、阿莫西林/克拉维酸、莫西沙星、碳青霉烯类等有抗厌氧菌活性的药物，或联合应用甲硝唑、克林霉素等。

（3）年龄≥65 岁或有基础疾病（如充血性心力衰竭、心脑血管疾病、慢性呼吸系统疾病、肾衰竭、糖尿病等）的住院 CAP 患者，要考虑肠杆菌科细菌感染的可能。此类患者应进一步评估产 ESBL 菌感染风险（有产 ESBL 菌定植或感染史、曾使用三代头孢菌素、有反复或长期住院史、留置植入物及肾替代治疗等）。高风险患者经验性治疗可选择头孢菌素类、哌拉西林/他唑巴坦、头孢哌酮/舒巴坦或厄他培南等。

（4）在流感流行季节，对怀疑流感病毒感染的 CAP 患者，推荐常规进行流感病毒抗原或核酸检查，并应积极应用神经氨酸酶抑制药抗病毒治疗，不必等待流感病原检查结果，即使发病时间超过 48 小时也推荐应用。流感流行季节需注意流感继发细菌感染的可能，其中肺炎链球菌、金黄色葡萄球菌及流感嗜血杆菌较为常见。

（5）抗感染治疗一般可于热退 2～3 日且主要呼吸道症状明显改善后停药，但疗程应视病情严重程度、缓解速度、并发症及不同病原体而异，不必以肺部阴影吸收程度作为停用抗感染药物的指征。通常轻、中度 CAP 患者疗程 5～7 日，重症及伴有肺外并发症患者可适当延长抗感染疗程。非典型病原体治疗反应较慢者疗程延长至 10～14 日。金黄色葡萄球菌、铜绿假单胞菌、克雷伯菌属或厌氧菌等容易导致肺组织坏死，抗菌药物疗程可延长至 14～21 日。

表6-5 初始经验性抗感染药物的选择

不同人群	常见病原体	抗感染药物选择	备注
门诊治疗 **（推荐口服给药）**			
无基础疾病青壮年	肺炎链球菌、肺炎支原体、流感嗜血杆菌、肺炎衣原体、流感病毒、腺病毒、卡他莫拉菌	①氨基青霉素、青霉素类/酶抑制药复合物；②一代、二代头孢菌素；③多西环素或米诺环素；④喹诺酮类；⑤大环内酯类	①根据临床特征鉴别细菌性肺炎、支原体或衣原体肺炎和病毒性肺炎；②门诊轻症支原体、衣原体和病毒性肺炎多有自限性
有基础疾病或老年人（年龄≥65岁）	肺炎链球菌、流感嗜血杆菌、肺炎克雷伯菌等肠杆菌科菌、肺炎衣原体、流感病毒、RSV病毒、卡他莫拉菌	①青霉素类/酶抑制药复合物；②二代、三代头孢菌素（口服）；③喹诺酮类；④青霉素类/酶抑制药复合物、二代头孢菌素、三代头孢菌素联合多西环素、米诺环素或大环内酯类	年龄＞65岁、存在基础疾病（慢性心脏、肺、肝、肾疾病及糖尿病、免疫抑制）、酗酒、3个月内接受β-内酰胺类药物治疗是耐药肺炎链球菌感染的危险因素，不宜单用多西环素、米诺环素或大环内酯类药物
需入院治疗、但 **不必收住ICU** **（可选择静脉** **或口服给药）**			
无基础疾病青壮年	肺炎链球菌、流感嗜血杆菌、卡他莫拉菌、金黄色葡萄球菌、肺炎支原体、肺炎衣原体、流感病毒、腺病毒、其他呼吸道病毒	①青霉素G、氨基青霉素、青霉素类/酶抑制药复合物；②二代、三代头孢菌素、头孢菌素类、氧头孢烯类；③上述药物联合多西环素、米诺环素或大环内酯类；④喹诺酮类；⑤大环内酯类	①我国成人CAP致病菌中肺炎链球菌对静脉青霉素耐药率仅1.9%，中介率仅9%左右。青霉素中介肺炎链球菌感染的住院CAP患者仍可以通过提高静脉青霉素剂量达到疗效；②疑似非典型病原体感染首选多西环素、米诺环素或喹诺酮，在支原体耐药率较低地区可选择大环内酯类

（续　表）

不同人群	常见病原体	抗感染药物选择	备注
有基础疾病或老年人（年龄≥65岁）	肺炎链球菌、流感嗜血杆菌、肺炎克雷伯菌等肠杆菌科菌、流感病毒、RSV病毒、卡他莫拉菌、厌氧菌、军团菌	①青霉素类/酶抑制药复合物；②三代头孢菌素或其酶抑制药复合物、头孢菌素类、氧头孢烯类、厄他培南等碳青霉烯类；③上述药物单用或联合大环内酯类；④喹诺酮类	①有基础病患者及老年人要考虑肠杆菌科菌感染的可能，并需要进一步评估产ESBL肠杆菌科菌感染的风险；②老年人需关注吸入风险因素

需入住 ICU

（推荐静脉给药）

不同人群	常见病原体	抗感染药物选择	备注
无基础疾病青壮年	肺炎链球菌、金黄色葡萄球菌、流感病毒、腺病毒、军团菌	①青霉素类/酶抑制药复合物、三代头孢菌素、头孢菌素类、氧头孢烯类、厄他培南联合大环内酯类；②喹诺酮类	①肺炎链球菌感染最常见，其他要考虑的病原体包括金黄色葡萄球菌、军团菌属、流感病毒等；②流感流行季节注意流感病毒感染，考虑联合神经氨酸酶抑制药，并注意流感继发金黄色葡萄球菌感染，必要时联合治疗MRSA肺炎的药物
有基础疾病或老年人（年龄≥65岁）	肺炎链球菌、军团菌、肺炎克雷伯菌等肠杆菌科菌、金黄色葡萄球菌、厌氧菌、流感病毒、RSV病毒	①青霉素类/酶抑制药复合物、三代头孢菌素或其酶抑制药的复合物、厄他培南等碳青霉烯类联合大环内酯类；②青霉素类/酶抑制药复合物、三代头孢菌素或其酶抑制药复合物、厄他培南等碳青霉烯类联合喹诺酮类	①评估产ESBL肠杆菌科细菌感染风险；②关注吸入风险因素及相关病原菌的药物覆盖

（续 表）

不同人群	常见病原体	抗感染药物选择	备注
有铜绿假单胞菌感染危险因素的 CAP，需住院或入住 ICU（推荐静脉给药）	铜绿假单胞菌、肺炎链球菌、军团菌、肺炎克雷伯菌等肠杆菌科菌、金黄色葡萄球菌、厌氧菌、流感病毒、RSV 病毒	①具有抗假单胞菌活性的 β-内酰胺类；②有抗假单胞菌活性的喹诺酮类；③具有抗假单胞菌活性的 β-内酰胺类联合有抗假单胞菌活性的喹诺酮类或氨基糖苷类；④具有抗假单胞菌活性的 β-内酰胺类、氨基糖苷类、喹诺酮类三药联合	危险因素包括：①气道铜绿假单胞菌定植；②因慢性气道疾病反复使用抗生素药物或糖皮质激素。重症患者或明确耐药患者推荐联合用药

注：一代头孢菌素包括头孢唑林、头孢拉定、头孢氨苄、头孢硫脒等；二代头孢菌素包括头孢呋辛、头孢孟多、头孢替安、头孢克洛、头孢丙烯等；三代头孢菌素：静脉，头孢曲松、头孢噻肟、头孢唑肟等；口服，头孢地尼、头孢克肟、头孢泊肟酯、头孢托仑匹酯等。喹诺酮类：左氧氟沙星、莫西沙星、吉米沙星；氨基青霉素：阿莫西林、氨苄西林；青霉素类/酶抑制药复合物（不包括有抗假单胞菌活性的青霉素类如哌拉西林、替卡西林）：阿莫西林/克拉维酸、阿莫西林/舒巴坦、氨苄西林/舒巴坦等。大环内酯类：阿奇霉素、克拉霉素、红霉素；有抗假单胞菌活性的喹诺酮类：环丙沙星、左氧氟沙星；有抗假单胞菌活性的 β-内酰胺类：头孢他啶、头孢吡肟、氨曲南、哌拉西林、哌拉西林/他唑巴坦、替卡西林、替卡西林/克拉维酸、头孢哌酮、头孢哌酮/舒巴坦、亚胺培南/西司他丁、美罗培南、帕尼培南/倍他米隆、比阿培南；头孢菌素类：头孢西丁、头孢美唑、头孢替坦、头孢米诺；氧头孢烯类：拉氧头孢、氟氧头孢；氨基糖苷类：阿米卡星、庆大霉素、依替米星、奈替米星、妥布霉素等；神经氨酸酶抑制药：奥司他韦、扎那米韦、帕拉米韦；治疗 MRSA 肺炎的药物：万古霉素、利奈唑胺、替考拉宁、去甲万古霉素、头孢洛林；MRSA：甲氧西林耐药金黄色葡萄球菌；ESBL：产超广谱 β-内酰胺酶

七、预后与调护

大多数 CAP 患者在初始治疗后 72 小时临床症状改善，但影像学改善滞后于临床症状。应在初始治疗后 72 小时对病情进行评价，部分患者对治疗的反应相对较慢，只要临床表现无恶化，可以继续观察，不必急于更换抗感染药物。有效治疗反应首先表现为体温下降，呼吸道症状亦可有改善，其次为白细胞恢复但 X 线胸片病灶吸收一般出现较迟。

对于住院患者，若诊断明确，经有效治疗后病情明显好转，体温正常超过 24 小时且满足临床稳定的其他 4 项指标［心率≤100 次/分；呼吸频率≤24 次/分；收缩压≥90 mmHg；氧饱和度≥90%（或者动脉氧分压≥60 mmHg，吸空气条件下）］，

可以转为口服药物治疗,无须要进一步处理的并发症及精神障碍等情况时,可以考虑出院。

预防调护方面,戒烟、避免酗酒有助于预防肺炎的概率。预防接种肺炎链球菌疫苗和(或)流感疫苗可减少某些特定人群罹患肺炎的概率。目前,应用的多价肺炎链球菌疫苗是从多种血清型中提取的多糖荚膜抗原,可有效预防85%～90%的侵袭性肺炎链球菌感染。建议接种肺炎链球菌疫苗的人员:体弱的儿童和成年人、>60岁的老年人、反复发生上呼吸道感染(包括鼻窦炎、中耳炎)的儿童和成年人,具有肺、心脏、肝或肾慢性基础疾病者、还包括糖尿病患者、癌症患者、镰状细胞性贫血患者、霍奇金病患者、免疫系统功能失常者、脾切除者、需要接受免疫抑制治疗者、长期居住在养老院或其他护理机构者。灭活流感疫苗的接种范围较肺炎链球菌疫苗广泛一些,建议接种的人员包括:>60岁的老年人、慢性病患者及体弱多病者、医疗卫生机构工作人员,特别是临床一线工作人员;小学生和幼儿园儿童、养老院、老年人护理中心、托幼机构的工作人员、服务行业从业人员,特别是出租汽车司机,民航、铁路、公路交通的司乘人员、商业及旅游服务的从业人员等;经常出差或到国内外旅行的人员。

从社区获得性肺炎的发病特点及病因病机来看,发病群体主要集中在素体亏虚或高龄虚弱人群。此类易感人群的体质多属本虚,中青年人群当以补益脾肺、充养后天为主,高龄人群则应以补益肺肾、滋填后天为主。具体方法较多,如自我练习传统导引术、武术等,内服中药包括相应的丸散剂及膏方,针灸也有一定的保健预防作用。

八、中医防治进展

中医学认为,CAP病因病机包括外邪侵袭、肺卫受邪和正气虚弱、抗邪无力两个方面。邪实、正虚贯穿于疾病的整个病程中,治疗方面以祛邪扶正为大法。中西医联合治疗CAP具有明显的疗效优势,其主要思路为西医针对病原体进行有效抗感染治疗;中医辨证论治,主要是缓解临床症状及体征。

CAP实证类主要有风热闭肺证、痰热壅肺证、痰浊阻肺证,中医治疗以清热、散寒、化痰等方法为主,如银翘散、麻杏石甘汤、千金苇茎汤、三子养亲汤等。随着现代中医药的发展,药物的选择也不仅局限于汤剂,中药注射剂的研发,如热毒宁、喜炎平、痰热清等为临床使用提供了方便。此类以邪实为主要矛盾的患者,通过辨证论治以祛除邪毒。临床应用中,采用中药汤剂或中药注射剂联合抗菌药物治疗CAP较单纯使用抗菌药物更有效。CAP虚证患者中以气阴两虚多见,老年患者实证中也多兼见气阴两虚之证。此外,在CAP虚证方面,临床上还可见肺脾气虚、肺肾两虚等证型。对虚证类CAP患者单纯抗生素药物治疗并不能解决根本问题,扶正的思想应贯穿在整个治疗过程中。通过辨证论治,选用具有扶正的中药制剂,如百合固金汤、参苓白术散等,以达到益气扶正养阴或补肺健脾固肾之目的。因此,在治疗以虚证为主要矛盾的 CAP 患者中,积极抗感染的同时,应联合扶正类药物。

九、典型病例

患者女性,55 岁,主因"发热伴咳嗽、咳痰 3 天"入院。3 天前受凉后出现发热,体温最高 39.5℃,伴汗出,咳嗽,咳黄痰,喘憋,气短,大便干,舌质红,苔黄,脉弦滑。入院查胸部 CT 示:右肺上叶前段纵隔旁可见不规则软组织密度影,其远端肺内可见片状模糊影,其内充气支气管像。血常规示:白细胞 11.2×10^9/L,中性粒细胞 0.8。初步诊断:右上肺炎。证属:痰热壅肺证,治则:清热泻肺、豁痰止咳,处方:麻杏石甘汤加味。黄芩 15g,生石膏 30g,炙麻黄 6g,杏仁 12g,金银花 30g,连翘 10g,蝉蜕 8g,僵蚕 8g,浙贝母 15g,青蒿 30g,柴胡 15g,鱼腥草 30g,金荞麦 30g,芦根 20g,生甘草 8g。共 5 剂,水煎服,每日 2 次;同时予左氧氟沙星静脉滴注抗感染治疗。

二诊:热退,偶有咳嗽,无痰,自汗出,咽痒即咳,二便正常,舌质淡红苔薄白,脉弦滑。中医辨证:气阴两伤、余邪未清,治则:益气养阴,清理余邪。处方:沙参麦冬汤合竹叶石膏汤加减。南沙参、北沙参各 15g,麦冬 15g,桑白皮 15g,生甘草 10g,天花粉 20g,生石膏 15g,荆芥 15g,法半夏 15g,淡竹叶 10g,生黄芪 15g,防风 12g,生白术 15g,桔梗 10g,杏仁 15g,浙贝母 15g。共 7 剂,水煎服,每日 1 剂;停抗生素静脉滴注。

三诊:患者症状基本消失,复查胸部 CT,右肺上叶炎症基本吸收。

参 考 文 献

[1] 中华医学会呼吸病学分会.中国成人社区获得性肺炎诊断和治疗指南(2016 年版).中华结核和呼吸杂志,2016,39(4):253-279.

[2] 钟南山,刘又宁.呼吸病学.北京:人民卫生出版社,2015:396-410.

[3] 上海市中西医结合学会急救医学专业委员会,上海市中西医结合学会重症医学专业委员会,上海市医师协会急诊科医师分会.中西医联合治疗社区获得性肺炎专家共识(2014版).中国中西医结合急救杂志,2015,22(1):1-5.

第二节　医院获得性肺炎

一、概述

医院获得性肺炎(hospital acquired pneumonia,HAP)亦称医院内肺炎(noso-comial pneumonia,NP),是指患者入院时不存在、也不处于感染潜伏期,而于入院

48 小时后在医院(包括老年护理院、康复院)内发生的肺炎。国际上多数报道 HAP 发病率为 0.5% ~ 1.0%,在西方国家居医院感染的第 2～4 位;ICU 内发病率 15%～ 20%,其中接受机械通气患者高达 18%~60%,病死率超过 50%。我国 HAP 发病率为 1.3% ~ 3.4%,是第一位的医院内感染(占 29.5%)。CAP 与 HAP 同属肺炎范畴,但 HAP 在病原学、流行病学和临床诊治上与 CAP 有显著不同,因此将 HAP 列出来单独介绍。

HAP 是院内常见的重症感染性疾病,临床发病率和病死率极高。HAP 的病死率在 30%～70%,是导致基础疾病治疗失败、加重医疗经济负担的重要原因。

二、病因病机

本病多发于老年、慢性肺部疾病或有其他基础疾病、恶性肿瘤、免疫受损、昏迷、吸入、长期住院、久住 ICU 的患者,因此主要病机为正气内虚脏腑功能失调与感受外邪肺失宣降,机体正气虚损脏腑功能失调导致痰、湿、瘀等病理产物积聚,正气不足以抵御外邪侵袭,极易传变,逆传心包或邪陷正脱可表现为神昏谵语、喘脱、厥脱等。

三、临床表现

HAP 的临床表现与 CAP 相似,主要症状为发热,伴或不伴恶寒、寒战、咳嗽、咳痰,或原有呼吸道疾病症状加重,并出现脓性痰;重症可出现呼吸困难、呼吸急促、发绀、精神错乱、狂躁、昏迷等呼吸衰竭症状。

四、辅助检查

1. 血常规

外周血白细胞$>10 \times 10^9/L$ 或$<4 \times 10^9/L$,伴或不伴细胞核左移。血常规白细胞及中性粒细胞比例等可应用于区分细菌感染和非细菌性感染。但要注意:敏感度及特异度较差,结果受多种因素的影响。例如,当出现严重感染时,可出现白细胞总数降低。

2. 炎症指标

(1)C 反应蛋白(CRP):CRP 是肝产生的一种非特异性急性时相蛋白,当细菌感染 6～12 小时开始升高,24～48 小时到达最高峰,敏感度优于白细胞。但是,CRP 对诊断细菌感染的特异度不高,在某些病毒性感染(如传染性单核细胞增多症)、外科手术术后、自身免疫性疾病(如风湿热、系统性红斑狼疮等)、心血管系统疾病、恶性肿瘤等,CRP 也可明显升高,因此容易造成误诊。

(2)降钙素原(PCT):PCT 在细菌感染后 4 小时即可测出,6 小时内急剧上升,并在 6～24 小时维持此水平,水平高低与感染的严重程度呈正相关。临床上 PCT

检查主要用于细菌感染与病毒感染的鉴别诊断、帮助 SIRS/脓毒症的早期诊断并评估疾病的严重程度和预后,以及指导抗生素的应用。

3. 病原学检测

采用的标本通常为痰标本、血液、胸腔积液、支气管黏膜活检标本、尿液、急性期及恢复期双份血清、口咽及鼻咽拭子、下呼吸道标本及组织活检标本等。常用病原学检测方法包括痰涂片、痰培养、血培养、下呼吸道标本抗原检测、血清特异性抗体检测、核酸及尿抗原检测等。

4. 影像学检查

(1)胸部 X 线检查:HAP 胸部 X 线表现多样性,一般表现为支气管肺炎,但常常变化多端,在严重脱水、粒细胞缺乏患者并发医院内肺炎和肺孢子菌肺炎可以在 X 线上无异常表现,而在机械通气患者可以仅显示肺不张,或者因为肺过度充气使浸润和实变阴影变得难以辨认。也有的因为合并存在的药物性肺损伤、肺水肿、肺栓塞等使肺炎无法鉴别。

(2)胸部 CT 检查:根据感染致病菌不同,胸部 CT 可有多种征象,如细菌性肺炎可表现为实变影、支气管充气征,高分辨 CT 可表现为小叶中心结节、树芽征;真菌性肺炎可表现为结节、实变、空洞、空气新月征、晕征等多种征象;病毒性肺炎可表现为多发小结节影、磨玻璃影、网格影等间质性改变。

五、诊断与鉴别诊断

(一)HAP 的临床诊断依据

同 CAP。但临床表现、实验室和影像学所见对 HAP 的诊断特异性甚低,尤其应注意排除肺不张、心力衰竭和肺水肿、基础疾病肺侵犯、药物性肺损伤、肺栓塞和 ARDS 等。粒细胞缺乏、严重脱水患者并发 HAP 时 X 线检查可以阴性,卡氏肺孢子菌肺炎有 10%～20%患者 X 线检查完全正常。

(二)HAP 的病原学诊断

与 CAP 的要求与步骤相同。必须特别强调:准确的病原学诊断对 HAP 处理的重要性甚过 CAP。HAP 患者除呼吸道标本外常规做血培养 2 次。呼吸道分泌物细菌培养尤需重视半定量培养。HAP 特别是机械通气患者的痰标本(包括下呼吸道标本)病原学检查存在的问题不是假阴性,而是假阳性。培养结果意义的判断需参考细菌浓度。此外,呼吸道分泌物分离到的表皮葡萄球菌、除诺卡菌外的其他革兰阳性细菌、除流感嗜血杆菌外的嗜血杆菌属细菌、微球菌、肠球菌、念珠菌属和厌氧菌临床意义不明确。在免疫损害宿主应重视特殊病原体(真菌、卡氏肺孢子菌、分枝杆菌、病毒)的检查。在 ICU 内 HAP 患者应进行连续性病原学和耐药性监测,以指导临床治疗。

不动杆菌、金黄色葡萄球菌、铜绿假单胞菌、沙雷菌、肠杆菌属细菌、军团、真菌、流感病毒、呼吸道合胞病毒和结核杆菌可以引起 HAP 的暴发性发病，尤应注意监测、追溯感染源、制订有效控制措施。

(三)HAP 病情严重程度的评价

1. 危险因素

(1)宿主：老年人、慢性肺部疾病或其他基础疾病、恶性肿瘤、免疫受损、昏迷、吸入、近期呼吸道感染等。

(2)医源性：长期住院，特别是久住 ICU、人工气道和机械通气、长期经鼻留置胃管、胸腹部手术、先期抗生素治疗、糖皮质激素、细胞毒药物和免疫抑制剂、H_2 受体阻滞药和制酸药应用者。

(3)危险因素与病原学分布的相关性：金黄色葡萄球菌，昏迷、头部创伤、近期流感病毒感染、糖尿病、肾衰竭；铜绿假单胞菌，长期住 ICU、长期应用糖皮质激素、先期抗生素应用、支气管扩张症、粒细胞缺乏、晚期 AIDS；军团菌，应用糖皮质激素、地方性或流行性因素；厌氧菌，腹部手术、可见的吸入。

2. 病情严重性评价

(1)轻、中症：一般状态较好，早发性发病(入院≤5 天、机械通气≤4 天)，无高危因素，生命体征稳定，器官功能无明显异常。

(2)重症：同 CAP。晚发性发病(入院＞5 天、机械通气＞4 天)和存在高危因素者，即使不完全符合重症肺炎诊断标准，亦视为重症。

六、治疗

HAP 病因病机包括正气虚弱、抗邪无力及外邪侵袭、肺卫受邪两个方面。正虚、邪实贯穿于疾病的整个病程中，治疗方面以扶正祛邪为大法。中西医联合治疗 HAP 有助于疾病的较快恢复，其主要思路与 CAP 基本一致，西医针对病原体进行有效抗感染治疗；中医辨证论治，缓解临床症状，促进疾病康复。

(一)中医治疗

由于本病多发于老年、慢性肺部疾病或有其他基础疾病、恶性肿瘤、免疫受损、昏迷、吸入、长期住院、久住 ICU 的患者，因此主要为本虚标实之证。治疗原则主要为扶正祛邪。就虚证而言，多阴虚、气虚，标实多为痰热壅肺证、痰浊阻肺证。HAP 患者多病情凶险，易于传变，治疗上急则治其标，在祛邪的同时，扶正的思想应贯穿在整个治疗过程中。通过辨证论治，选用具有扶正的中药制剂，如麦门冬汤、沙参麦冬汤、炙甘草汤、百合固金汤等，以达到益气扶正养阴之目的。因此，HAP 积极抗感染的同时，应联合扶正类药物。下面就 HAP 辨证分型进行详细阐述。

1. 辨证用药

(1)痰热壅肺

临床表现：咳嗽，咳声气粗，痰多，质黏厚或稠黄，或喉中有痰声，胸胁胀满伴咳时引痛,身热面赤,口干,舌红,苔黄腻,脉滑数。

证机概要:痰热壅肺,肺失肃降。

治疗法则:清热泻肺,豁痰止咳。

方药运用:麻杏石甘汤加味(麻黄、生石膏、杏仁、芦根、桔梗、浙贝母、黄芩、炙百部、款冬花、炙甘草);千金苇茎汤加减(芦根、鱼腥草、生薏苡仁、冬瓜仁、枇杷叶、杏仁、桃仁、黄芩)。

临证指要:麻杏石甘汤出自《伤寒论》,具有清泄肺热、止咳平喘的功效。苇茎汤出自《备急千金要方》,具有清肺化痰、逐瘀排脓的功效。前者重在咳,后者重在痰。

(2)痰浊阻肺

临床表现:咳嗽痰多,咳声重浊,晨起为甚,痰色白或带灰色,质黏腻或稠厚,伴胸闷气憋,腹胀食少,大便时溏,舌淡白,苔白腻,脉濡滑。

证机概要:痰浊阻肺,肺失肃降。

治疗法则:燥湿化痰,理气止咳。

方药运用:二陈汤合三子养亲汤加减(半夏、陈皮、茯苓、甘草、射干、葶苈子、紫苏子、白芥子、莱菔子);炙麻黄合三子养亲汤加减(炙麻黄、紫苏子、莱菔子、白芥子)。

临证指要:三子养亲汤出自《韩氏医通》,具有降气平喘之功效,结合二陈汤燥湿化痰、理气和中,可显著减轻患者咳嗽、咳痰、喘息症状,使痰量明显减少。三子养亲汤与炙麻黄合用可增强化痰止咳、平喘降气的功效。

(3)气阴两虚

临床表现:干咳,少痰,伴气短,口干,咽干,消瘦,乏力,盗汗,手足心热,大便干,舌红,少苔,脉细数。

证机概要:气阴两虚,痰浊阻肺。

治疗法则:养阴益气,止咳化痰。

方药运用:麦门冬汤加减(麦冬、半夏、人参、甘草、大枣);沙参麦冬汤加减(沙参、玉竹、生甘草、冬桑叶、麦冬、生扁豆、天花粉)。

临证指要:麦门冬汤出自《金匮要略》,具有滋养肺胃,下气化痰之效。沙参麦冬汤出自《温病条辨》,具有清养肺胃,生津润燥之效。症状上,前者当有痰涎,而后者燥。

2. 成药制剂

(1)痰热壅肺:喜炎平注射液(成人:每日250~500mg,以5%葡萄糖注射液或0.9%氯化钠注射液稀释后静脉滴注);痰热清注射液(常用量:成人一般每次20ml,重症患者每次可用40ml,加入5%葡萄糖注射液或0.9%氯化钠注射液250~500ml,静脉滴注,控制每分钟不超过60滴,每日1次);复方鲜竹沥液(口服,每次 20ml,每日 2～3 次)。

(2)痰浊阻肺:肺力咳胶囊口服,每次 3～4 粒,每日 3 次。

(3)气阴两虚:生脉饮口服,每次 20ml,每日 3 次。

(二)西医治疗

1. 经验性治疗

(1)轻、中症 HAP

①常见病原体:肠杆菌科细菌、流感嗜血杆菌、肺炎链球菌、甲氧西林敏感金黄色葡萄球菌(MSSA)等。

②抗感染药物选择:第二、三代头孢菌素(不必包括具有抗假单胞菌活性者)、β内酰胺类/β内酰胺酶抑制药;青霉素过敏者,选用氟喹诺酮类或克林霉素联合大环内酯类。

(2)重症 HAP

①常见病原体:铜绿假单胞菌、耐甲氧西林金黄色葡萄球菌(MRSA)、不动杆菌、肠杆菌属细菌、厌氧菌。

②抗感染药物选择:喹诺酮类或氨基糖苷类联合下列药物之一:抗假单胞菌 β内酰胺类(如头孢他啶、头孢哌酮、哌拉西林、替卡西林、美洛西林等);广谱 β内酰胺类/β内酰胺酶抑制药(替卡西林/克拉维酸、头孢哌酮/舒巴坦钠、哌拉西林/他佐巴坦);碳青霉烯类(如亚胺培南);必要时联合万古霉素(针对 MRSA);当估计真菌感染可能性大时应选用有效抗真菌药物。

2. 抗病原微生物治疗

(1)金黄色葡萄球菌(MSSA):首选苯唑西林或氯唑西林单用或联合利福平、庆大霉素;替代头孢唑林或头孢呋辛、克林霉素、复方磺胺甲噁唑、氟喹诺酮类。

(2)耐甲氧西林金黄色葡萄球菌(MRSA):首选(去甲)万古霉素单用或联合利福平或奈替米星,替代(须经体外药敏试验)氟喹诺酮类、碳青霉烯类。

(3)肠杆菌科(大肠埃希菌、克雷伯杆菌、变形杆菌、肠杆菌属等):首选第二、三代头孢菌素联合氨基糖苷类(参考药敏试验可以单用);替代氟喹诺酮类、氨曲南、亚胺培南、β内酰胺类/β内酰胺酶抑制药。

(4)流感嗜血杆菌:首选第二代头孢菌素、第三代头孢菌素、新大环内酯类、复方磺胺甲噁唑、氟喹诺酮类;替代 β内酰胺类/β内酰胺酶抑制药(氨苄西林/舒巴坦钠、阿莫西林/克拉维酸)。

(5)铜绿假单胞菌:首选氨基糖苷类、抗假单胞菌 β内酰胺类(如哌拉西林/他佐巴坦、替卡西林/克拉维酸、美洛西林、头孢他啶、头孢哌酮/舒巴坦钠等)及氟喹诺酮类。替代氨基糖苷类联合氨曲南、亚胺培南。

(6)不动杆菌:首选亚胺培南或氟喹诺酮类联合阿米卡星或头孢他啶、头孢哌酮/舒巴坦钠。

（7）军团杆菌：首选红霉素或联合利福平、环丙沙星、左氧氟沙星；替代新大环内酯类联合利福平、多西环素联合利福平、氧氟沙星。

（8）厌氧菌：首选青霉素联合甲硝唑、克林霉素、β内酰胺类/β内酰胺酶抑制药；替代替硝唑、氨苄西林、阿莫西林、头孢西丁。

（9）真菌：首选氟康唑，酵母菌（新型隐球菌）、酵母样菌（念珠菌属）和组织胞质菌大多对氟康唑敏感。两性霉素B抗菌谱最广，活性最强，但不良反应重，当感染严重或上述药物无效时可选用。替代5-氟胞嘧啶（念珠菌、隐球菌），咪康唑（芽生菌属、组织胞质菌属、隐球菌属、部分念珠菌），伊曲康唑（曲菌、念珠菌、隐球菌等）。

（10）巨细胞病毒：首选更昔洛韦单用或联合静脉用免疫球蛋白（IVIG），或巨细胞病毒高免疫球蛋白；替代膦甲酸钠。

（11）卡氏肺孢子菌：首选复方磺胺甲噁唑，其中SMZ 100mg/（kg·d）、TMP 20mg/（kg·d），口服或静脉滴注，6小时1次。替代喷他脒2～4 mg/（kg·d），肌注；氨苯砜，100mg/d联合TMP 20mg/（kg·d），口服，6小时1次。

3. 疗程

应个体化。其长短取决于感染的病原体、严重程度、基础疾病及临床治疗反应等。以下是一般的建议疗程：流感嗜血杆菌10～14天，肠杆菌科细菌、不动杆菌14～21天，铜绿假单胞菌21～28天，金黄色葡萄球菌21～28天，其中MRSA可适当延长疗程。卡氏肺孢子菌14～21天，军团菌、支原体及衣原体14～21天。

七、预后与调护

患者取半坐位以减少吸入危险性。诊疗器械（特别是呼吸治疗器械）严格消毒、灭菌，切实执行无菌操作制度。医护人员洗手是减少和防止交叉感染的最简便和有效措施之一。尽可能缩短人工气道留置和机械通气时间。减少鼻胃插管和缩短留置时间。尽量避免或减少使用H_2受体阻滞药和抗酸药，或以硫糖铝取代之。选择性胃肠道脱污染和口咽部脱污染预防HAP有待进一步研究，目前不提倡使用。避免呼吸道局部应用抗生素。

八、中医防治进展

与CAP类似，虽然HAP病程中始终有本虚要素存在，但在疾病早期，仍以邪实为主，大多为痰热壅肺证、痰浊阻肺证；在疾病中后期大部分演变为气阴两虚证，如果治疗贻误，可演变为阴竭阳脱证，提示病情非常危重。此为常见变证、坏证之一，治疗棘手，预后差，病死率高。因HAP患者往往长期患有多种基础病，免疫功能低下，正气亏虚，抗病能力弱，所以即使在发病开始时气阴两虚证者亦不少见。该证候在疾病发展过程中可持续存在，也可以在疾病的全过程中演变为热闭心包证及阴竭阳脱证，提示病情进一步加重。还可以在疾病的早中期新感外邪而演变为正气亏虚基础上的痰热壅肺证。热闭心包证在疾病全过程中可以持续存在，也可以在疾病的中后期演变为阴竭阳脱证，使病情变得更加危重，预后差，临床上更应积极地施救该证患者。如果热闭心包证转变为气阴两虚证，则提示病情好转，预后相对较好。阴竭阳脱证一般均由其他证候演变而来，在病程各阶段均可出现，但在 HAP 的早期少见，而多见于该病证的中后期，提示病情危重，死亡风险高。因此，HAP 诊治过程中应积极中西医综合治疗，主要是实施抗感染治疗与脏器功能支持和营养支持治疗，并促进脏器功能与免疫功能的恢复，保护胃肠功能，促进疾病的康复。

九、典型病例

患者女性，85 岁，主因双下肢发凉、疼痛 20 余小时于 2012 年 8 月 25 日以"右下肢动脉栓塞"收入院。入院后急诊行"右股动脉切开取栓术＋右小腿肌筋膜切开减张术"，术后出现肌酐升高，最高 121μmol/L，后逐渐降至正常，右下肢缺血逐渐好转，右小腿张力减退。2012 年 9 月 3 日行右小腿伤口切开缝合术，术后伤口愈合良好。患者一般状况差，自主咳痰能力弱。2012 年 9 月 17 日出现喘憋、呼吸困难、低氧血症，转入 ICU 治疗，考虑"院内感染""医院获得性肺炎"，予以雾化排痰、抗感染治疗，有所缓解。2012 年 9 月 20 日凌晨再次出现上述症状，雾化吸痰不缓解。查血气示：pH 7.168、PCO$_2$ 80mmHg。行气管插管呼吸机辅助呼吸，同时继续抗感染治疗，肺部感染逐渐好转，予间断脱机训练，过程中出现急性肾衰竭（肌酐 380μmol/L），少尿，代谢性酸中毒，考虑感染加重，停止脱机训练，家属不同意血滤，予纠酸、利尿、抗感染治疗，后有所好转，尿量渐多（每天 1500～2000ml），肌酐降至 338μmol/L。2012 年 10 月 19 日出现休克，考虑感染加重，予泰能、他格适、优力新、口服氟康唑、米诺环素抗感染治疗，同时予血管活性药物维持血压。2012 年 10 月 23 日检验结果回报：痰培养，鲍曼不动杆菌（多重耐药菌）；尿培养，白假丝酵母菌；痰涂片，革兰阴性杆菌及革兰阳性球菌及链球菌；降钙素原 1.44ng/ml；血常规白细胞 4.04×10^9/L、中性粒细胞 0.86、血红蛋白 80g/L、血小板 72×10^9/L；生化：肌酐 323μmol/L、前白蛋白 225mg/L、白蛋白 31.69g/L、钾 4.09mmol/L、钠 141mmol/L。患者意识淡漠，腹胀，肠鸣音消失，发热无汗，鼻饲，胃内容物隐血阳性，颜面及四肢水肿明显，但无遵嘱动作，家属要求中医协助治疗。

2012 年 10 月 24 日会诊：患者目前发热无汗，鼻饲，神志欠清，有痰色白质黏，腹胀，水肿明显，时有头摇，大便溏泄次数多，舌质红无苔，舌下瘀，脉沉滑。辨证：气阴双亏，湿瘀内阻证。治以益气养阴、健脾利水、活血祛瘀为法。处方：生黄芪120g，百合 20g，麦冬 60g，西洋参 30g，楮实子 30g，防己 10g，川椒目 10g，茯苓皮30g，伏龙肝 60g，干姜炭 10g，大腹皮 10g，炒白术 10g，车前草 10g，黄芩炭 20g，神曲 30g，生鸡内金 30g，川贝母 5g，浙贝母 10g，水蛭 10g。浓煎 100ml，分 2 次鼻饲。

2012年10月30日会诊:患者目前神志好转,有痰色白,量减少,药后肢肿大减,腹泻已停,尿量可,舌淡红苔白,脉沉,时有肌肉抽搐。效不更方,在益气养阴、化瘀活血的基础上,佐以搜风通络、开窍止痉之药。处方:生黄芪120g,生白术10g,麦冬60g,太子参60g,石斛10g,百合10g,生侧柏10g,赤芍30g,浙贝母10g,川贝母10g,蜈蚣3条,全蝎10g,水蛭3g,菖蒲10g,远志10g,炒神曲30g,生鸡内金30g,炒麦芽10g,鳖甲20g,体外培育牛黄(冲)0.3g或羚羊角粉(冲)2g。浓煎100ml,分2次鼻饲。

2012年11月6日会诊:患者体温正常,神志可,可遵嘱张口视舌,头部震颤消失,上肢时有抽搐,有痰色黄质稀,下肢不肿,双上肢轻度水肿,无腹泻,尿量可,舌淡红,苔白乏津,脉沉。治疗仍以益气养阴、化痰活血健中为法,处方稍作加减,如下:生黄芪120g,炒白术10g,炒山药20g,太子参60g,百合20g,生侧柏10g,金荞麦30g,浙贝母10g,川贝母10g,全蝎10g,蜈蚣3条,焦神曲30g,焦麦芽20g,焦山楂10g,鸡内金30g,焦槟榔10g,水蛭10g,赤芍30g。浓煎100ml,分2次鼻饲。

该患者年事已高,阴气自半,加之久卧耗气,泄泻伤津,致气阴不足;脾胃为后天之本,气血生化之源,脾气虚则水液运化失常,出现腹胀、全身水肿、大便溏泄诸症状,兼有痰湿内生,上干于肺而见白痰;阴虚风动或脾虚肝乘之慢惊风皆可致头部震摇,舌红少苔为阴虚之舌象,舌下络脉迂曲提示存在血瘀之候,脉沉滑则为气虚水湿内蕴之依据。综合脉象,辨为气阴两亏、湿瘀内阻证,治以益气养阴、祛湿化瘀为法。复诊随病机及证候变化加减即可。辨证论治是中医治疗疾病之根本大法,而审机论治确有追本溯源之效。证候具有动态属性,然"动必有机",辨证的目的就是为了剖析病机。因此,据证言病要紧扣病机,病证结合亦当把握病机。《黄帝内经素问集注·五常政大论篇第七十》:"动者,病机动于内;发者,证发于外"。《灵素节注类编·外感内伤总论》:"机者,发动所由,为病之因,其机皆同,为之皆属。然有阴阳、虚实、外感、内伤之异,必当细辨"。无不表明"病机为本,证候为象"。临床有些急证、变证、坏证,复杂难辨,病因不明,证候真假不一,只有把握病机,才能抓住疾病的本质。辨证的过程是辨析病机的过程。因此,辨证论治,据证言病,目的都是为了紧扣病机,审机论治,方为临证之要旨。

中医诊治疾病,不可囿于现代医学的诊断及检验指标的禁锢,应在中医理论的指导下,应用中医辨治疾病的思路对病情做出判断,不可受现代医学的影响,致使思维混乱而处方不精。与现代医学相比,中医在诸多疾病的治疗中都凸显了自身的优势,而这些恰恰是现代医学的不足之处,如此患者多重耐药菌感染,抗生素治疗无效,且引发了抗生素相关性腹泻,西医可谓是束手无策,但中医应用自己朴实的理论仍可有回天之力,因而作为中医工作者,首先我们自己要相信中医,灵活运用中医理论全面分析病情,解决目前西医尚无法克服的难题,并且要始终相信中医的优势所在。

本案例出自中日友好医院杨道文主任医师宣武医院会诊案例总结。

参 考 文 献

[1] 中华医学会呼吸病学分会.医院获得性肺炎诊断和治疗指南(草案).中华结核和呼吸杂志,1999,22(4):201-203.

[2] 钟南山,刘又宁.呼吸病学.北京:人民卫生出版社,2015:396-410.

[3] 陈炎,陈亚蓓.国内外社区获得性肺炎和医院获得性肺炎指南(2005－2009年)解读(二).中国医药,2005,5(13):60-61.

第三节　免疫功能低下宿主肺炎

一、概述

免疫功能低下被定义为任何条件下宿主对外来抗原的反应低于正常,随着药物治疗的不断进步,免疫功能低下者的数量稳步增加。一种或多种宿主防御机制的缺陷可能是感染(尤其是 HIV 感染)、化疗和单克隆抗体疗法、免疫抑制治疗自身免疫性疾病、实质性器官和造血干细胞移植的并发症。肺部并发症是免疫功能低下者发病和死亡的常见原因,其中感染约占 75%。就病原学而言,免疫功能低下宿主肺炎常见病原体为细菌、曲霉菌、念珠菌、卡氏肺孢子菌、巨细胞病毒。本节简要介绍免疫低下宿主肺炎的中西医诊治。

对于免疫功能低下的患者,急性肺部并发症主要表现为感染。在这些患者中,病变的性质、严重程度及免疫缺陷的持续时间决定了最有可能发生的特定感染类型。被定义为中性粒细胞计数低于 $1000/mm^3$ 的中性粒细胞减少症往往与细胞毒性化疗和诱发细菌及机会性真菌感染有关。

WHO 将 HIV 感染划分为四个临床阶段,即从无症状个体(阶段 1)到出现至少一种机遇性感染或恶性肿瘤(阶段 4)。HIV 患者中,肺部感染为其常见的并发症。

所有接受实体器官移植且免疫抑制治疗的患者有共同的时间曲线,即特定类型的感染最有可能在移植后发生。在移植后的第一个月,器官移植接受者最容易被细菌感染;在 1～6 个月,机遇性真菌感染和包括巨细胞病毒在内的病毒成为最常见的病原体;6 个月后,因为大多数移植接受者只需要低剂量的免疫抑制治疗,所有感染的风险和普通人群一样。

接受造血干细胞移植的患者将面临严重的免疫损害,其直接后果是清髓性预备方案。在植入早期(0～30 天),在免疫缺陷方面主要表现为中性粒细胞的减少,从而导致细菌和真菌感染。在植入中期(31～100 天),感染及发育细胞免疫和体液免疫缺陷(社区呼吸道病毒和巨细胞病毒是最主要的病原体)。在移植晚期(>101天),在没有移植物抗宿主病(慢性排斥反应)患者中肺部感染罕见。

二、病因病机

本病发于获得性免疫缺陷(艾滋病)患者,以及老年人长期营养不良、COPD、恶性肿瘤及放化疗患者、因自身免疫病长期服用免疫抑制药患者、实质性器官和造血干细胞移植患者、肝功能不全、肾功能不全、糖尿病等免疫功能低下患者。因此,主要病机与院内获得性肺炎相似,多为正气内虚脏腑功能失调与感受风热邪毒肺气郁闭。对于艾滋病合并肺部感染者,"疫毒"首先损伤脾,脾为后天之本,气血生化之源,脾脏受损,运化功能失常。一方面水谷精微不能吸收输布,气血化生无源,渐而导致心、肝、肺、肾受损,终至五脏气血阴阳俱损;另一方面脾运化不健,则湿邪内生,故脾气亏虚伴有内湿,进而导五脏气血阴阳俱损是贯穿艾滋病全过程的基本病机。免疫力低下并肺部感染患者由于脏腑气血虚损,体质虚弱的特殊体质,感受外邪后,易致变证,故临床表证较少;外邪入里化热,炼液为痰,痰热郁阻于肺则见痰热壅肺证。又因风温肺热病中外邪多以"热"为主,且四时皆有,故痰热壅肺证常见;疫毒侵犯脾脏,脾失健运,水液不化,聚湿生痰而留于肺,复感风寒湿邪,则见痰湿阻肺证,其出现的频度、病情的轻重和发病时间有关;若正气不复,余邪留恋,可致病情迁延难愈。《景岳全书》云:"肺为气之主,肾为气之根。"肺气久虚而连及于肾,则见肺肾两亏证,其出现频度与患者年龄和病情程度密切相关。

三、临床表现

发热是免疫功能低下合并肺部感染者最常见的表现。与普通人群一样,免疫功能低下合并下呼吸道感染时往往出现咳嗽、咳痰,病情较重时合并喘憋、呼吸困难。

四、辅助检查

1. 血常规

外周血白细胞$>10\times10^9/L$或$<4\times10^9/L$,伴或不伴细胞核左移。部分患者可伴有淋巴细胞计数下降。

2. 淋巴细胞亚群

淋巴细胞亚群分析是检测细胞免疫和体液免疫功能的重要指标,总体反映机体当前的免疫功能、状态和平衡水平,并可以辅助诊断某些疾病,如自身免疫病、免疫缺陷病、恶性肿瘤、血液病等。$CD4^+/CD8^+$比值降低是免疫缺陷病的重要指征。$CD4^+$细胞计数是衡量免疫抑制程度最广泛使用的指标,它与并发症的发生直接相关。$CD4^+$细胞计数$<200/mm^3$是重要的阈值,它可作为HIV感染者确定AIDS发病的指标,即使患者无AIDS直接引起的疾病,同时在对处于风险机遇性感染或

某些恶性肿瘤发病地区对患者而言，它也是一明确发病的重要指标。CD4$^+$细胞计数＞200/mm^{3}的患者可出现细菌性肺炎/肺结核及肺癌，但大部分 AIDS 典型并发症（卡氏肺孢子菌肺炎，播散性真菌血症，Kaposi 肉瘤及 AIDS 相关淋巴瘤）见于 CD4$^+$细胞计数＜200/mm^3 者，更常见于＜100/mm^3 者。

3. 降钙素原（PCT）

PCT 在细菌感染后 4 小时即可测出，6 小时内急剧上升，并在 6～24 小时维持此水平，水平高低与感染的严重程度呈正相关。临床上 PCT 检查主要用于细菌感染与病毒感染的鉴别诊断、帮助 SIRS/脓毒症的早期诊断并评估疾病的严重程度和预后，以及指导抗生素的应用。

4. 病原学检测

由于免疫低下患者肺炎病情复杂，存在多种潜在感染原，因此病原学检测尤为重要。对初始经验性治疗无反应的肺部病变应积极稳妥地进行介入性检查，对查明病因和改善预后都具有重要意义。最常用的检查方法为支气管镜检下行支气管肺泡灌洗和经气管镜肺活检。

5. 胸部 X 线检查

免疫功能低下者，细菌性肺炎的胸部 X 线的影像学表现多种多样，从正常到两肺弥漫性密度增高影变化不等。卡氏肺孢子菌肺炎的典型 X 线表现为双肺门周围或弥漫对称性肺间质或磨玻璃影。侵袭性曲霉菌病表现为单发或多发肺结节、肿块，或者周围性实变，伴或不伴有空洞形成。念珠菌肺炎表现为单侧性或双侧性肺叶或肺段气腔样病变。巨细胞病毒性肺炎胸片表现为双肺区域性肺实质密度增高影，伴多发直径≤5mm 的肺结节。

6. 胸部 CT

细菌性肺炎在 CT 上最常表现为局灶性实变，其伴随表现包括磨玻璃影、支气管壁增厚、小叶中心性结节及胸腔积液。卡氏肺孢子菌肺炎 CT 主要表现为弥漫性磨玻璃影，有时呈地图样分布。侵袭性曲霉病的早期特征性 CT 征象为中央结节或肿块，周缘环以磨玻璃密度影。念珠菌肺炎表现为多发肺结节，结节呈随机性或小叶中心性分布，且主要分布于肺下叶。巨细胞病毒性肺炎 CT 主要表现为实变、磨玻璃影、小结节等。

7. 艾滋病病毒抗体

80％左右 HIV 感染者感染后 6 周初筛试验可检出抗体，几乎 100％感染者 12 周后可检出抗体，只有极少数患者在感染后 3 个月内或 6 个月后才检出。

五、诊断与鉴别诊断

免疫低下宿主肺炎等诊断标准同 CAP，但由于宿主本身免疫低下的因素，病原学诊断往往有别于免疫功能正常人群肺炎，总结如下。

1. 细菌性肺炎

HIV 感染使得细菌性肺炎的发生率较一般人群高 10～25 倍,肺炎链球菌是成年 HIV 感染者中 CAP 最常见的致病菌,约占所有细菌性肺炎的 20%,其他常见病原体包括流感嗜血杆菌、金黄色葡萄球菌及革兰阴性菌,特别是铜绿假单胞菌。在化疗致中性粒细胞减少的免疫功能低下患者中,铜绿假单胞菌、肺炎链球菌感染和大肠埃希菌是肺炎发作引起菌血症最常见的病原体。在实体器官移植患者中,由革兰阴性菌或金黄色葡萄球菌引起的医院内肺炎是围术期的主要并发症,由流感嗜血杆菌、肺炎链球菌、军团菌引起的社区获得性肺炎常发生在移植手术的后期。

2. 卡氏肺孢子菌肺炎

AIDS 患者、接受化疗者及长期服用糖皮质激素者,最易发生卡氏肺孢子菌肺炎。卡氏肺孢子菌肺炎患者表现为隐匿起病的发热,干咳及呼吸困难。总体而言,患者就诊前出现症状已经约 1 个月。查体显示呼吸急促,心动过速,发绀,而肺部听诊几乎无异常动脉血氧分压低,肺泡-动脉氧分压梯度增加及呼吸性碱中毒明显。血清乳酸脱氢酶水平升高对卡氏肺孢子菌肺炎具有高度敏感性,但不具有高度特异性。

3. 曲霉菌病

侵袭性肺曲霉菌病是最常见的机遇性肺真菌感染,严重中性粒细胞减少是主要的危险因素。实质性器官移植术后 6 个月内,该感染的发生率约为 5%。造血干细胞移植受者中,侵袭性曲霉菌病的发生呈双峰分布,可发生于移植物植入前或移植物抗宿主病发生后。

4. 巨细胞病毒性肺炎

在免疫功能低下者危及生命的肺感染中,巨细胞病毒是最常见的病毒性病原体。高危因素包括器官移植和长期皮质类固醇激素治疗。AIDS 患者 CMV 肺炎症状通常不典型,如发热、呼吸困难及低氧,肺部听诊可闻及弥漫性啰音,血液检查乳酸脱氢酶升高。

5. 其他

AIDS 患者还常见结核分枝杆菌、非结核分枝杆菌、毛霉菌感染。本节不再详述。

六、治疗

免疫低下宿主肺炎病因病机为正气内虚脏腑功能失调与感受风热邪毒肺气郁闭两个方面。正气内虚贯穿于疾病的整个病程中,治疗上主要从增强体质,提高免疫功能(增强脾胃功能、滋阴补肾)和治疗、预防机会性感染(清热除湿、化浊解毒)入手。中西医联合治疗有助于疾病的较快恢复,其主要思路为西医针对病原体进行有效抗感染治疗；中医辨证论治，缓解临床症状。

（一）中医治疗

1. 痰热壅盛证

临床表现：身热，气粗，痰多黄稠或痰白黏稠难咳，口干苦，烦躁不安，大便秘结，小便短赤，舌红苔黄腻，脉滑数。

证机概要：痰热壅肺，肺失肃降。

治疗法则：宣肺清热化痰。

方药运用：清金化痰汤加减（黄芩、山栀子、知母、桑白皮、瓜蒌仁、贝母、麦冬、橘红、茯苓、桔梗、甘草）。

临证指要：原方出自《医学统旨》，具有清肺化痰的功效。

2. 痰湿阻肺

临床表现：气喘，甚则喘息不能平卧，咳痰量多，面色苍白，形寒肢冷，头晕目眩，舌苔白腻，脉濡缓或滑。

证机概要：痰湿阻肺。

治疗法则：温肺化饮。

方药运用：小青龙汤合二陈汤加减（炙麻黄、干姜、细辛、法半夏、陈皮、茯苓、五味子、芍药）。

3. 肺肾两亏

临床表现：咳痰，喘促，动则为甚，自汗，五心烦热，腰膝酸软，舌淡苔白，脉细弱。

证机概要：肺肾两亏。

治疗法则：补肺益肾。

方药运用：七味都气丸合补肺汤（五味子、山茱萸、茯苓、牡丹皮、熟地黄、山药、泽泻、人参、黄芪、紫菀、桑白皮）。

（二）西医治疗

抗病原微生物治疗

细菌：根据不同致病菌，选取抗生素。

曲霉菌：首选伏立康唑治疗。

巨细胞病毒：首选更昔洛韦单用或联合静脉用免疫球蛋白（IVIG），或巨细胞病毒高免疫球蛋白。

卡氏肺孢子菌：首选复方磺胺甲噁唑。

七、预后与调护

由于呼吸道是一个开放系统，随着机体免疫功能降低很容易发生肺部感染，免疫功能低下患者罹患肺炎常具有以下几个特点：①临床及影像学表现不典型，实验室检查结果不特异,早期诊断率低;②肺部感染病原体复杂,各种细菌、真菌、病毒及特殊病原体常存在混合感染;③病原学确诊困难,并非所有患者均可通过创伤性操作获得组织学及病原学诊断,且绝大多数患者均经验性使用抗生素治疗,因而痰培养阳性率低,难以区分定植菌和致病菌,同时由于经验性治疗常采取多种抗感染药物联合使用,造成耐药菌感染多见;④由于机体免疫功能低,自身抵抗力差,抗生素应用效果不佳,临床表现反应滞后,治疗矛盾突出,特别是对于存在需应用免疫抑制药治疗原发病的患者,抗感染与原发病治疗之间的平衡很难把握;⑤预后差,免疫功能低下患者一旦发生呼吸衰竭或全身多器官功能衰竭,病死率高,救治成功率低,医疗费用高。面对上述严峻形势,临床工作者应主动采取一系列对策以应对这个问题,认真贯彻预防为主的方针,严格规范各种免疫抑制药的应用,特别是避免激素滥用,尽可能最大限度地保护机体免疫功能。对器官移植后长期应用免疫抑制药进行抗排异治疗者应力争进行个体化用药,动态进行血药浓度监测。

八、中医防治进展

由于患者免疫功能较低,临床常见于多种病原体的多重感染,病情反复,不易控制,造成了较高的死亡率。经过近些年通过对证型与病因病机的临床研究,逐步确立了"虚""痰"为主的病理因素,在辨证治疗时提出虚实夹杂与脏腑辨证相结合的临床辨证。西药治疗价格昂贵并面临耐药的风险,长期应用不利于业已受损的免疫系统。中药以其独特的辨证理论和疗效在临床得到了应用,但仍面临缺乏机制及药物作用机制的研究和临床疗效评价,因此有必要加强对肺部感染相关课题的更深层次研究,明确中药在患者体内抗炎作用和对免疫功能的影响,探究肺部感染证型机制,发挥中医辨证论治和治未病理念开展中医证型与肺部感染免疫、生化指标更深层次的研究,探索其相互联系,不断在免疫低下宿主肺炎诊治过程中发挥中医中药优势。

参 考 文 献

[1]　钟南山,刘又宁.呼吸病学.北京:人民卫生出版社,2015:396-410.

[2]　史景云,费苛.胸部影像学.上海:上海科学技术出版社,2015:351-371.

第7章

肺脓肿

一、概述

肺脓肿指微生物引起的肺实质坏死性病变,形成包含坏死物或液化坏死物的脓腔,常表现为气液平面。肺脓肿根据持续时间可分为:急性肺脓肿指发病时间<6周的肺脓肿;慢性肺脓肿则持续时间长,一般病情迁延超过3个月。肺脓肿根据相应的病原学特征可分为:原发性肺脓肿指健康人因吸入或肺炎而引起的原发感染;继发性肺脓肿指在某些疾病基础上继发感染所致,如肿瘤或异物阻塞支气管、存在支气管扩张和(或)机体处于免疫抑制状态,肺外病变扩散至肺(包括血源性肺脓肿)也属此类。肺脓肿与中医学"肺痈"临床表现基本相同,可归属于"肺痈"的范畴。

随着抗生素的使用,目前由化脓性细菌引起的肺脓肿已相对减少,大多由厌氧性细菌引起。其中误吸在厌氧菌引起肺脓肿的病理生理中占有重要地位,特别是在有牙周疾病的情况下。因牙周疾病增多和微量吸入发生率增加,肺脓肿常见于老年人,目前普通人群中肺脓肿的发生率并不清楚。

肺脓肿可由以下病原体感染引起:化脓性细菌、分枝杆菌、真菌或寄生虫,根据不同的病原可进一步分类,如葡萄球菌肺脓肿、厌氧菌或曲霉菌肺脓肿。肺脓肿从一小坏死灶逐渐发展为肺组织的实变区域,这些区域可融合形成单个或多个化脓性区域,从而形成肺脓肿。如早期使用抗生素干预肺脓肿自然病程,病变可愈合,且不遗留残余病变;若进展性感染破坏邻近的支气管,脓肿内容物咳出时,表现为恶臭痰;若感染经久不愈,肺内炎症不能完全吸收,脓腔壁可发生纤维化,引起瘢痕,分隔脓腔。

二、病因病机

肺痈发病的主要原因为感受外邪(多为风热毒邪),壅滞于肺,热盛血瘀,酝酿成痈,血败肉腐化脓,肺络损伤,发为肺痈。

1. 病因

(1)感受外邪:多为风热毒邪,自口鼻或皮毛侵犯于肺;或因风寒袭肺,未能及时表散,内蕴不解,郁而化热,邪热熏肺,肺失清肃,血热壅聚,蕴毒化脓而成痈。

(2)痰热内盛:平素嗜酒太过,或嗜食辛辣煎炸炙煿厚味,蕴湿蒸痰化热,熏灼于肺,或肺脏宿有痰热及他脏痰浊瘀热,蕴结日久,上干于肺,形成肺痈。

2. 病机

本病病位在肺,病理性质属实属热。主要病机为邪热郁肺,蒸液为痰,邪阻肺络,血滞为瘀,痰热瘀血互结,酝酿成痈,血败肉腐化脓,肺络损伤,脓肿内溃外泄。热壅血瘀是成痈化脓的病理基础。

肺痈的病理演变过程,根据病情的发展而表现为初期、成痈期、溃脓期、恢复期四个阶段。其中,恢复期若邪去正虚,继则正气逐渐恢复,痈疡渐告愈;若邪恋正虚,则病情迁延,日久不愈,而转成慢性。

三、临床表现

1. 症状

症状取决于肺脓肿是由厌氧菌还是由其他细菌感染造成。

(1)单纯厌氧菌:单纯厌氧菌性肺脓肿患者多有吸入史(多有齿、口、咽喉的感染灶),在就诊前症状可能已存在几周或几月,表现为乏力、低热、盗汗、食欲缺乏、咳嗽。以后出现明显咳嗽、咳大量痰,痰常带恶臭味及消瘦、贫血等症状。

(2)非厌氧菌:非厌氧菌感染引起的肺脓肿的症状与急性肺炎相似,常发生于住院或免疫抑制患者。发病常急骤,发热,体温常高于38.5℃,伴畏寒,有时有寒战,咳嗽、咳黏液痰或黏液脓性痰,可伴胸痛、气促。1～2周后咳出大量脓性痰,每日可达几百毫升,静置后可分为3层。咯血较常见,约占80%。其中,60%左右痰带臭味,多提示合并厌氧菌感染。

急性肺脓肿在咳出大量脓痰后,体温明显下降,全身毒性症状随之减轻,数周内一般情况逐渐恢复正常。急性肺脓肿治疗不及时可发展为慢性肺脓肿,表现为反复不规则发热、咳脓性痰、咯血、消瘦、贫血等全身慢性中毒症状重。

2. 体征

肺部体征随病原菌、病情的严重程度、患者的状态和并发症的不同而不同。初起时肺部可无阳性体征,或患侧可闻及湿啰音;病变继续发展,可出现肺实变体征,可闻及支气管呼吸音;肺脓腔增大时,可出现空瓮音;病变累及胸膜可闻及胸膜摩擦音或呈现胸腔积液体征。

四、辅助检查

1. 血常规

白细胞增多,中性粒细胞核左移。

2. 影像学检查

(1)胸部X线检查:肺脓肿早期X线表现为大片浓密模糊浸润阴影,边缘不清,或为团片状浓密阴影。在肺组织坏死、肺脓肿形成后,典型的胸部 X 线片表现为空洞里伴气液平面,周围有炎性浸润阴影,也可见多个透亮区的炎性浸润阴影而后融合成一较大空洞或多房空洞。

(2)肺 CT:肺脓肿的 CT 表现常为圆形低密度区,伴有厚壁,边界模糊,不规则。对肺脓肿的诊断价值较 X 线胸片好,在确定是否伴有脓胸或肺梗死上更为有用。

(3)病原学:痰涂片革兰染色,痰、胸腔积液和血培养包括需氧和厌氧培养,以及抗生素药物敏感试验,有助于确定病原体和选择有效的抗菌药物。需要注意的是,咳出的痰液培养并不能用于明确诊断,因为肠道的革兰染色阴性杆菌可在患者口咽部形成菌落,从而使痰培养结果并不可靠。

(4)支气管镜检查:以前肺脓肿患者进行支气管镜检查被认为是必需的。目前多仅用于经正规治疗病情无改善或高度怀疑支气管内膜癌或存在异物时。

五、诊断与鉴别诊断

1. 诊断

发病急,高热、畏寒、咳嗽、咳大量脓臭痰,结合胸部影像发现空洞里伴气液平面,基本可诊断肺脓肿。

2. 鉴别诊断

(1)细菌性肺炎:早期肺脓肿与细菌性肺炎在临床和 X 线表现上有时难以区别。当用抗菌药物治疗后仍高热不退,咳嗽、咳痰加剧并咳出大量脓痰时应考虑为肺脓肿。

(2)支气管肺癌:①癌组织可发生坏死液化,形成空洞,但一般无毒性或急性感染症状,X 线胸片时空洞壁较厚,多呈偏心空洞,残留的肿瘤组织使内壁凹凸不平,空洞周围有少许炎症浸润,肺门淋巴结可有肿大。②支气管肺癌亦可阻塞支气管引起远端肺化脓性感染,但形成肺脓肿的病程相对较长,毒性症状多不明显,脓痰量亦较少。阻塞性感染由于支气管引流不畅,抗生素药物效果不佳。

(3)空洞性肺结核继发感染:空洞性肺结核起病缓慢,病程长,可有长期咳嗽、午后低热、乏力、盗汗、食欲缺乏或有反复咯血。当合并肺部感染时,可出现急性感染症状和咳大量脓臭痰,且由于化脓性细菌大量繁殖,痰中难以找到结核杆菌,此时要详细询问病史。

六、治疗

西医的治疗原则是抗生素药物治疗和脓液引流。从中医学角度,肺痈属实热证,治疗以祛邪为总则,以清热解毒,化瘀排脓为治疗肺痈的基本原则。初期治以清肺散邪;成痈期则清热解毒,化瘀消痈;溃脓期治疗应排脓解毒;恢复期对阴伤气耗,应养阴益气,若久病邪恋正虚,当扶正祛邪,补虚养肺。

(一)中医治疗

1. 辨证用药

（1）初期

临床表现:恶寒发热,咳嗽,咳吐白色黏痰,痰量由少渐多,胸痛,咳时尤甚,呼吸不利,口干鼻燥,舌质淡红,苔薄黄或薄白少津,脉滑数。

证机概要:风热外袭,卫表不和,邪热壅肺,肺失清肃。

治疗法则:疏散风热,清肺散邪。

方药运用:银翘散加减（金银花、连翘、竹叶、芦根、桔梗、甘草、牛蒡子、荆芥、豆豉、薄荷）。热势较甚者,加鱼腥草、黄芩;咳甚痰多者,加杏仁、桑白皮、冬瓜子、枇杷叶;胸痛者,加郁金、桃仁。

临证指要:肺痈初期与风温极为类似,故应注意两者之间的区别。风温起病多急,以发热、咳嗽、烦渴或伴气急胸痛为特征,与肺痈初期颇为难区别,但肺痈之振寒,咳吐浊痰明显,喉中有腥味是其特点,特别是风温经正确及时治疗后,多在气分而解。如经一周身热不退,或退而复升,咳吐浊痰,应进一步考虑肺痈之可能。

（2）成痈期

临床表现:身热转甚,时时振寒,继则壮热,汗出烦躁,咳嗽气急,胸满作痛,转侧不利,咳吐黄稠痰,或黄绿色痰,自觉喉间有腥味,口干咽燥,舌质红,苔黄腻,脉滑数有力。

证机概要:热毒蕴肺,蒸液成痰,热壅血瘀,酝酿成痈。

治疗法则:清肺解毒,化瘀消痈。

方药运用:千金苇茎汤合如金解毒散加减（芦根、冬瓜子、桃仁、薏苡仁、黄芩、黄连、黄柏、栀子、桔梗、甘草）。热壅络瘀,胸痛者,可加乳香、没药、郁金、赤芍;热毒瘀结,咳脓浊痰,有腥臭味者,可合用犀黄丸。

临证指要:肺痈在成痈期尤为关键,若在此期得到部分消散,则病情较轻,疗程较短,预后良好。同时,应注意保持大便通畅,以利于肺气肃降,使邪热易解。

（3）溃脓期

临床表现:咳吐大量脓痰,或如米粥,或痰血相兼,腥臭异常,有时咯血,胸中烦满而痛,甚则气喘不能卧,身热面赤,烦渴喜饮,舌质红或绛,苔黄腻,脉滑数。

证机概要:热壅血瘀,血败肉腐,痈肿内溃,脓液外泄。

治疗法则:排脓解毒。

方药运用:加味桔梗汤加减（桔梗、薏苡仁、贝母、橘红、金银花、甘草、葶苈子、白及）。若咯血量多者,可加白茅根、牡丹皮、藕节、栀子,并冲服三七粉;若体虚者,可加生黄芪以补气排脓。

临证指要:脓液是否能畅利排出,是治疗成败的关键,当选桔梗为排脓的主药,且用量宜大。脓毒去则正自易复,不可早予补敛,以免留邪,延长病程。同时,此期若病灶部位有较大的肺络损伤,可以发生大量咳血、咯血,当按照"血证"治疗,采取相应的急救措施。

(4)恢复期

临床表现:身热渐退,咳嗽减轻,咳吐脓痰渐少,臭味不甚,痰液转为清晰,精神渐振,食欲渐增,舌质红或淡红,苔薄,脉细或细数无力。

证机概要:邪毒渐去,肺体损伤,阴伤气耗,或为邪恋正虚。

治疗法则:养阴益气清肺。

方药运用:沙参清肺汤加减(北沙参、合欢皮、白及、生黄芪、太子参、桔梗、甘草、薏苡仁、冬瓜子)。若咳嗽,咳吐脓血痰日久不净,或痰液一度清晰而复转臭浊,病情时轻时重,迁延不愈,表明正虚邪恋,热毒未清,须扶正托邪,可给予桔梗杏仁煎(麦冬、百合、阿胶、贝母、杏仁、枳壳、桔梗、金银花、红藤、夏枯草、连翘、甘草)。

临证指要:恢复期虽属邪衰正虚,阴气内伤,应以清养补肺为主,扶正以托邪,但仍需防其余毒不净,适当佐以排脓之品。亦有阳虚痰凝者,当扶阳化痰治之。

2. 单方验方

(1)鱼腥草每日 30～60g,水煎服。

(2)鲜薏苡根适量,捣汁,热服,每日 3 次,能下臭痰浊脓。

(3)金荞麦根茎 30g,水煎服,每日 1 次。

(二)西医治疗

1. 抗生素药物治疗

对细菌性肺脓肿而言,经验性抗生素治疗应能覆盖临床怀疑的所有可能的病原体,在确定病原体和药物敏感性后应及时调整治疗方案。吸入性肺脓肿的标准治疗方案是克林霉素 600mg 静脉滴注 8 小时 1 次;后可改为 150～300mg 口服,每日 4 次。合并厌氧菌时可加用甲硝唑。也可选用二代头孢菌素或三代抗生素,或其他敏感抗生素。大多数临床医师建议抗生素疗程为 4～6 周,一般推荐抗生素应用到 X 线胸片显示肺脓肿吸收或仅存在小的稳定病灶。对厌氧菌引起的肺脓肿抗生素疗程应延长,疗程通常为 6～8 周。

2. 引流排脓

肺脓肿患者应行体位引流以促进痰液排出,痰黏稠不易咳出者可用祛痰药或雾化吸入生理盐水、祛痰药或支气管舒张药以利痰液引流。

3. 手术治疗

内科治疗无效、怀疑新生物或先天性肺畸形,可通过肺叶切除术或全肺切除术等手术治疗。

七、预后与调护

大多数原发性肺脓肿患者经抗生素治疗后病情改善,治愈率在 90%～95%。

但存在免疫低下状态或支气管阻塞的肺脓肿患者的病死率可高达75%。为减少肺脓肿的发生,预防吸入是最重要的,对无咽反射的患者应早期插管和保护呼吸道。仰卧患者倾斜30°,呕吐患者应侧卧。同时,要重视口腔、上呼吸道慢性感染病灶(如龋齿、化脓性扁桃体炎、鼻窦炎、牙龈脓肿等)的治疗。

八、中医防治进展

自抗生素广泛应用以来,肺脓肿的发生率已大为减少。但随着抗生素的滥用,耐药菌株不断出现,目前,肺脓肿的治疗又面临新的挑战,单凭抗生素药物难以达到满意的临床疗效。王宗耀等基于现代名老中医经验对肺脓肿常见证候及其特征、病因病机及规律、常见证候方药进行研究,推断出肺脓肿常见证候有5种:痰热蕴肺证、肺热炽盛证、肺阴虚证、热毒闭肺证、风热犯肺证。其中痰热蕴肺证、肺热炽盛证、热毒闭肺证在以往文献中多有报道,而肺阴虚证、风热犯肺证论述较少。肺脓肿后期多阴伤气耗,表现为气阴两虚证;若患者素体强壮或疾病过程中使用大量益气药物,则可能气虚症状不明显,病机以单一阴虚为主,表现为肺阴虚证。肺脓肿早期风热袭表,卫表受郁,肺气不宣,肺卫同病,蓄热内蒸,血热壅聚,也可发为肺脓肿,表现为风热犯肺的证候。并提出吸烟日久可为导致肺脓肿发病的因素。肺脓肿的病因以热邪、内因、外邪常见;病机以痰热壅肺、热毒壅肺、肺热炽盛、肺络损伤、热壅血瘀常见。病性以热、痰、毒、阴虚、血瘀为主;病位主要为肺,涉及脾胃、肝、肾。

肺痈的发展演变无外邪正的消长。辨治肺痈必据其邪正盛衰的程度,决定遣方用药中扶正、祛邪的强度。肺痈初起,祛邪当先,扶正宜慎,适当配伍益气扶正之品,可扶助正气驱邪外出,勿贸然过用扶正,以防留寇;痈脓已成或脓成已溃,祛邪为主,有脓必排,宜大剂清热解毒、消痈排脓之品,佐以扶正,可重用黄芪之类益气托毒排脓;恢复期邪去正虚或正虚邪恋,热退身凉,脓痰转清,反遗体倦乏力、自汗、盗汗、口干引饮等。气阴两虚之候,宜重扶正,佐以祛邪,重用益气养阴之品,共复已衰之正气、已亏之阴津、已损之肺体。

九、典型病例

病例1

一人,年三十余,昼夜咳嗽,吐痰腥臭,胸中隐隐作疼,恐成肺痈,求为延医。其脉浮而有力,右胜于左,而按之却非洪实。投以清金解毒汤[生明乳香10g,生明没药10g,粉甘草10g,生黄芪10g,玄参10g,沙参10g,牛蒡子(炒,捣)10g,贝母10g,知母10g,三七6g,捣细药汁送服],似有烦躁之意,大便又滑泻一次。自言从前服药,略补气分,即觉烦躁,若专清解,又易滑泻,故屡次延医无效也。遂改用粉甘草15g,金银花30g,知母、牛蒡子各12g,煎汤一大碗,分十余次温饮下,俾其药力常在上焦,10 剂而愈。后 2 个月,因劳力过度旧证复发,胸中疼痛甚于从前,连连咳吐,痰中兼有脓血。再服前方不效,为制此汤,2 剂痛止。为脉象虚弱,加野台参 10g,天冬 12g,连服 10 剂痊愈。

(摘自《医学衷中参西录》)

按语:清金解毒汤治肺脏损烂,或将成肺痈,或咳嗽吐脓血者,以活血化瘀、脱毒排脓,益气养阴为主,乳香、没药、三七、丹参化瘀解毒,消肿止痛,促进痈疮内清外透,脓出则毒散,更以生甘草、生黄芪以助托毒排脓,玄参、沙参、知母等益气清热养阴,达到消、托、补并用,祛邪而不伤正,广开肺痈治疗之门路,补前人之未逮。

病例 2

张××,男,40 余,患肺痈,于 1954 年就诊。自诉吐脓血 3 个月后,入某医院,住院 2 个月无效而出院,来就中医治疗。诊其脉,右寸虚数;问其症状,口燥咽干,胸胁隐痛,二便赤涩,咳腥臭脓血痰;验其痰,置水中则沉,以双箸挑之,断为两段。诊为肺痈无疑。

古人治肺痈,初起时用桔梗汤,此证历时既久,恐轻剂不能胜任,日久病重,用桔梗白散。肺脉虚数,恐峻剂伤正,再三考虑,乃取《千金》苇茎汤,因它具有重不伤峻,缓不偏懈的优点。

鲜苇茎(取在土中直上之茎,去软皮及节)30g,瓜瓣(即甜瓜子)15g,桃仁(去皮带尖)9g,薏苡仁 24g。水 5 盅,先煮苇茎,去渣,取 3 盅,再入诸药,煮成 2 盅,分服。先服 10 剂。

苇,前人谓即芦,我故乡(河北滦县)谓茎直上高 3～5 尺者为苇,伏地而匍行,低下根有达 3～5 丈者为芦,此方用鲜苇茎即可,其味甘寒无毒,主肺痈烦热,瓜瓣黄熟味甘者佳,主腹内结聚,破溃脓血,最为内痈要药;桃仁主瘀血内结;薏苡仁主补肺清湿热。总观苇茎汤有化血成痰之功,肺痈所吐脓皆瘀血所化。

二诊:药后口燥咽干见轻,二便稍清畅,吐臭脓血如故,嘱再照原方服 10 剂。

三诊:脉数稍减,胸隐痛吐臭痰如故。患者要求加强药力,我意中也嫌药效迟缓。因而改用:川贝母 12g,金银花 9g,桔梗 3g,薏苡仁 15g,白及 3g,陈皮 3g,甘草 3g,甜葶苈子 3g,生姜 1 片,以祛毒、排痰、补肺。嘱服 7 剂,观效果如何。

四诊:前方服 5 剂后,患者即来云:药后不仅无效,且急剧转重,胸部烦闷,臭痰加多,脉易增数。是药不对症,故有这种现象,仍改用苇茎汤,服 10 剂。

五诊:诸证又随药转轻,吐痰臭味几无。因嘱长期服苇茎汤,若逐步见好,则无须频诊。

六诊:1 个月后,胸部畅适,痰基本无臭味。嘱再服 5～10 剂,以巩固疗效。半年后追访,情况良好。

(摘自《岳美中医案集》)

按语:该患者肺痈历时 3 个月,症见咳吐腥臭脓痰,口燥咽干,胸胁隐痛,肌肤甲错,脉右寸虚数等,辨证属燥热伤肺,痰瘀互结。从病已 3 个月之久,且右寸脉虚,知肺气已伤,病虽至溃脓期,但虚实并存,故取"重不伤峻,缓不偏懈"的千金苇茎汤清肺化痰,活血排脓,药证相符,故药后症减。但中途因患者要求加强药力,医者亦嫌药效迟缓,而改用加味桔梗汤合葶苈大枣泻肺汤意在宣泄肺气,患者虚象已露,攻伐太过,故药后病反加重,后再改服千金苇茎汤月余而愈。从此可得出,治疗肺痈时,急性病期要有胆有识,慢性病期要有方有守。

第8章

肺 结 核

肺结核(pulmonary tuberculosis)是 21 世纪严重影响人类健康的主要传染病之一,占各器官结核病总数的 80%～90%,是全球关注的公共卫生和社会问题,是我国重点防控的主要疾病之一。中医学称为"肺痨"。发病不受年龄、性别、种族、职业的限制。排菌者是主要的传染源。对肺结核病及时、准确诊断和彻底地治愈,不仅可使患者恢复健康,而且是消除传染源、控制结核病流行的最重要的措施。

一、概述

肺结核是由结核分枝杆菌侵入人体后引起的一种具有强烈传染性的慢性消耗性疾病,传染源为痰中排菌者,飞沫传播是肺结核最重要的传播途径,免疫系统不完善的婴幼儿、老年人、HIV 感染者、免疫抑制药使用者、慢性疾病患者等免疫力低下,均是结核病的易感人群。

全球有 1/3 的人(约 20 亿)曾受到结核分枝杆菌的感染。全球 80% 的结核病例集中在印度、中国、俄罗斯、南非、秘鲁等 22 个国家。当前我国结核病疫情具有高感染率、高患病率、高耐药率、死亡人数多、年递降率低、中青年患病多、地区患病率差异大等特点。

结核菌入侵宿主体内,从感染、发病到转归均与多数细菌感染性疾病不同,宿主反应在其发病、临床过程和转归上具有特殊意义。根据 Dannenberg 等将结核菌感染和发病的生物学过程分为四期,即起始期、T 细胞反应期、共生期、细胞外繁殖和传播期。

(1)起始期:对于首次吸入含结核分枝杆菌微滴的人群,是否感染取决于结核分枝杆菌的毒力和肺泡内巨噬细胞固有的吞噬杀菌能力。如果侵入呼吸道的结核分枝杆菌能够存活下来,被肺泡巨噬细胞吞噬,在肺泡巨噬细胞内外生长繁殖,便扩散至邻近非活化的肺泡巨噬细胞和形成早期感染灶,这部分肺组织即出现炎性病变,称为原发病灶。原发病灶中的结核分枝杆菌沿肺内引流淋巴管到达肺门淋巴结,引起淋巴结肿大。原发病灶和肿大的气管支气管淋巴结结核称为原发复合征或原发性结核。原发病灶继续扩大,可直接或经血流播散到邻近组织器官,发生结核病。

(2)T细胞反应期:结核菌在巨噬细胞内的最初生长,形成中心固态干酪坏死的结核灶,它能限制结核菌继续复制。T细胞介导的细胞免疫(cell mediated immunity,CMI)和迟发性变态反应(delayed type hypersensitivity,DTH)在此期形成,从而对结核病发病、演变及转归产生决定性影响。

(3)共生期:大多数结核分枝杆菌感染者发展至T细胞反应期,仅少数发生原发性结核病。大部分感染者结核分枝杆菌可以持续存活,细菌与宿主处于共生状态。纤维包裹的坏死灶干酪性中央部位被认为是持续存在的主要场所。低氧、低pH和抑制性脂肪酸的存在使细菌不能增殖。宿主的免疫机制亦是抑制细菌增殖的重要因素,免疫损害便可引起受抑制结核菌的重新活动和增殖。

(4)细胞外增殖和传播期:固体干酪灶中包含具有生长能力,但不繁殖的结核菌。干酪灶一旦液化便给细菌增殖提供了理想环境。即使免疫功能健全的宿主,从液化干酪灶释放的大量结核杆菌亦足以突破局部免疫防御机制,引起播散。

二、病因病机

肺痨的病因主要有两方面:一为感染痨虫,一为正气虚弱。"凡此诸虫,着于怯弱之人,日久遂成痨瘵之证"。正气亏虚是发病的基础,痨虫感染是发病不可缺少的外因,二者相互为因。

1. 病因

(1)感染痨虫:痨虫感染是形成本病的唯一外因,与患者直接接触,致痨虫侵入人体为害。举凡酒食、问病、看护,或与患者朝夕相处,都是导致感染的条件。

(2)正气虚弱:先天禀赋不足、酒色劳倦、病后失调、生活贫困、营养不良,体虚不能抗邪,痨虫乘虚而入,从而发病。

2. 病机

肺痨的致病因素是痨虫,正虚是发病的关键。病位主要在肺,但"其邪辗转,乘于五脏",病变可影响整体,脾、肾两脏的关系最为密切,同时也涉及心、肝。

病性以阴虚火旺为主。由于病情轻重不同,病变发展阶段不同,涉及脏腑不一,因此病理性质也有差异。一般来说,初起肺体受损,肺阴亏耗,继则母病及子,肺肾同病,兼及心肝,而致阴虚火旺,或因子盗母气,肺阴虚与脾气虚同时出现,后期肺、脾、肾三脏皆亏,阴损及阳,则见阴阳两虚的严重局面。

总的趋势是由上及下,始于阴虚,进而阴虚火旺,或气阴两虚,甚至阴损及阳,导致阴阳两亏,气血俱虚。

三、临床表现

1. 呼吸系统症状

(1)咳嗽、咳痰:是肺结核最常见症状。浸润性病灶咳嗽轻微,干咳或仅有少量黏液痰。空洞形成时,痰量增多;若合并细菌感染,痰可呈脓性;合并支气管内膜结核时,咳嗽加剧,表现为刺激性咳嗽,伴局限性哮鸣或喘鸣。

（2）咯血:1/3～1/2 的患者在不同病期有咯血,多数患者为少量咯血,少数为大咯血。

（3）胸痛:结核累及胸膜时可表现胸痛,为胸膜性胸痛,随呼吸运动和咳嗽加重。

（4）呼吸困难:多见于干酪样肺炎和大量胸腔积液患者。

（5）气急:见于广泛肺组织破坏、胸膜增厚和肺气肿时,严重者可并发肺心病和心肺功能不全。重度毒血症状和高热可引起呼吸频率加快。

2. 全身症状

发热为肺结核最常见的全身性毒性症状,多为长期低热,每于午后或傍晚开始,次晨降至正常,部分患者伴有倦怠乏力、盗汗、食欲缺乏和体重减轻等。育龄期妇女可有月经不调。

3. 体征

临床体征多寡不一,取决于病变性质、部位、范围或程度。病变范围小,可以没有任何体征;渗出性病变范围大或干酪样坏死时,则可以有肺实变体征,如触觉语颤增强、叩诊浊音、听诊闻及支气管呼吸音和细湿啰音。较大的空洞性病变听诊也可闻及支气管呼吸音。当有较大范围的纤维条索形成时,气管向患侧移位,患侧胸廓塌陷、叩诊浊音、听诊呼吸音减弱并可闻及湿啰音。结核性胸膜炎时有胸腔积液体征:气管向健侧移位,患侧胸廓望诊饱满、触觉语颤减弱、叩诊实音、听诊呼吸音消失。支气管内膜结核可有局限性哮鸣音。

4. 其他表现

部分患者,尤其是青少年女性,感染结核后会出现变态反应,类似风湿热,又称为结核性风湿症。多发性关节痛或关节炎,以四肢大关节受累为主,在受累关节附近可见结节性红斑或环形红斑,间歇出现。常伴有长期低热,水杨酸制剂治疗无效。其他变态反应表现有类白塞病、滤泡性结膜角膜炎等。

四、辅助检查

1. 影像学检查

是诊断肺结核的必备检查,对确定病变位置、范围、性质,了解其演变及选择治疗具有重要作用。

（1）胸部 X 线:①多发生在肺上叶尖后段、下叶背段、后基底段;②病变可局限,也可多肺段侵犯;③X 线影像可呈多形态表现(即同时呈现渗出、增殖、纤维和干酪性病变),也可伴有钙化;④易合并空洞;⑤可伴有支气管播散灶;⑥可伴胸腔积液、胸膜增厚与粘连;⑦呈球形病灶时(结核球)直径多＜3cm,周围可有卫星病灶,内侧端可有引流支气管征;⑧病变吸收慢(<1 个月变化较小)。

(2)胸部 CT:对如下情况有补充性诊断价值:①发现胸内隐匿部位病变,包括气管、支气管内的病变;②早期发现肺内粟粒阴影;③诊断有困难的肿块阴影、空洞、孤立结节和浸润阴影的鉴别诊断;④了解肺门、纵隔淋巴结肿大情况,鉴别纵隔淋巴结结核与肿瘤;⑤少量胸腔积液、包裹积液、叶间积液和其他胸膜病变的检出;⑥囊肿与实体肿块的鉴别。

2. 病原学检查

(1)标本采集和结核菌的检测:标本来源于痰液、超声雾化导痰、下呼吸道采样、支气管冲洗液、支气管肺泡灌洗液(BALF)、肺及支气管活检标本。肺结核患者排菌具有间断性和不均匀性,传染性患者查一次痰也许查不出,需多次查痰。晨起痰涂片阳性率比较高,当患者痰少时,可采用高渗盐水超声雾化导痰。

(2)结核菌的检测方法:采用抗酸染色和荧光染色法进行涂片检查。集菌法阳性率高于直接涂片法。涂片染色阳性只能说明抗酸杆菌存在,不能区分是结核菌还是非结核分枝杆菌。

直接涂片方法简单、快速,但敏感性不高,应作为常规检查方法。涂片阴性不能排除肺结核,连续检查≥3 次,可提高其检出率。

分离培养法灵敏度高于涂片镜检法,可直接获得菌落,便于与非结核分枝杆菌鉴别,是结核病诊断的金标准。未进行抗结核治疗或停药 48~72 小时的肺结核患者可获得比较高的分离率。分离培养法采用改良罗氏法和 BACTEC 法,BACTEC法较常规改良罗氏培养法提高初代分离率 10% 左右,又可鉴别非结核分枝杆菌,检测时间也明显缩短。

(3)结核菌药物敏感性检测:对肺结核痰菌转阴后复阳、化学治疗 3~6 个月痰菌仍持续阳性、经治疗痰菌减少后又持续增加及复治患者应进行药物敏感性检测。原发耐药率较高地区,有条件时初治肺结核也可行药物敏感性检测。目前,国内采用绝对浓度间接法,也可采用比例法,常用的抗结核药物耐药界限见表 8-1。

表 8-1　绝对浓度法常用抗结核药物的耐药界限

药物	培养基内含药浓度(μg/ml)		耐药界限(μg/ml)
	高浓度	低浓度	
异烟肼(INH,H)	10	1	1
链霉素(SM,S)	100	10	10
对氨基水杨酸钠(PAS,P)	10	1	1
乙胺丁醇(EMB,E)	50	5	5
利福平(RFP,R)	250	50	50
氨硫脲(TB1)	100	10	1

(续　表)

药物	培养基内含药浓度(μg/ml)		耐药界限
	高浓度	低浓度	(μg/ml)
丙硫乙烟胺(1321TH,PTH,TH)	100	25	25
卡那霉素(KM)	100	10	10
卷曲霉素(CPM)	100	10	10
环丝氨酸(CS)	40	20	20

注：一般认为，IHN 1、RFP 50、SM 20、EMB 5、KM 100、CPM 100、1321TH 25、PAS 1、CS 40μg/ml 完全耐药时，临床已无效。IHN 0.1、EMB 2.5μg/ml 浓度完全耐药时，治疗效果显著降低；吡嗪酰胺(PZA)临床尚未确立公认的有意义的检查耐药性方法

应用 BACTEC 法进行结核菌药物敏感试验，由于采用液体培养基、^{14}C 同位素测定结核菌代谢产物判断生长情况，明显缩短了检测时间，结果与常规的改良罗氏培养基的结果有明显的一致性，在国内也常被应用。近来为克服放射污染采用了荧光和比色等技术，同样收到了良好效果。

(4)痰、BALF、胸液结核菌聚合酶链反应(PCR)加探针检查：由于结核菌生长缓慢，分离培养阳性率不高，需要快速、灵敏和特异的病原学检查和鉴定技术。核酸探针和 PCR 为结核病细菌学基因诊断提供了可能。痰液 PCR 加探针检测可获得比涂片镜检高的阳性率和略高于培养的阳性率，且省时快速，成为结核病病原学诊断重要参考依据。

(5)γ-干扰素释放试验：结核感染者体内存在特异性效应 T 淋巴细胞，当再次受到结核菌抗原刺激时会释放 γ-干扰素。采用酶联免疫斑点技术即 T-SPOT. TB，以结核特异性抗原早期分泌靶向抗原(ESAT-6)和 10kDa 培养滤过蛋白(CFP-10)肽段库为刺激原，检测外周血中特异性释放 γ-干扰素的 T 淋巴细胞，从而用来检测结核感染。该方法不受卡介苗和环境分枝杆菌的影响，免疫状态对其影响也不大，特异性、敏感性、阳性预测值和阴性预测值均可达到95%左右。

五、诊断与鉴别诊断

(一)肺结核的分类标准和诊断要点

1. 结核病分类和诊断要点

(1)原发型肺结核：含原发复合征及胸内淋巴结结核。典型的原发复合征包括原发病灶、引流淋巴管炎和肿大的肺门淋巴结，X 线胸片表现为哑铃形阴影。多见于少年儿童，无症状或症状轻微，多有结核病家庭接触史，结核菌素试验多为强阳性。原发病灶一般吸收较快，可不留任何痕迹。若 X 线胸片只有肺门淋巴结肿大，则诊断为胸内淋巴结结核。肺门淋巴结结核可呈团块状、边缘清晰和密度高的肿瘤型或边缘不清、伴有炎性浸润的炎症型。

(2)血行播散型肺结核:含急性血行播散型肺结核(急性粟粒型肺结核)及亚急性、慢性血行播散型肺结核。急性粟粒型肺结核起病急,持续高热,中毒症状严重,多见于婴幼儿和青少年,特别是营养不良、患传染病和长期应用免疫抑制药导致抵抗力明显下降的小儿,多同时伴有原发型肺结核。成人也可发生急性粟粒型肺结核,由病变中和淋巴结内的结核分枝杆菌侵入血管所致。约 1/2 以上的小儿和成人合并结核性脑膜炎。虽然病变侵及两肺,但极少有呼吸困难。部分患者结核菌素试验阴性,随病情好转可转为阳性。X 线胸片和 CT 检查开始可为肺纹理重,在症状出现 2 周左右可发现由肺尖至肺底呈大小、密度和分布均匀的粟粒状结节阴影,结节直径 2 mm 左右。亚急性、慢性血行播散型肺结核起病较缓,症状较轻,X 线胸片呈双上、中肺野为主的大小不等、密度不同和分布不均的粟粒状或结节状阴影,新鲜渗出与陈旧硬结和钙化病灶共存。慢性血行播散型肺结核多无明显结核中毒症状。

(3)继发型肺结核:多发生在成年人,病程长,易反复。肺内病变多为含有大量结核分枝杆菌的早期渗出性病变,易进展,多发生干酪样坏死、液化、空洞形成和支气管播散;同时又多出现病变周围纤维组织增生,使病变局限化和瘢痕形成。病变轻重多寡相差悬殊,活动性渗出病变、干酪样病变和愈合性病变共存。因此,继发型肺结核 X 线表现特点为多态性,好发在上叶尖后段和下叶背段。痰结核分枝杆菌检查常为阳性。继发型肺结核含浸润性肺结核、纤维空洞性肺结核和干酪样肺炎等。临床特点如下。

①浸润性肺结核:浸润渗出性结核病变和纤维干酪增殖病变多发生在肺尖和锁骨下,影像学检查表现为小片状或斑点状阴影,可融合形成空洞。渗出性病变易吸收,而纤维干酪增殖病变吸收很慢,可长期无改变。

②空洞性肺结核:空洞形态不一。多由干酪渗出病变溶解形成洞壁不明显的、多个空腔的虫蚀样空洞;伴有周围浸润病变的新鲜的薄壁空洞,当引流支气管壁出现炎症伴堵塞时,因活瓣形成,而出现壁薄的、可迅速扩大和缩小的张力性空洞以及肺结核球干酪样坏死物质排出后形成的干酪溶解性空洞。空洞性肺结核多有支气管播散病变,临床症状较多,发热、咳嗽、咳痰和咯血等。空洞性肺结核患者痰中经常排菌。应用有效的化学治疗后,出现空洞不闭合,但长期多次查痰阴性,空洞壁由纤维组织或上皮细胞覆盖,诊断为"净化空洞"。但有些患者空洞还残留一些干酪组织,长期多次查痰阴性,临床上诊断为"开放菌阴综合征",仍须随访。

③结核球:多由干酪样病变吸收和周边纤维膜包裹或干酪空洞阻塞性愈合而形成。结核球内有钙化灶或液化坏死形成空洞,同时 80% 以上结核球有卫星灶,可作为诊断和鉴别诊断的参考。直径 2~4cm,多<3cm。

④干酪样肺炎:多发生在机体免疫力低下和体质虚弱,又受到大量结核分枝杆菌感染的患者,或有淋巴结支气管瘘,淋巴结中的大量干酪样物质经支气管进入肺

内而发生。大叶性干酪样肺炎 X 线呈大叶性密度均匀磨玻璃状阴影,逐渐出现溶解区,呈虫蚀样空洞,可出现播散病灶,痰中能查出结核分枝杆菌。小叶性干酪样肺炎的症状和体征都比大叶性干酪样肺炎轻,X 线呈小叶斑片播散病灶,多发生在双肺中下部。

⑤纤维空洞性肺结核:纤维空洞性肺结核的特点是病程长,反复进展恶化,肺组织破坏重,肺功能严重受损,双侧或单侧出现纤维厚壁空洞和广泛的纤维增生,造成肺门抬高和肺纹理呈垂柳样,患侧肺组织收缩,纵隔向患侧移位,常见胸膜粘连和代偿性肺气肿。结核分枝杆菌长期检查阳性且耐药。这种情况往往难以控制,关键在最初治疗中给予合理化学治疗,以预防纤维空洞性肺结核的发生。

(4)结核性胸膜炎:含结核性干性胸膜炎、结核性渗出性胸膜炎、结核性脓胸。

(5)菌阴肺结核:菌阴肺结核为 3 次痰涂片及 1 次培养阴性的肺结核,其诊断标准为:①典型肺结核临床症状和胸部 X 线表现;②抗结核治疗有效;③临床可排除其他非结核性肺部疾病;④PPD(5U)强阳性,血清抗结核抗体阳性;⑤痰结核菌 PCR 和探针检测呈阳性;⑥肺外组织病理证实结核病变;⑦支气管肺泡灌洗(BALF)液中检出抗酸分枝杆菌;⑧支气管或肺部组织病理证实结核病变。具备①～⑥中 3 项或⑦～⑧中任何 1 项可确诊。

2. 特殊人群和不典型肺结核

所谓"不典型肺结核"是指在症状、体征、临床发展过程及胸部 X 线表现等诸多方面与一般肺结核患者有许多不同特点,较易延误。为引起临床重视,概括有如下情况。

(1)免疫损害者罹患肺结核:免疫损害者指具有原发免疫缺陷疾病及接受放化疗和免疫抑制药物治疗患者,由于糖皮质激素或其他免疫抑制药物和因素的干扰或掩盖,肺结核的症状隐匿或轻微,可缺乏呼吸道症状,也可由于免疫防御机制受损,以突发高热起病,病变进展迅速,呈暴发性。以血行播散型肺结核居多,且易合并胸膜或肺外结核多。X 线胸片上具有"多形性",以均质性絮片状阴影表现多,可在结核病非好发部位、中下肺叶及上叶前段发生。

(2)艾滋病合并肺结核:X 线胸片表现为肺门、纵隔淋巴结肿大,中下肺野浸润病变多,类似原发肺结核表现,且有合并胸膜炎与肺外结核多、PPD 试验阴性等特点。

(3)糖尿病合并肺结核:X 线胸片特点以渗出干酪为主,可呈大片状、巨块状,易形成空洞,好发于肺门区及中下肺野,病变进展快。

(4)支气管结核所致肺结核:X 线胸片特点多在中下肺野或邻近肺段,由于有支气管狭窄因素存在,常可合并细菌感染致病变表现不典型,易与肺炎混淆,肺不张也常是支气管结核的并发症。

(二)鉴别诊断

1. 肺炎

有些细菌性肺炎 X 线胸片上病变常局限于一个肺叶或肺段,甚至有空洞形成,容易与原发性肺结核混淆,但细菌性肺炎往往起病急、高热、寒战,伴有胸痛,甚至气急等症状,且血白细胞总数及中性粒细胞增多,抗生素治疗有效,关键是病原学检测有阳性证据,可资鉴别。

2. 慢性阻塞性肺疾病

慢性阻塞性肺疾病冬季多发,多表现为慢性咳嗽、咳痰,少有咯血,急性加重期可以有发热,肺功能检查为阻塞性通气功能障碍,胸部影像学检查有助于鉴别诊断。

3. 肺脓肿

肺脓肿起病较急,高热,大量脓痰,痰中无结核菌,但往往有多种其他细菌,血白细胞总数及中性粒细胞增多,抗生素治疗有效。其空洞多见于肺下叶,脓肿周围的炎症浸润较严重,空洞内常有液平面。而肺结核空洞则多发生在肺上叶,空洞壁较薄,洞内很少有液平面或仅见浅液平。此外,慢性纤维空洞合并感染时易与慢性肺脓肿混淆,后者痰结核菌阴性。

4. 肺癌

肺癌多有长期吸烟史,部分肺癌患者有刺激性咳嗽、痰中带血、胸痛及进行性消瘦等症状,需与肺结核鉴别。肺结核在 X 线胸片上结核球周围可有卫星灶、钙化,而肺癌病灶边缘常有切迹、毛刺,且癌组织坏死液化后,可形成偏心厚壁空洞。胸部 CT 扫描对鉴别诊断有较大意义。结合痰结核菌、脱落细胞检查及纤支镜检查与活检等,常能及时鉴别诊断。

5. 支气管扩张症

支气管扩张症多有慢性咳嗽、咳脓痰及反复咯血史。轻者 X 线胸片多无异常或仅见局部肺纹理增粗,典型者可见卷发状阴影,胸部 CT 特别是高分辨 CT 能发现支气管管腔扩大,可确诊。应当警惕的是化脓性支气管扩张症合并结核感染时,应及时完善病原学检查。

6. 强直性脊柱炎肺部损害

影像学上与慢性纤维空洞型肺结核十分相似。鉴别的关键在于知晓强直性脊柱炎肺损害的特征,并详细了解骨关节症状和有关检查结果,综合分析和判断。

7. 非结核分枝杆菌肺病

非结核分枝杆菌(NTM)指结核和麻风分枝杆菌以外的所有分枝杆菌,可引起各组织器官病变,其中 NTM 肺病临床和 X 线表现类似肺结核。鉴别诊断主要依据病原学检查。

六、治疗

(一)治疗原则

1. 西医治疗原则

包括化学治疗、免疫治疗和外科手术治疗,但化学治疗是基本疗法,也是最主要疗法,遵循的原则是早期、规律、全程、适量、联合。整个过程分为强化和巩固两个阶段。

2. 中医治疗原则

以补虚培元和治痨杀虫为原则。遵循《医学正传·劳极》提出"一则杀其虫,以绝其根本,一则补其虚,以复其真元"的两大治则。

(二)中医治疗

1. 辨证用药

(1)肺阴亏虚

临床表现:干咳,咳声短促,少痰或痰中有时带血,如丝如点,色鲜红,兼午后手足心热,皮肤干灼,或有少量盗汗,口干咽燥,胸闷隐痛,舌质红,苔薄少津,脉细或兼数。

证机概要:阴虚生热,肺燥伤络。

治疗法则:滋阴润肺,清热杀虫。

方药运用:月华丸加减(沙参、麦冬、天冬、生地黄、百部、贝母、阿胶、三七、茯苓、山药、菊花、桑叶)。

临证指要:本方补虚抗结核,养阴润肺,止咳化痰,消瘀止血,是治疗肺痨的基本方。痰中带血者,加白及、白茅根、藕节、仙鹤草以和络止血;低热不退者,加银柴胡、功劳叶、地骨皮清虚热兼以杀虫;口干咽燥者,加玉竹、百合滋补肾阴;神疲食少者,加太子参甘平养胃。

(2)阴虚火旺

临床表现:咳呛气急,痰少质黏,反复咯血,量多色鲜,兼五心烦热,颧红,心烦口渴,或咳痰黄稠量多,急躁易怒,胸胁掣痛,失眠多梦,男子梦遗,女子月经不调,骨蒸潮热,盗汗量多,形体日渐消瘦,舌质红绛而干,苔薄黄或剥,脉细数。

证机概要:肺肾阴伤,心肝火旺。

治疗法则:补益肺肾,滋阴降火。

方药运用:百合固金汤合秦艽鳖甲散加减(百合、麦冬、玄参、生地黄、熟地黄、鳖甲、知母、秦艽、银柴胡、地骨皮、青蒿、川贝、甘草、桔梗、当归、白芍)。

临证指要:百合固金汤滋养肺肾,用于阴虚阳浮,肾虚肺燥,咳痰带血,烦热咽干者;秦艽鳖甲散滋阴清热除蒸,用于阴虚骨蒸,潮热盗汗等证。咳痰量多黄稠者,加桑白皮、海蛤壳、鱼腥草化痰清热;盗汗多者,加煅牡蛎、煅龙骨、浮小麦敛营止汗;胸胁掣痛者,加川楝子、延胡索、郁金和络止痛;心烦失眠者,加酸枣仁、夜交藤、珍珠母宁心安神。

(3)气阴耗伤

临床表现:咳嗽无力,痰中偶夹有血,血色淡红,气短声低,兼神疲倦怠,午后潮热,热势一般不高,身体消瘦,食欲缺乏,面色㿠白,盗汗颧红,舌质嫩红,边有齿痕,苔薄,脉细弱而数。

证机概要:肺脾同病,气阴两虚。

治疗法则:养阴润肺,益气健脾。

方药运用:保真汤加减(太子参、白术、黄芪、茯苓、炙甘草、麦冬、天冬、生地黄、五味子、当归、白芍、熟地黄、地骨皮、黄柏、知母)。

临证指要:保真汤补气养阴,兼清虚热,主治肺脾气阴耗伤,形瘦神倦,咳而短气,劳热骨蒸等。咳嗽痰稀者,加紫菀、款冬花温润止嗽;便溏腹胀者,加扁豆、山药、薏苡仁、莲子肉甘淡健脾,并去黄柏、知母苦寒伤中,以及地黄、当归等滋腻碍脾之品。

(4)阴阳两虚

临床表现:痰中或见夹血,血色暗淡,咳逆喘息少气,形体羸弱,劳热骨蒸,面浮肢肿,兼潮热,形寒,自汗,盗汗,声嘶失音,心慌,唇紫,肢冷,五更腹泻,舌光质红少津,或舌质淡体胖,边有齿痕,脉微细而数,或虚大无力。

证机概要:阴伤及阳,肺脾肾俱虚。

治疗法则:温补脾肾,滋养精血。

方药运用:补天大造丸加减(黄芪、人参、山药、地黄、枸杞子、龟甲、鹿角、紫河车、当归、酸枣仁、远志、白芍)。

临证指要:本方具有温养精气,培补阴阳的功能。可酌加麦冬、五味子、宁心安神。肾虚喘息者,可加冬虫夏草、紫石英等摄纳肾气;阳痿遗精者,可加煅龙骨、煅牡蛎、金樱子、芡实、莲须固肾涩精;女子月经不调或闭经者,加白芍、丹参、牡丹皮、益母草调冲任。

2. 针灸疗法

穴位多选手太阴经穴及背俞穴为主。阴虚多用针法,阳虚多用灸法。常选尺泽、肺俞、膏肓俞、大椎、三阴交、太溪等穴;若潮热者,加鱼际、劳宫、太溪穴;盗汗者,加阴郄、复溜,咯血者,加中府、孔最、膈俞穴;音哑,加太渊穴;若阳虚者,可选加脾俞、肾俞、关元穴,背部俞穴可用瘢痕灸法。

3. 推拿、按摩

(1)肺阴亏虚:揉按、点按肺俞、结核、百劳,循背俞施搓运夹法,同时点按心俞、膏肓。揉拿手三阴法,点按内关,太渊等穴;再施梳胁开胸顺气法。

(2)阴虚火旺:于背部轻推慢揉,点按肺俞、百劳。用双龙点肾法,梳胁开胸顺气法,揉拿手三阴法,点按劳宫、鱼际、内关、神门;用提拿足三阴法,提拿足三阳法,点按足三里、三阴交、太溪穴。

(3)气阴耗伤:于背部施以揉按及搓运,再点按肺俞、脾俞、大椎、风门、结核穴。以梳胁开胸顺气法,点按太溪、三阴交;用揉拿手三阴法,同时点按百劳、列缺、手五里、间侠、鱼际、神门穴,再施推脾运胃法,点按中脘穴。注意肺咯血时不宜手法治疗。

4. 外治法

用文火将猫眼草、蟾蜍皮、木鳖子、独角莲、壁虎、乳香、没药在香油中熬枯去渣，加黄丹收膏，待温加入麝香，摊在布上或纸上备用。用时将此膏用微火烤软，外敷至结核病灶在前胸后背体表相应部位上及大椎、肺俞、膻中等穴，隔 5 天换药 1 次，2 个月为 1 个疗程。本方有消肿散结、拔毒散疡之功。适应于浸润型血行播散型肺结核。

另外可用硫黄末 7g，肉桂末、冰片各 3g，鲜大蒜 10g。将大蒜捣碎与药末搅匀，敷于双侧涌泉穴，用纱布固定，每隔 24～48 小时交换，一般 3～4 次。用于老年人肺结核阴阳两虚之咯血者。本方具有温阳壮肾引火归元之功。

(三)西医治疗

具体西医治疗本节主要介绍肺结核的常见化疗方案。化疗方案中，英文字母代表联合运用的每一种药物(具体介绍见表 8-2"WHO 抗结核药物分组")。在括号里的英文字母指当使用括号前的药物有不良反应时，用括号中的药物代替；药名前的数字代表用药的月数；药名后面数字表示每周用药次数；"/"代表转换的意思。

表 8-2　WHO 抗结核药物分组

药物种类	药物名称(药物缩写)
第 1 组 一线口服抗结核药物	异烟肼(INH，H)；利福平(RFP，R)；乙胺丁醇(EMB)；吡嗪酰胺(PZA，Z)；利福布汀(Rfb)
第 2 组 注射用抗结核药物	卡那霉素(Km)；阿米卡星(Amk)；卷曲霉素(Cm)；链霉素(S)
第 3 组 氟喹诺酮类药物	环丙沙星(Cfx)；氧氟沙星(Ofx)；左氧氟沙星(Lfx)；莫西沙星(Mfx)；加替沙星(Gfx)
第 4 组 二线口服抑菌药物	对氨基水杨酸(PAS)；环丝氨酸(CS)；特立齐酮(Trd)；乙硫异烟胺(Eto)；丙硫异烟胺(Pto)
第 5 组 疗效不确切的抗结核药物	氯法齐明(Cfz)；利奈唑胺(Lzd)；阿莫西林/克拉维酸(Amx/Clv)；氨硫脲(Thz)；亚胺培南/西司他汀(Ipm/Cln)；克拉霉素(Clr)

1. 初治肺结核的治疗

有下列情况之一者谓初治：①尚未开始抗结核治疗的患者；②正进行标准化疗方案用药而未满疗程的患者；③不规则化疗<1 个月的患者。

(1)初治方案：强化期 2 个月/巩固期 4 个月。

(2)常用方案：2S(E)HRZ/4HR；2S(E)HRZ/4H3R3；2S3(E3)H3R3Z3/4H3R3；2S(E)HRZ/4HRE；2RIFATER/4RIFINAH(RIFATER：卫非特每片含

利福平 120mg,异烟肼 80mg,吡嗪酰胺 250mg;RIFINAH:每片卫非宁 150 含利福平 150mg,异烟肼 100mg;每片卫非宁 300 含利福平 300mg,异烟肼 150mg)。

初治强化期第 2 个月末痰涂片仍阳性,强化方案可延长 1 个月,总疗程 6 个月;若第 5 个月痰涂片仍阳性,第 6 个月阴性,巩固期延长 2 个月,总疗程 8 个月。粟粒型肺结核(无结核性脑膜炎)上述方案疗程可适当延长,强化期为 3 个月,巩固期为 HR 方案 6～9 个月,总疗程为 9～12 个月。菌阴肺结核患者可在上述方案的强化期中删除链霉素或乙胺丁醇。

2. 复治肺结核的治疗

适用于:①初治失败的患者;②规则用药满疗程后痰菌阴性又复阳的患者;③不规则化疗＞1 个月的患者;④慢性排菌患者。

复治方案:强化期 3 个月/巩固期 5 个月常用方案:2SHRZE/1HRZE/5HRE;2SHRZE/1HRZE/5H3R3E3;2S3H3R3Z3E3/1H3R3Z3E3/5H3R3E3。

复治患者因做药敏,上述方案无效的复治排菌患者可参考耐多药肺结核的化疗方案,并根据药敏实验加以调整;慢性排菌者上述方案无效,具备手术条件者可手术治疗。

3. 耐多药肺结核的治疗

对至少包括 INH 和 RFP 两种或两种以上药物产生耐药的结核病为 MDR-TB,所以耐多药肺结核必须要有痰结核菌药敏试验才能确诊。

(1)化疗方案:主张采用每日用药,疗程延长至 21 个月;WHO 推荐一线和二线抗结核药混合用于治疗 MDR-TB。

(2)一线药物:①SM,标准化疗方案中只在强化期的 2 个月使用,儿童、老年人及注射不方便者以 EMB 替代;②PZA,多在标准短程化疗方案强化期中应用,目前国际上常使用;③EMB,抗菌作用与 SM 相近,但耐药率低。

(3)二线药物:是耐多药肺结核治疗的主药:①氨基糖苷类,如阿米卡星(AMK)和多肽类卷曲霉素;②硫胺类,乙硫异烟胺(1314TH)、丙硫异烟胺;③氟喹诺酮类,氧氟沙星(OFLX)和左氧氟沙星(LVFX),与 PZA 联用对杀灭巨噬细胞类结核菌有协同作用,长期应用安全性和肝耐受性也较好;④环丝氨酸:神经系统毒性大,应用受限;⑤对氨基水杨酸钠为抑菌药,预防其他药物产生耐药性;⑥利福布汀(RBT)耐 RFP 菌株部分对此敏感;⑦异烟肼对氨基水杨酸盐,帕星肼(PSNZ),是老药,耐 INH 菌株中部分敏感,国内常用。

WHO 推荐的未获得(或缺乏)药敏实验结果单临床考虑 MDT-TB 时,可以使用的化疗方案:强化期,AMK(或 CPM)＋TH＋PZA＋OFLX;巩固期,TH＋OFLX。强化期≥3 个月,巩固期≥18 个月,总疗程＞21 个月。

若化疗前或中获得药敏实验结果,可在上述药物的基础上调整,保证敏感药物＞3 种。

病变范围局限,化疗4个月痰菌不转阴,或只对2～3种效果较差的药物敏感,对其他抗结核药均已耐药,有手术适应证可外科治疗。

七、调护

(一)护理调摄

1. 一般护理

本病具有传染性,需做好消毒隔离,病室环境应该安静、整洁,阳光充足,空气新鲜,加强病室及患者的用具、排泄物的清洁消毒。嘱患者切勿随地吐痰。咯血者,应安静卧床休息,不要高声讲话或剧烈咳嗽;大量咯血时绝对卧床休息,痰血阻于喉间需及时咳出。

2. 饮食调护

加强饮食调护,以营养丰富、易消化为原则,宜进食滋阴润肺、健脾益气之品,如雪梨、百合、荸荠、白萝卜、银耳、蜂蜜、莲子、大枣、白扁豆等,多吃高蛋白、高热能和高维生素的食物,忌食辛辣、温燥动火之品,如辣椒、羊肉等。

3. 生活调护

保持心情舒畅,生活起居有节,勿过劳,慎寒温,禁烟酒,少房事;适当进行体疗锻炼,如太极拳、八段锦等。

(二)疗效评价

1. 评价标准

(1)中医证候疗效评价标准:参照2002年《中药新药临床研究指导原则》。

①基本痊愈:临床症状、体征消失或基本消失,证候积分减少≥95%。

②显效:临床症状、体征明显改善,证候积分减少≥70%。

③有效:临床症状、体征均有好转,证候积分减少≥30%。

④无效:临床症状、体征无明显改善,甚或加重,证候积分减少<30%。

(2)西医疗效判断标准:参照《耐药结核病化学治疗指南》(肖和平主编,人民卫生出版社,2015年)。

①痰细菌学判定标准:治愈,最后12个月至少5次连续痰培养阴性;如果出现3次痰检2次阴性1次阳性,此次阳性后至少3次阴性,每2次痰培养时间间隔至少30天以上。失败,最后12个月5次痰培养检查中2次以上阳性。

②胸部影像学改变情况:显著吸收,肺部病灶吸收≥原病灶50%;吸收,肺部病灶吸收<原病灶50%;无吸收,肺部病灶无明显变化或有增多。

2. 评价方法

(1)中医证候评价:按照中医证候积分量表进行积分评价。

(2)西医疗效评价:按照西医疗效评价标准及痰涂片找抗酸杆菌检查、痰分枝杆菌培养检查、胸部影像学检查结果进行评价。

八、中医防治进展

中医与结核的斗争源远流长,早在《内经》即有与肺结核相似的论述,至唐宋医家已经将其从一般虚劳中独立出来,有了"虫居肺叶"的认识,元代朱丹溪提出了滋阴降火的治疗大法,首部论治肺痨的专著《十药神书》出自元代,亦强调补虚扶正,明代《医宗必读》在指出补虚调养的同时强调杀虫,但真正做到明确"杀虫"则是20世纪中叶发现抗结核药物之后,故近代医家(如施今墨、焦树德先生)常以口服汤剂配合抗结核药进行治疗,对结核本身及结核性胸膜炎的胸痛和渗出均取得较满意疗效。而朱良春先生取张锡纯"十全保育汤"和张仲景"大黄䗪虫丸"创制的"保肺丸"(土鳖虫、紫河车、百部、制何首乌、白及、生地榆、葎草、黄精),在补虚基础上兼顾杀虫,并进一步散瘀,对长期发热患者配合"地榆葎草汤"(生地榆、怀山药、青蒿子、葎草、百部、甘草);顽固结核或空洞配合"外敷肺痨膏"(干蟾皮、壁虎、乳香、没药、蜈蚣粉碎入外科黑膏药,敷肺俞、膻中等),自20世纪70年代治疗各型肺结核及后遗症中收到满意疗效。可以说,中医学对肺痨病患者体质的认识从"虚证"→"阴虚"→"阴虚火旺"→"阴虚火旺夹痰夹瘀"进展,而阴虚火旺仍为核心;在治疗原则方面,养阴杀虫、攻补兼施一直是中医特点。

临床应用的一线的抗结核药物已经为人类服务50余年,不良反应明显,分枝杆菌耐药的报道也越来越多,而中药能够改善症状、减轻药物毒性、处理胸膜粘连等后遗症。很多中药的抗结核机制也与目前抗结核药物的作用机制多有不同,能够辅助多耐药肺结核治疗,甚至有望从中寻找新的抗结核成分。故中医药这个伟大的宝库值得进一步整理发掘,《"十三五"全国结核病防治规划》中也指出,注重发挥中医药在结核病治疗、康复中的作用。

结合现代研究,中药的抗结核作用可分为直接与间接作用,其中,能够提高免疫力的抗结核中药有黄芪、灵芝、狼毒大戟、大蒜、夏枯草、穿心莲、白头翁、猫爪草;直接抑制结核分枝杆菌生长的抗结核中药有黄连、黄芩、苦参、金银花、白芷、葎草、湿生萹蓄、蛇床子、水车前、石吊兰、补骨脂。除了口服制剂,外治在结核的治疗中也占有一定地位,如朱新红等发现对于结核性胸膜炎及胸腔积液的患者,在口服抗结核药物基础上,隔蒜灸结核穴、肺俞、膏肓,并对胸膜肥厚对应的皮肤区域采用中药熏蒸疗法,可以促进胸腔积液的吸收,改善胸膜肥厚的程度,这些方法可以在临床辨证后灵活取用,以望提高疗效。

九、典型病例

病例1

张某,男,45岁。咳嗽咯血,痰脓色绿,午后低热,心悸气短,睡眠盗汗,饮食无味。诊断为Ⅱ期肺结核。年已过四旬,如能善加调摄,或可幸痊。处方:炙百部

5g,炙白前5g,炙百合10g,大蓟炭、小蓟炭各10g,鲜大生地黄10g,仙鹤草10g,阿胶珠12g,东白薇6g,糯稻根10g,浮小麦24g,佩兰叶10g,香谷芽15g,西洋参4.5g,焦远志10g,化橘红3g,苦桔梗5g,玫瑰花5g,代代花5g,黛蛤散10g,海浮石(布包)10g,半夏曲6g,枇杷叶(布包)6g。3剂。

二诊:连服3剂,咯血已止,咳嗽亦减,午后低热减轻,饮食稍增,精神较好。处方:炙百部5g,炙白前5g,炙百合10g,炙紫菀5g,南沙参6g,北沙参6g,川贝母6g,浙贝母6g,地骨皮6g,生鳖甲15g,东白薇6g,糯稻根10g,鲜生地黄15g,白茅根15g,海浮石10g,黛蛤散(布包)10g,半夏曲6g,枇杷叶(布包)6g,生龙骨10g,生牡蛎10g,浮小麦24g,鸡内金10g,香谷芽15g,焦远志10g,柏子仁10g,西洋参5g。

三诊:热降,咳减,痰稀,汗止,均为佳象。拟用丸方除根。处方:冬虫夏草15g,肥玉竹15g,生龙齿15g,白前15g,西瓜子仁15g,冬瓜子15g,生牡蛎15g,紫菀15g,米炒天冬30g,陈阿胶30g,燕菜根15g,百部15g,南沙参30g,北沙参30g,川贝母30g,生鳖甲30g,百合30g,黛蛤散30g,海浮石30g,白茅根30g,西洋参30g,焦远志30g,真獭肝30g,生地黄30g,土炒于术30g,白杏仁30g,化橘红15g,炙甘草15g。上药共研细末,炼蜜丸如小梧桐子大。每日早晚各服10g,白开水送服。

（摘自《中国百年百名中医临床医家丛书之中医临床施今墨集》）

按语: 肺结核古称痨瘵、肺痨。外因是痨虫感染,内因是指内伤体虚,气血不足,阴精耗损。病理性质主要是阴虚,病位主要在肺,易累及脾肾,甚至传及五脏。本病当以气阴不足为本虚,结核浸润是邪实。施师治疗本病,酌病证、病体而选药遣方,治标而不伤正,止血而不留瘀,化痰而不碍胃。用药扶正以润肺金,健脾培土为主,以强体质;且用疏肝解郁、益气养心药辅助,以悦情志。对结核病灶及相应症状,祛邪以清化痰热,止咳平嗽,收敛病灶,兼用和血,谨慎止血、化瘀。对寒凉药,施师从事,云:"咳嗽咯血治法甚多,但应注意非万不得已,切忌过用寒凉。"此外,对声哑、腹泻、盗汗、低热、咳嗽、咯血等相关症状,均有针对性药物。

病例2

郭某,女,51岁。2002年3月11日初诊。患者于2002年1月25日出现发热,诊断为"上呼吸道感染",用抗生素治疗10天热仍不退,后胸科医院查胸部X线片确诊为"左上肺结核",西药抗结核治疗1个月后,因出现面部红赤、皮疹、恶心等不良反应,而不愿再继续口服抗结核药物,遂转求中医诊治。口干多饮,舌苔薄腻,脉细。证属肺虚阴伤,热毒瘀肺。治宜养阴润肺,清热解毒,化瘀散结。处方:功劳叶10g,白薇12g,地骨皮12g,南沙参、北沙参各12g,大麦冬10g,平地木20g,制黄精12g,瓜蒌皮10g,炒黄芩10g,炙桑皮10g,猫爪草20g,炙百部12g,生甘草3g。10剂,水煎服。

二诊(2002年3月22日):自觉症状平稳,偶见咳嗽、胸闷,咳痰不多,口稍干,背部隐痛,食纳良好,舌苔薄黄腻,舌质暗,口唇暗紫,脉细弦。辨证为气阴两伤,肺络瘀阻。治宜益气养阴,补肺活血。处方:南沙参、北沙参各12g,大麦冬10g,太子参10g,猫爪草20g,泽漆10g,炙百部10g,制黄精10g,平地木20g,炮山甲(先煎)5g,炒黄芩10g,煅牡蛎(先煎)20g,白及10g,羊乳15g,片姜黄10g。14剂,水煎服。

三诊(2002年4月5日):胸片检查提示左上肺结核,经治疗,病灶基本趋向好转,无痰,口干不显,胸不闷,纳佳,苔薄黄腻舌质红,脉细滑。3月22日方去片姜黄,加川百合12g,炙桑白皮10g,改炙百部15g。28剂,水煎服。

四诊(2002年5月16日):病情平稳,仅咽部悬雍垂经常下垂,有梗死不舒感,余无明显不适,舌苔黄,舌质暗,脉细滑。查体发现咽后壁淋巴滤泡增生。3月22日方去炮山甲5g,片姜黄10g,改泽漆15g,炙百部15g,加川百合12g,挂金灯5g,生黄芪12g,失笑散(包煎)10g。21剂,水煎服。

五诊(2002年6月11日):复查胸片示右上肺病灶逐渐吸收,无胸痛、发热、咳嗽等症,稍有胸闷,呼吸不畅,脉小弦滑。证为肺虚络损,气阴两伤。继以补气养阴、活血通络治疗。处方:南沙参、北沙参各12g,麦冬10g,炙百部15g,平地木20g,羊乳15g,牡蛎25g,炮山甲(先煎)10g,白及10g,炒黄芩10g,丹参12g,猫爪草20g,泽漆12g,川百合12g,制黄精10g,太子参10g,生黄芪12g。21剂,水煎服。

一直服上药治疗。2002年9月10日复查胸片提示肺结核病灶已愈,多次痰找结核菌显示为阴性。

(摘自《周仲瑛医案》)

按语:肺结核为中医"风、痨、臌、膈"四大难症之一,自西医发明抗结核药物以来,中药治疗肺结核似已是穷途末路,但临床上仍有部分患者因不能耐受抗结核药而求助中医治疗。本案即为其中一例。周老根据中医"补虚培元,抗结核杀虫"治疗肺痨的原则,施以养阴润肺、清热解毒、化瘀散结之法,药用南沙参、北沙参、麦冬、百合养阴润肺,黄芩清肺化痰,白薇、地骨皮、功劳叶清虚热,猫爪草、泽漆、百部化痰散结,穿山甲、失笑散活血化瘀散结,太子参、黄芪益气养阴,诸药合用,共奏补虚扶正、解毒活血之功。由于施治得法,虽未服抗结核药,结核病灶也获愈合。

参 考 文 献

[1] 陈灏珠,林果为,王吉耀. 实用内科学.14版.北京:人民卫生出版社,2013:576-590.

[2] 田德禄. 中医内科学. 北京:人民卫生出版社,2008:88-94.

[3] 曹凯,戚力梅,黄东皓.《结核病临床诊疗指南》解读.中国实用乡村医生杂志,2007,14(1):43-45.

[4] 张正冬,张海燕,林存智.WHO第四版结核病治疗指南解读.中华临床医师杂志(电子版),2014,8(23):4251-4253.

[5] 董建华. 中国现代中医医案精华(三).北京:北京出版社,1990:1540.

［6］ 陈杰勇. 焦树德治疗结核性胸膜炎经验应用效果分析. 辽宁中医药大学学报,2011,13(07):209-210.

［7］ 邱志济,朱建平,马璇卿. 朱良春治疗肺结核及后遗症特色选析——著名老中医学家朱良春教授临床经验(29). 辽宁中医杂志,2002(05):254-255.

［8］ 王鹏程,周敏,李邑坚. 中药对抗结核药物的减毒功效分析. 中医杂志,2011,52(22):1932-1934.

［9］ 李丹,杜德兵,肖春桥,等. 结核丸辅助治疗耐多药肺结核的临床疗效观察及免疫功能影响. 中国现代医学杂志,2013,23(32):70-74.

［10］ 朱新红,林存智,王坚,等. 隔蒜灸和中药熏蒸治疗结核性胸膜肥厚效果的临床研究. 第四军医大学学报,2009,30(12):1122-1124.

［11］ 徐向前,鹿振辉,陆城华,等. 中医药治疗耐多药肺结核的研究近况. 中华中医药杂志,2017,32(04):1653-1655.

第9章

间质性肺疾病

第一节　概　述

间质性肺疾病(interstitial lung disease,ILD)是一组以肺泡单位的炎症和间质纤维化为基本病变的异质性非肿瘤和非感染性肺部疾病的总称,又称为弥漫性实质性肺疾病(diffuse parenchymal lung disease,DPLD)。ILD 最初是在 1975 年美国第 18 届 Aspen 肺科讨论会以间质性肺疾病(ILD)作为征集临床研究课题,开始使用这一术语。1999 年,英国胸科学会弥漫性实质性肺疾病诊断和治疗指南中,选用弥漫性实质性肺疾病的术语替代 ILD,2002 年美国胸科学会/欧洲呼吸学会选用弥漫性实质性肺疾病,视其为 ILD 的同义词。

一、概念

自 1935 年 Hamman 和 Rich 首次描述弥漫性肺间质纤维化以来,已有 200 种以上的相关疾病囊括在 ILD 之下,其中不少疾病并不常见,甚至罕见。对 ILD 如此之多的病种如何进行合理的归纳分类,一直也是临床医师和研究者多年来面临的挑战。

美国胸科学会(ATS)和欧洲呼吸学会(ERS)组织世界各地呼吸、放射和病理专家进行广泛的文献复习和多次讨论,2002 年提出了简单和明了的框架分类,用弥漫性实质性肺疾病(DPLD)术语将间质性肺疾病分为 4 类。①已明病因:职业、环境因素、放射性、药物、结缔组织病等;②肉芽肿病如结节病等;③未明病因,如 LAM,PLCH,PAP 等;④特发性间质性肺炎(IIPs)。值得注意的是,在该框架分类中,ATS/ERS 将特发性间质性肺炎(IIPs)单独列出,明确了 IIPs 在 ILD 中的地位,用特发性间质性肺炎术语替代特发性肺纤维化。IIPs 包含了 7 种独立的疾病实体:①特发性肺纤维化(IPF/UIP);②非特异性间质性肺炎(NSIP);③隐源性机化性肺炎(COP);④急性间质性肺炎(AIP);⑤呼吸性细支气管炎伴间质性肺疾病(RB-ILD);⑥脱屑性间质性肺炎(DIP);⑦淋巴细胞性间质性肺炎(LIP)。其相应的组织学类型分别是 UIP 型、NSIP 型、机化性肺炎（OP）型、弥漫性肺泡损伤（diffuse alveolar damage，DAD）型、呼吸性细支气管炎（respiratory bronchiolitis，RB）型、DIP 型和 LIP 型。

2002 年，ATS/ERS 的 ILD 框架分类提出后，被现今的文献和书籍广泛引用，但近年陆续有专家学者指出，该分类依据使用的文献为 2001 年前发表，应该根据现有的相关进展对该框架分类进行修订，特别是 IIPs 中的某些疾病实体应该归入其他的分类中，如 DIP 和 RB-ILD 与朗格汉斯细胞组织细胞增多症仅见于吸烟的患者，可归类在已知病因，与吸烟相关的 ILD；为避免混淆，建议将 DIP 去除，更多的使用 RB-ILD。病理学上 LIP 是淋巴细胞增生性疾病，应归入其他或已知病因的分类（常与人免疫缺陷病毒、淋巴瘤、胶原血管病等相关）。COP 的组织病理学病变主要在肺泡腔内，肺结构保持良好，也应该从 IIPs 删除。按此修改后，IIPs 仅保留了 IPF/UIP、AIP 和 NSIP。

综上所述，从病因、病理、临床、放射学等不同的角度提出过多种 ILD 的分类，但目前还没有普遍接受的分类，如何合理分类仍然存在诸多的争论，而流行病学、临床、放射、生物化学、基因和病理等方面的研究进展也促进具体疾病在分类中的不断演变。ILD 的分类经历了一个不断变化和修订的过程，迄今为止还未完善。有关间质性肺炎分类的变迁，也充分反映了对 ILD 的认识处于不断的发展之中。

二、分类

广义上讲，只要是有临床症状、肺功能异常，影像学显示两肺弥漫性或多灶性病变都可称之为 DPLD，结合组织学表现可分类如下。

（1）各种感染及感染后肺改变：如结核引起双肺弥漫性小结节影，病毒性肺炎可以是弥漫性、多灶性磨玻璃影，少数病毒性肺炎可以进展为肺纤维化。

（2）胶原结缔组织病引起的肺损伤：肺损害是胶原结缔组织病的常见临床表现，部分病例以肺病变为首发症状，有相当数目患者最终死于呼吸系统病变，最常累及肺的胶原结缔组织病有类风湿关节炎、进行性系统性硬化症、系统性红斑狼疮、多发性肌炎或皮肌炎、干燥综合征（Sjögren 综合征）等，胶原结缔组织病引起的肺病理损害多种多样，从轻微的小气道炎症到肺纤维化和蜂窝肺。

（3）慢性药物性肺炎：常见药物有胺碘酮、β 受体阻断药、博来霉素、白消安、卡莫司汀、可卡因、环磷酰胺，药物性肺炎病理表现可以为急性肺损伤，也可是慢性纤维化。

（4）肉芽肿性肺病变：特殊感染、吸入及不明原因，以肺内肉芽肿形成为特征的肺弥漫性病变，如结节病、食管反流引起的吸入性肺炎、过敏性肺炎及细菌、真菌和寄生虫感染等。

（5）职业相关肺病变：主要是职业粉尘暴露导致肺间质性肺炎，如煤肺、石棉肺、硅肺等。

（6）血管病变：分为原发和继发性，肺高压病、血管炎症性病变。

（7）嗜酸性粒细胞性肺炎：多继发于寄生虫、真菌、药物等肺损害，少数为特发性。临床根据病程分为急、慢性嗜酸性粒细胞性肺炎。组织学则以嗜酸性粒细胞肺间质和肺泡腔浸润为特征的肺损害。

（8）具有特殊组织学形态的弥漫性病变：如淋巴管肌瘤病、朗格汉斯细胞组织细胞增生症、肺泡蛋白沉积症、肺泡微石症、弥漫性淀粉样变性、Erdheim-Chester病等。

（9）特发性间质性肺炎（idiopathic interstitial pneumonias，IIPs）：如特发性肺纤维化、非特异性间质性肺炎、急性间质性肺炎等。

（10）肿瘤性弥漫性病变：弥漫性淋巴管内癌栓、细支气管肺泡癌、弥漫性神经内分泌细胞增生、部分低度恶性淋巴瘤，影像学表现为弥漫性肺病变。

第二节　特发性肺纤维化

特发性肺纤维化（IPF）是原因不明的慢性间质性肺疾病中较为常见的代表性疾病，归属特发性间质性肺炎（IIPs）的分类中，病理表现为 UIP。一些欧洲学者称其为隐源性致纤维化性肺泡炎（cryptogenic fibrosing alveolitis，CFA）。本病老年人易患，临床上多表现为进行性呼吸困难伴有刺激性干咳，双肺可闻及 Velcro 啰音，常有杵状指（趾）；胸部 X 线主要表现为双肺底和周边分布的弥漫性网格状、蜂窝状阴影，伴或不伴牵拉性支气管扩张；肺功能为限制性通气障碍；病情一般呈进行性发展，最终因呼吸衰竭导致死亡。

2011 年，美国胸科学会/欧洲呼吸学会/日本呼吸学会/拉丁美洲胸科协会（ATS/ERS/JRS/ALAT）联合发表的报告对本病的定义如下：IPF 是病因未明的慢性进展性致纤维化性间质性肺炎的一种特殊类型，主要在老年发病，病变局限于肺部，组织病理学和（或）影像学所见具有 UIP 特征。诊断 IPF 需要排除其他各种间质性肺病，包括其他类型的特发性间质性肺炎和与环境暴露、药物或系统性疾病相关的间质性肺疾病。特发性肺纤维化可归属于中医学"肺痿"病范畴。

一、概述

特发性肺纤维化是最常见的特发性间质性肺炎类型之一，占 60% 左右。不同国家和地区关于 IPF 的流行病学数据有一定差距。美国的患病率在 14/100 000～42.7/100 000，发病率为 6.8/100 000～16.3/100 000；东欧国家波兰和捷克联合对所属两个地区 400 万居民的调查结果显示，患病率和发病率分别为 6.5/100 000～12.1/100 000 和 0.74/100 000～1.28/100 000。而北欧国家芬兰和挪威的患病率为 16/100 000～24/100 000，挪威的发病率为 4.3/100 000。英国的一项研究报告显示，虽然 1991—2003 年的总体年发病率仅为 4.3/100 000，但其每年 11％ 的增长幅度引人关注。亚洲国家尚无 IPF 患病率和发病率的报道。IPF 患病率和发病率的男女比例分别为 1.4:1 和 1.3:1。50 岁以下者很少患此病，患病率和发病率与年龄呈明显正相关，诊断时平均年龄 67 岁。

IPF 的病因尚不清楚，各种不同的环境刺激（如吸烟），胃食管反流的慢性误吸，金属粉尘、木材粉尘吸入，病原体慢性感染［如疱疹病毒、Epstein Barr（EB）病毒、腺病毒等］均可能为 IPF 的致病因子。

有关 IPF 的发病机制曾经提出多种假说，如炎症假说、生长因子假说、上皮细胞/间质细胞假说等。虽然已经从细胞、细胞因子、细胞外基质、细胞信号转导等多方面深入研究，但以上假说均不能完全解释 IPF 的发病过程。比较流行 IPF 发病机制的假说是上皮细胞/间质细胞假说，该假说认为 IPF 的本质是源于肺泡上皮受损及损伤后的异常修复，肺泡炎可能是疾病的早期事件。反复及原因不明外源性或内源性的刺激导致肺泡上皮细胞的持续微损伤，破坏的肺泡上皮细胞不能通过再生正常修复，持续存在的肺微损伤导致成纤维细胞的增殖失调，形成成纤维细胞-肌纤维母细胞灶，细胞外基质聚集，肺泡气体交换单位重塑，最后形成肺纤维化。环境污染粉尘颗粒、环境化学物，自身免疫异常、病毒感染等可能致病因子，与肺内固有的免疫细胞相互作用，引起炎症及免疫反应，直接损伤肺泡上皮细胞，释放多种细胞因子，导致成纤维细胞的增殖失调，细胞外基质聚集，形成肺纤维化。

二、病因病机

肺痿的中医病因，多数学者认为，本病证属本虚标实，本虚为肺肾气阴两虚，标实为痰瘀蕴肺，但以本虚为主。致病因素包括情志、房劳、饮食、外感风寒暑湿等。邪乘肺虚而入于肺，以致肺气痹而不通。痹肺之邪可自外而入，亦可由内而生。或咳喘日久，伤及肺肾，经久难愈；或久病耗伤气津，肺叶痿弱，宣降失司所致。肺气虚致痰瘀阻络，肺气愈虚则痰瘀阻络愈甚，从而形成恶性循环，这种因果关系的产生导致本病呈进行性进展。

（一）病因

1. 情志因素

中医学认为，情志过度变化会导致人体生理变化而发生疾病发生。"百病皆生于气"。七情过多或不及，均能引起体内气血运行失常及脏腑功能失调，导致疾病发生。某些肺痿、肺痹的发生与发展多与情志不遂密切相关。

2. 外感之邪

所谓外感之邪，不外六淫、疠气、毒邪之类。本病多以感受温热之邪为主，肺为娇脏，不耐火灼，一旦遭受邪势炽烈的温热邪毒重创，势必导致肺之津气骤然损伤。

同时,暴感六淫之邪,肺气失于流畅,脉络随之涩滞而瘀阻,这是引起本病的重要原因。

3. 环境毒邪

由于人体生活在大气中,空气环境污染,空气中存有大量的有毒的粉尘和颗粒增多及病原微生物,当人体吸入呼吸道后,可引起呼吸道侵害,导致肺组织受到损伤,最终导致肺痿、肺痹的发生。

4. 正气虚弱

中医学认为,本病是因虚而得病,由虚而致实。虚是本病之本,可遍及全身;实为本病之标,显示局部。或咳喘日久,伤及肺肾,经久难愈;或久病耗伤气阴,肺叶痿弱,宣降失司所致。肺肾之气亏虚是发病的内因。

5. 痰与肺痿、肺痹

痰是中医学里特有的名词,既是多种疾病的致病因素,又是某些病证的病理产物。"顽痰生百病",不论因痰致病,或是因病生痰,皆与肺、脾两脏关系密切,故前人医家有"脾为生痰之源、肺为贮痰之器"的论述。"痰之为物,随气升降,无处不到",痰饮犯肺,阻塞气道,肺气不宣,则见咳喘咳痰;痰热互结,阻塞肺络,或痰饮泛滥,悬于胸中,出现肺痿、肺痹种种证候。

6. 慢性消耗,津竭气衰,血行受阻

由于病邪长期留滞于肺,造成肺气闭郁、肺津受损而功能失调。在病变过程中,气虚、阴伤与血瘀又互为因果,互相影响,从而加重了本病的程度。

(二)病机

"肺痹"是早期IPF形成的病理基础。"肺痹"病名源于《素问·五脏生成》篇。在《黄帝内经》基础上,后世医家说明肺痹的病机特点为经络壅闭,气血凝滞。《类经》曰:"痹者,闭也,风寒湿三气杂至,则壅闭经络,气血不行而病为痹。"外邪袭表犯肺是肺痹发病的外在条件。"肺热络瘀"是早期发病的基本病机。风、湿、痰、热等邪气痹阻为主,后期则以肺脾肾虚为主,疾病由实转虚,但气血闭阻贯穿于疾病始终。《素问·经脉别论》曰:"肺朝百脉、主治节。"肺络乃肺系经脉的各级分支,肺络相当于现代医学所指的肺小血管、肺泡、细支气管及淋巴管等。"久病入络",肺络系百脉,诸邪久损必致癥瘕,因此肺络病是络病在肺部的具体体现。因此,早期肺痹的发生是由于风寒湿诸邪侵袭脏腑经络,营血运行不畅所致。

而"肺痿"是晚期IPF形成的病理基础。"肺痿"病名源于汉·张机《金匮要略》。从形态上,IPF中晚期双肺体积缩小,肺总量、肺活量、残气量及潮气量均显著减少,与"肺痿"相吻合;从病机上,肺热叶焦,津血不足,失于濡养亦体现了肺痿的基本病机特点。久之缠绵不愈,病机转化由气及血,由肺及肾,肺肾两虚,气血不充,络虚不荣,络虚则痿;就临床特点而言,IPF病程日久,迁延不愈,初病气结在经,久则血伤入络,呈蜂窝肺(网格状改变),乃至毁损伤肺,肺功能丧失殆尽。故本

病病位在肺,但与脾、肾等脏密切相关。可以说"肺痿不用"是疾病晚期的基本病机。总之,晚期肺痿的发生是由于咳喘日久,肺气痿弱,脾失健运,肾不纳气,气浮泛无根所致。

一般而言,IPF存在着由肺痹转换为肺痿的临床演变过程,此即因实致虚。但"至虚之处,便是留邪之地",肺痿病变又常见到肺络瘀阻之征,此即因虚致实。因此,临床上常表现为痹中有痿,痿中有痹复杂的病理状态。肺虚血瘀,存在于整个病程的各个时期。

三、临床表现

男性患病率略高于女性。本病好发于50岁以后,年龄>60岁者占2/3。起病隐袭,进行性呼吸困难是最突出的症状,尤其是活动后呼吸困难更为常见。部分患者有不同程度的咳嗽,主要为干咳或有少许白色黏液痰。可出现食欲缺乏、体重减轻、消瘦、无力等症状。疾病早期,可能查不到肺部体征。随着病情进展可出现呼吸浅快,吸气时双肺中下野可闻及Velcro音。杵状指(趾)多见。疾病晚期可出现发绀,部分患者发展为肺心病,可见相应的临床表现。

本病病程多呈慢性,少数患者可出现急性加重。

四、辅助检查

1. 肺功能检查

典型肺功能改变为限制性通气功能障碍,主要表现为肺活量(VC)减少,常有第1秒用力呼气量(FEV_1)与用力肺活量(FVC)比率正常或增加;弥散功能障碍:单次呼吸法肺一氧化碳弥散量(DLCO)降低,即使在通气功能和肺容积正常时,DLCO也可降低。通气/血流比例失调,PaO_2、$PaCO_2$下降,休息或活动时肺泡-动脉血氧分压差($A\text{-}aPO_2$)增加。

2. 实验室检查

IPF患者可出现红细胞沉降率加快,丙球蛋白血症,血清乳酸脱氢酶(LDH)和血管紧张素转化酶升高。10%～25%患者可出现某些血清抗体,如抗核抗体(ANA)和类风湿因子(RF)阳性,如滴度>1:160,常提示结缔组织病。以上检查对IPF的诊断无意义,但对除外其他原因引起的间质性肺疾病有一定帮助。IPF患者的经支气管镜BALF通常中性粒细胞呈中度增加,占10%～20%,中性粒细胞增加见于70%～90%的IPF患者,与预后有一定的关系。

3. 胸部影像学

(1)X线胸片:95%的患者出现症状时均有胸片的异常,主要表现是在两肺基底部和周边部的网状阴影,常为双侧、不对称性,伴有肺容积减少。疾病晚期可见蜂窝肺改变,在胸片上出现3～5mm的透光区(蜂窝肺)。蜂窝肺通常提示肺泡结构的破坏,对治疗的反应差。X线胸片的正常并不能排除肺活检有微小异常的UIP患者。X线胸片在显示IPF病变的特点、分布及范围等方面远逊色于CT,也难以做出确定的影像学诊断。

(2)胸部CT,特别是高分辨率CT(HRCT):不仅对IPF/UIP有重要的诊断意义,还能评估疾病的严重程度、治疗效果和预后。以往文献报道IPF/UIP的多种CT表现包括:①磨玻璃影;②网状阴影(肺小叶间隔增厚和小叶内间质增厚);③蜂窝影;④肺结构变形及容积减少;⑤交界面不规则;⑥胸膜增厚;⑦支气管血管束增粗;⑧纵隔淋巴结肿大等。但仅仅依靠以上单一的HRCT表现,并不能准确诊断IPF/UIP,但通过对以上不同病变组合表现和分布特点进行综合分析,可依靠HRCT准确诊断50%以上IPF/UIP,并可以避免开胸肺活检,HRCT对IPF/UIP的诊断有重要的意义。

五、诊断与鉴别诊断

(一)诊断要点

通过有丰富间质性肺疾病诊断经验的呼吸内科医师、放射影像科医师和病理科医师之间多学科的讨论,仔细排除其他可能的病因,是获得准确诊断最为重要的环节。在多学科讨论不可行的情况下,建议将患者推荐给对间质性肺疾病有丰富经验的临床专家咨询。

诊断IPF需要符合以下标准:①排除其他已知的ILD病因(如家庭和职业环境暴露、结缔组织病和药物性肺损伤等);②未行外科肺活检的患者,HRCT呈现典型UIP型所见;③进行外科肺活检的患者,HRCT和肺活检组织病理类型符合特定的组合。

IPF急性加重(acute exacerbations of IPF)是指疾病过程中出现急性、不明原因的明显病情恶化,诊断标准如下:IPF患者在1个月内出现:呼吸困难加重;HRCT胸部影像学在原典型IPF表现基础上新出现磨玻璃影、浸润影;气体交换恶化致低氧血症的证据。满足上述全部条件并除外感染、心力衰竭、肺栓塞等原因引起的病情加重后即可做出诊断。

(二)鉴别诊断

详细地询问病史和仔细地进行体格检查是鉴别诊断的基础,要特别注意基础疾病、用药情况、环境暴露和家族史等情况的调查。由于慢性过敏性肺炎的表现有时与IPF相似,需要彻底评估患者是否可能患有慢性过敏性肺炎。临床中即使通过彻底的筛查,仍有部分患者的过敏原无法确定,若支气管肺泡灌洗(BAL)显示淋巴细胞增多(达40%或更多)则提示该病的存在,应支持进一步调查环境暴露因素,并可能需要外科肺活检。应注意目前尚无临床或血清学特征性表现的年轻患者,尤其是年轻女性,可能在以后逐渐表现出结缔组织病的临床特征。因此,对于较年轻(<50 岁)的患者,不能排除结缔组织病的可能。

1. 尘肺

包括无机尘肺和有机尘肺。应详细询问患者的职业史,这是鉴别诊断的前提。要明确接尘时间、接尘浓度、粉尘性质及同工种其他从业人员的健康情况等重要问题,在此基础上结合胸部 X 线影像学特点可做出鉴别诊断。

2. CTD-ILD

类风湿关节炎、皮肌炎、干燥综合征等引起肺损伤的组织病理学所见可为 UIP,其 X 线表现有时与 IPF 类似,因此需与 IPF 进行鉴别。鉴别诊断的要点在于详细了解有无风湿病的临床表现和分析血清学实验室检查结果等,尤其对女性且 HRCT 未表现为典型 IPF 所见者应格外注意。

3. 其他 IIP

确切的鉴别诊断需要外科性肺活检的组织病理学资料,相关临床资料可供参考。

(1)NSIP:可发生于任何年龄。肺 HRCT 表现为双侧任何部位的间质性浸润影和斑片磨玻璃阴影是本病特征性所见。BALF 主要表现为淋巴细胞增高。

(2)COP:发病年龄 50 岁左右多见,发病时常有“感冒样”症状。胸部 X 线影像学多表现为双侧、弥漫性肺泡性影像,肺容积正常;多见以周边分布为主的肺泡病变,与慢性嗜酸性粒细胞性肺炎类似,偶尔可呈单侧分布;异常影像的复发和游走是本病的重要特点;不规则线状或结节状间质浸润影或蜂窝肺少见。BALF 主要表现为淋巴细胞增高。

(3)AIP:起病急剧,临床表现为咳嗽,严重呼吸困难,继之很快进入呼吸衰竭。多数病例发病前有“感冒”样症状,半数以上患者有发热。肺部 X 线影像学表现为双侧弥漫性磨玻璃样阴影、实变影和牵拉性支气管扩张等,可很快融合、进展为大片实变影。本病治疗效果欠佳、预后不良,需与 IPF 急性加重鉴别。

(4)RB-ILD/DIP:男性多发,绝大多数为吸烟者。起病隐袭,干咳,进行性呼吸困难。RB-ILD 肺 HRCT 主要表现为网状-小结节影,DIP 早期出现双肺磨玻璃样改变,后期可出现线状、网状和结节影,一般不出现蜂窝肺。

六、治疗

特发性肺纤维化是一种病因不明,慢性进行性纤维化性间质性肺炎,病程进展呈缓慢下坡或突发加重的方式,远期预后欠佳,但也有个体化表现差异。中医学大致属“肺痿”病范畴,特发性肺纤维化在中西医都属难治疾病。目前特发性肺纤维化西医无特殊治疗药物,激素、吡非尼酮等可以试用,能缓解肺功能下降趋势、缓解部分症状等,但不能根治或根本上逆转缓解。中医着眼于“整体观念”“辨证论治”的特色,可能从改善患者的咳嗽、咳痰、喘息症状,或调节机体免疫功能,预防纤维化形成;或益气活血、清热解毒,止咳平喘、调补肺肾,恢复气血阴阳平衡,最终达到改善疾病预后的目的。

(一)中医治疗

1. 阴虚内热证

临床表现:咳嗽,痰少,咳痰不爽,喘促、动则尤甚,气短,口干,咽干,手足心热,盗汗,可兼胸闷,痰黏稠,乏力,舌质红,苔少、无苔、干燥,舌苔花剥,脉数细。

治疗法则:养阴清肺,化痰止咳。

方药运用:麦门冬汤合清燥救肺汤、人参清肺汤合炙甘草汤、天冬丸合紫菀汤加减(西洋参、麦冬、南沙参、玄参、瓜蒌、浙贝母、紫苏子、百部、枇杷叶、桑叶、白头翁、牡丹皮、陈皮、甘草)。热毒者,加黄芩、连翘、栀子;手足心热者,加知母、黄柏、生地黄;盗汗明显者,加煅牡蛎、浮小麦。

临证指要:本证多见于疾病早期,多兼于痰热壅肺证,可见于急性加重。病机以阴虚内热为主,多损及肺气而成气阴两虚偏于阴虚,常兼痰浊、热毒。具备下列①、②中1项,加③、④、⑤、⑥中的2项即可诊断:①气短,或喘促;②干咳,或咳嗽少痰或咳痰不爽;③口干或咽干;④手足心热;⑤盗汗;⑥舌质红,或舌苔少或花剥或无苔、干燥,或脉细数。

2. 肺气虚证

临床表现:咳嗽,喘促,气短,自汗,畏风寒,神疲,乏力,易感冒,可兼有胸闷,痰少,痰白,舌质淡,苔薄白,脉细、虚、弱、沉。

治疗法则:补益肺气,化痰止咳。

方药运用:人参胡桃汤合人参养肺丸,或黄芪劫劳散合人参补肺汤加减(人参、黄芪、胡桃仁、麦冬、紫菀、瓜蒌、川贝母、紫苏子、百部、白果、牡丹皮、薏苡仁、陈皮)。肺气虚冷,症见畏风寒甚、痰清稀而冷者,减麦冬、瓜蒌,加干姜、补骨脂、淫羊藿,或甘草干姜汤合保元汤加减;气阴两虚者,加阿胶、五味子、白芍、地骨皮;痰多、舌苔白腻者,减黄芪、麦冬、当归,加法半夏、茯苓、泽泻;自汗甚者,加浮小麦、煅牡蛎;有瘀血者,加川芎、郁金。

临证指要:多见于疾病早期、中期,多兼于痰湿阻肺证等。病机重点为肺气虚,多损及阳气而成肺气虚冷或损及肺阴而成气阴两虚偏于气虚,兼有痰浊或血瘀。具备下列①项,加②、③、④、⑤中的2项即可诊断:①咳嗽,或喘促,或气短;②神疲、乏力,动则加重;③自汗,动则加重;④畏风寒,或易感冒;⑤舌质淡,或脉沉细或虚弱。

3. 肺肾气虚证

临床表现:咳嗽,痰白,喘促,气短,动则尤甚,头晕,神疲,乏力,易感冒,可兼有胸闷,痰黏稠,痰清稀或呈泡沫状,痰少,痰易咳出,面目水肿,耳鸣,自汗,畏风寒,肢体倦怠,腰膝酸软,小便频数,夜尿增多,咳时遗尿,舌质淡,苔薄白,脉沉细。

治疗法则：补益肺肾，止咳平喘。

方药运用：人参胡桃汤合七味都气丸、黄芪汤加减（人参、黄芪、熟地黄、地骨皮、五味子、肉苁蓉、补骨脂、瓜蒌、浙贝母、紫菀、牡丹皮、白头翁、薏苡仁）。肺肾阳虚者，加淫羊藿、鹿角胶、干姜；肺肾气阴两虚者，减补骨脂、薏苡仁，入白芍、女贞子、阿胶；气短、喘息甚者，加蛤蚧、沉香；面目水肿者，加茯苓、车前子；小便频数，夜尿增多者，加山茱萸、乌梅、益智仁；瘀血明显者，加赤芍、莪术、三七粉。

临证指要：本证多见于疾病中期、后期，多兼于痰湿阻肺证等。病机重点为肺肾气虚，或损及阳气而成肺肾阳虚或损及阴者而成肺肾气阴两虚，兼有痰浊、瘀血及互结成积。具备下列①、②、③中的 2 项，加④、⑤、⑥、⑦、⑧中的 3 项，即可诊断：①喘促，或咳嗽，或气短，动则加重；②神疲乏力或自汗，动则加重；③易感冒，或畏风寒；④腰膝酸软；⑤耳鸣或头晕；⑥面目虚浮；⑦小便频数，夜尿增多，或咳时遗尿；⑧舌质淡，或脉沉细。

4. 痰热壅肺证

临床表现：咳嗽，痰黄或白黏，咯血或痰中带血，气短，气促，胸闷，口渴，可兼有发热，胸痛，大便干结，舌质红，舌苔黄腻，脉滑数。

治疗法则：清肺解毒，化痰止咳。

方药运用：清金化痰汤合桑白皮汤、贝母瓜蒌散合泻白散加减（黄芩、连翘、浙贝母、瓜蒌、半夏、百部、杏仁、海蛤壳、紫菀、牡丹皮、麦冬、沙参、陈皮、桔梗）。热毒盛者，加水牛角或羚羊角、栀子；咳嗽气逆者，加葶苈子、枇杷叶、紫苏子；咯血者，加白茅根、白及、三七粉；痰鸣喘息而不得平卧者，加葶苈子、射干；胸痛明显者，加延胡索、降香、旋覆花；热盛伤津者，加生地黄、玄参；肺热腑实而大便秘结者，可加桑白皮、酒大黄、枳实等；兼血瘀证者，加地龙、全蝎、赤芍；兼肺气虚者，加人参、胡桃仁、山药；兼气阴两虚者，加西洋参、五味子；外感风热者，加金银花、桑叶；感受燥邪者，加桑叶、薄荷。

临证指要：本证多见于急性加重，多兼于阴虚内热、气阴两虚等。病机重点为痰、热（毒）壅肺，常兼血瘀。具备下列①、②2 项，加③、④、⑤、⑥中的 2 项即可诊断：①气短、气促；②干咳，或咳嗽少痰、痰黄或白黏，或伴咯血；③发热，口渴；④咽喉干燥，甚至咽痛；⑤大便干结；⑥舌质红、舌苔黄或黄腻，脉数或滑数。

5. 痰浊阻肺证

临床表现：咳嗽，痰多，痰白黏，气短，胸闷，可兼见胃脘胀满，腹胀，纳呆，食少。舌苔白腻，脉弦滑。

治疗法则：燥湿化痰，宣降止咳。

方药运用：半夏厚朴汤合三子养亲汤、薏苡仁散加减（半夏、厚朴、茯苓、陈皮、莱菔子、防己、紫苏子、浙贝母、连翘、白头翁、薏苡仁、牡丹皮、淫羊藿）。痰从寒化，背冷、痰白稀者，加干姜、细辛、补骨脂；痰多、胸闷不得卧者，加炙麻黄、薤白、葶苈子;脘腹胀闷者,加木香、枳壳、槟榔;纳差少食者,加白豆蔻仁、鸡内金;兼血瘀证者,加川芎、赤芍;兼气虚者,加人参、白术等,或合六君子汤加减;外感风寒者,加荆芥、防风。

临证指要:本证多见于疾病中期、后期,常兼肺气虚、肺肾气虚等,亦可见于急性加重。病机重点为痰浊阻肺,常兼血瘀,伴有脾气虚。具备下列①、②2 项,加③、④、⑤中的 2 项即可诊断。①气短、胸闷;②咳嗽,或痰多、白黏;③胃脘胀满或腹胀;④纳呆或食少;⑤舌苔白腻,脉滑或弦滑。

6. 血瘀证

临床表现:面色晦暗,口唇青紫,可兼见胸闷,舌质紫暗,舌质黯红、瘀斑,舌下脉络迂曲、粗乱,脉弦、沉、涩、结、代。

治疗法则:活血化瘀。

方药运用:血府逐瘀丸等(红花、赤芍、牡丹皮)。疾病中后期,痰瘀互结成积者,应在补益正气、佐以化痰活血的基础上,适当选用消积散结药物,如活血通络类的穿山甲、莪术、全蝎、蜈蚣、牡丹皮等,化痰类的白芥子、贝母、浮海石、海蛤壳、瓦楞子等;解毒类的夏枯草、僵蚕、玄参、连翘、土茯苓等。

临证指要:本证多见于疾病中期、后期。血瘀是肺纤维化的主要病机环节,也是常见兼证,常兼于其他证候中,如兼于痰浊阻肺证则为痰浊瘀肺证、兼肺气虚证则为肺气虚血瘀证。主症为具备下列①、②、③、④中的 1 项,即可诊断:①面色晦暗;②口唇青紫;③舌质黯红或紫暗或有瘀斑;④舌下脉络迂曲、粗乱。

(二)西医治疗

目前,IPF 治疗除肺移植外尚缺乏令人满意的方法。药物治疗虽以抗纤维化为目的,但目前尚无任何一个治疗方案能改变或逆转 IPF 的纤维化性病变。因此,所有对 IPF 药物治疗的临床意义有限。

1. 药物治疗

(1)以下药物或方案对 IPF 治疗无效:①糖皮质激素单药治疗;②秋水仙碱;③环孢素;④糖皮质激素联合免疫抑制药治疗;⑤干扰素 γ-1b;⑥波生坦;⑦注射用重组人 II 型肿瘤坏死因子受体——抗体融合蛋白(益赛普)。

(2)根据患者具体病情和意愿,可以采用的药物和方案:①乙酰半胱氨酸、硫唑嘌呤和泼尼松联合治疗;②乙酰半胱氨酸单药治疗;③抗凝治疗;④吡非尼酮(pirfenidone)治疗。N-乙酰半胱氨酸(N-acetylcystein,NAC)是谷胱甘肽的前体,后者为氧自由基清除剂。有循证医学资料表明,长期服用大剂量 NAC(600 mg,每日 3 次)可延缓 FVC 和 DLCO 的下降,目前在临床上该药已用于 IPF 的治疗。吡非尼酮主要通过拮抗 TGF-β1 来抑制胶原纤维的形成。临床资料表明,每日服用1800 mg 的吡非尼酮可降低 IPF 患者肺功能下降的速度并减少急性加重事件的发生。目前日本厚生省和我国药监局已批准该药上市用于 IPF 的治疗。

对于达不到确诊标准的疑诊 IPF 患者，视情况可考虑先给予 3～6 个月糖皮质激素联合或不联合免疫抑制药的治疗，观察疗效后再确定下一步的治疗方案。这样的策略是为了避免可能对上述方案有良好反应的其他间质性肺疾病失去了有效治疗的机会。

（3）IPF 急性加重时可用糖皮质激素治疗：现普遍应用甲泼尼龙，起始剂量为每日 500～1000mg，静脉滴注；连续 3 日后改为 1～2mg/（kg·d），通常为每日120mg，分次静脉滴注；以后改为每日泼尼松 40～60mg 或甲泼尼龙 32～48mg 口服，4～8 周后逐渐减至维持量。具体量及调整的速度应根据患者的病情及疗效而定。对于不同 HRCT 影像学分型的 IPF 急性加重，糖皮质激素的治疗效果有差异。按新出现磨玻璃/浸润影范围大小及分布区域分型，周边型治疗效果较好，而对多灶型或弥漫型治疗效果差。

环孢素或环磷酰胺/硫唑嘌呤等免疫抑制药治疗 IPF 急性加重的效果尚不能肯定，但在糖皮质激素治疗无效的情况下可考虑试用。

（4）并发症的治疗：一般认为，对 IPF 患者合并的无症状胃食管反流进行治疗可能有益于 IPF 病情的稳定，因此多推荐治疗；已有的资料表明，多数 IPF 相关性肺动脉高压患者并未从针对肺动脉高压的治疗中明显获益，所以总体不推荐 IPF 患者的此项治疗。

2. 非药物治疗

非药物治疗的原则：①对临床出现明显静息性低氧血症的 IPF 患者应给予长期氧疗；②对因病情持续进展而致呼吸衰竭的 IPF 患者一般不建议使用机械通气；③多数 IPF 患者应该进行肺康复治疗；④肺移植是目前治疗 IPF 最有效的手段。在充分评估患者预期寿命的基础上，对有条件者应积极推荐本项治疗方法。

七、预后与调护

特发性肺纤维化的自然病史经数月或数年肺功能不可逆的进行性损害，极少数患者呈暴发性。有时，疾病经过最初的消退期后可稳定下来，但自发性缓解相当罕见（<1%）。从出现症状到死亡，平均存活率 3～5 年。IPF 的 5 年死亡率超过40%。呼吸衰竭是死亡的主要原因，其他死亡原因有缺血性心脏病、脑血管意外、肺栓塞、恶性肿瘤和感染。9%～10% 的 IPF 患者合并肺癌。

目前除吸氧、肺移植外，无有效的根治方法。治疗的目的是最大限度地防止进行性纤维化和呼吸衰竭。平时预防感冒、避免 IPF 急性加重也很重要。中医药在减轻 IPF 咳嗽、乏力及活动后气促等方面，改善患者的生存质量等方面有一定的效果。另外，中西医呼吸康复在 IPF 稳定期也有较好的效果，传统上的八段锦等锻炼方法，结合现代呼吸操锻炼等可以提高患者的肺功能，缓解患者的慢性症状。

八、中医防治进展

IPF 目前较公认属中医学"肺痿"病范畴,本病基本病机以肺气虚为主,加之情志不遂、外感六淫、环境及药物毒邪侵袭肺脏,日久气血不通、痰瘀阻络、肺津匮乏、肺失濡养,发为肺痿。而在急性加重期病机特点与缓解期亦有所不同。IPF 急性加重期以痰热阴亏为主,缓解期以肺肾脾亏虚为主。肺肾气虚是肺纤维化发病的内因,病机主要是痰瘀伏络、肺络受阻、肺气失宣、气机失调,则干咳、喘息、气短。早期以痰瘀阻络、肺气亏虚为主;日久耗气伤津,出现喘憋,动则加重等症状,加之外感六淫的刺激,则发展为由肺气虚→痰瘀阻络→肾气不足的病理过程。

中医药治疗肺痿病有悠久的历史与临床经验,现代名老中医治疗肺痿病也经验丰富,值得传承学习。晁恩祥认为,IPF 应属中医学"肺痿",强调个体化治疗方案。急性发作当以疏风、化痰、祛瘀、解毒治标为主。缓解期当以益气养阴、调补肺肾、纳气平喘、活血化瘀为法。常用药物有太子参、麦冬、五味子、苦杏仁、紫菀、紫苏叶、枇杷叶、地龙、黄精、山茱萸、枸杞子、淫羊藿、黄芪等。李国勤认为,IPF 中医病机为先天禀赋不足,加之后天失养、阳气素虚,导致肺气不足、脾失健运、肾失温煦、痰瘀内生,阻滞于肺而成。临床辨证要分标本缓急、寒热虚实,补益正气以治其本;清热解毒、祛除外邪以治其标。主张活血化瘀通络贯穿始终,并强调饮食调理和呼吸康复的重要性。

中药复方是治疗肺纤维化的常用方法。樊茂蓉等采用肺纤通方(旋覆花、红景天、威灵仙、海浮石、三棱、莪术、生黄芪、生地黄、甘草)治疗气阴两虚、肺络闭阻型 IPF,对照组口服 N-乙酰半胱氨酸胶囊,3 个月为 1 个疗程。结果发现,肺纤通方可明显改善患者气短、喘息、咳嗽等症状,对改善患者生活质量,提高活动耐力有积极作用。张纾难和疏欣杨采用肺痿冲剂方(西洋参、三七、山茱萸、五味子、紫菀)治疗肺肾两虚、气虚血瘀型 IPF,对照组口服金水宝胶囊,6 个月为 1 个疗程。结果发现,肺痿冲剂方可较好改善患者气促、疲乏等症状,提高患者的活动耐量。中药注射液治疗 IPF 也有报道,如川芎嗪或丹红注射液静脉滴注联合泼尼松口服治疗间质纤维化患者等。中医治疗讲究辨证论证,对于此病各家也有各自的论治特点。王步青采用聚类分析和因子分析法将本病分为 5 种证型:气阴两虚、痰湿阻肺、肺脾气虚、痰瘀互结、肺肾阳虚型。苏鑫将本病分为 6 型:以止嗽散合玉屏风散加减或小青龙汤加减(炙麻黄、桂枝、白芍、干姜、细辛、五味子、制半夏、厚朴、杏仁、桔梗、荆芥、紫菀、百部、黄芪、白术、浙贝母、牛蒡子、款冬花、蝉蜕、甘草)治疗风寒犯肺型;以清燥救肺汤加减(桑白皮、黄芩、炙杏仁、栀子、石膏、川贝母、浙贝母、鱼腥草、南沙参、北沙参、橘红、桔梗、知母、甘草、桑叶、淡豆豉、蝉蜕、炙枇杷叶)治疗燥热(风热)伤肺型;千金苇茎汤、银翘散等加减(黄芪、党参、干姜、白术、肉桂、吴茱萸、五味子、泽兰、泽泻、凌霄花、当归、赤芍)治疗痰热瘀阻型;以五子养亲汤合二陈汤加减(茯苓、陈皮、甘草、半夏、百合、人参、蛤蚧、青黛、五味子、熟地黄、泽泻、牡丹皮、知母、天冬、杏仁、生姜、白芥子)治疗气阴两虚型;以真武汤合补肺汤加减(茯苓、白术、白芍、生姜、桂枝)治疗阳虚水泛型;以参蛤散合右归饮加减(人参、蛤蚧、熟地黄、山药、枸杞子、吴茱萸、当归、石菖蒲、五味子、麦冬)治疗阴阳两虚型。

九、典型病例

患者女性,74 岁,2011 年 3 月 4 日初诊。患者自 2010 年 12 月中旬无明显诱因出现气短,活动受限,爬楼梯困难,不能平卧,吸气困难,偶有咳嗽,胸痛。于 2010 年 12 月 31 日行胸部计算机断层扫描(CT)检查发现肺间质病变,风湿免疫化验结果均阴性,因患者年纪较大,家属拒绝进一步检查,西医考虑肺间质病变,给予泼尼松 30～40mg/d 口服 2 个月试验性治疗。患者症状无明显改善,每天离不开氧气,吸氧则胸痛缓解,于 2011 年 2 月 23 日复查胸部 CT:两肺间质病变较前加重。稍动则气喘、气促,故来晁老门诊求治,现患者仍气短,时咳嗽,少痰质黏,时有胸憋,无胸痛,言语多时气短,气不接续,平路行走 20m 则气短明显,气喘,汗出不多,纳食可,睡眠欠佳,腹胀时作,大便尚可,小便调。每日白天吸氧超过 8 小时,舌紫暗,有裂纹,苔薄白,脉弦。查体:神志清楚,体胖,满月脸,口唇青紫,舌下络脉迂曲,心率 80 次/分,律齐,双肺呼吸音粗,双肺可闻及爆裂音,双下肢不肿。血气分析:pH 7.35,动脉血二氧化碳分压 36.8mmHg,动脉血氧分压 60mmHg。

晁恩祥教授认为,患者年过七旬,元气渐衰,加之平素劳累,耗伤肺气,肾不纳气,继而影响脾肾,肺气亏虚,气不布津,聚湿为痰,痰阻于肺,致肺失宣肃则咳唾痰沫;肺虚及肾,肺不主气,肾不纳气,故见气短,动则气喘,吸气困难,呼吸短促,不能平路行走;迁延不愈,病久致瘀,久病更耗伤正气,故病情反复;肺肾气虚,行血无力,由虚致瘀,舌紫暗,口唇青紫,舌下络脉迂曲。

治疗宜调理肺肾,益气活血,宣肺平喘。处方如下:炙麻黄 8g,紫菀 15g,杏仁 10g,枇杷叶 10g,牛蒡子 10g,桔梗 10g,地龙 10g,紫苏叶 10g,山茱萸 10g,丹参 10g,五味子 10g,枸杞子 10g,白果 10g,黄芩 10g,太子参 15g,当归 10g,生甘草 10g。水煎服。

2011 年 6 月 3 日患者复诊,病情平稳,气短好转,深吸气稍困难,无胸痛,时咳嗽,少痰,对刺激性气味敏感,纳食正常,时有腰部肌肉痛,大便干,睡眠好。舌质淡暗,口干苦,舌苔薄黄白,脉弦。仍以调理肺肾,益气活血润肺。将处方做如下调整:炙麻黄 8g,杏仁 10g,紫菀 15g,紫苏子、紫苏叶各 10g,炙枇杷叶 10g,地龙 10g,蝉蜕 8g,五味子 10g,山茱萸 10g,牛蒡子 10g,麦冬 15g,枸杞子 10g,大黄 3g,太子参 15g,知母 12g,当归 10g,生甘草 10 g。水煎服,14 剂。

2011 年 10 月 21 日随诊,患者病情好转,无明显气短,偶咽部不适感,日常生活自理,可爬山,干农活,白天基本不吸氧,不咳无痰,睡眠尚可,大便调。胸部 CT:两肺间质病变较前减少。血气分析:pH7.41,动脉血二氧化碳分压39.2mmHg,动脉血氧分压84.5mmHg,一直服晁恩祥教授中药调理。

(摘自国医大师晁恩祥医案)

按语:肺间质病变早期常表现为肺泡炎与肺纤维化并存,因此早期抗纤维化治疗非常重要。晁恩祥教授认为,该病肺肾两虚、气虚血瘀、肺气失宣的病机特点,确立了调理肺肾、益气活血、宣肺纳气治疗大法,且在中药组方中加配具有一定的抗纤维化作用的药物。此法治疗肺间质病变,可明显改善症状,提高生活质量。

特发性肺纤维化用药时主张有补益中药,如太子参、麦冬、五味子、枸杞子、山茱萸均具有免疫调节作用,可提高机体抗病能力,抗缺氧作用;部分活血药有抗纤维化作用,如丹参、当归、三七等。现代研究表明,活血化瘀药可以改善微循环,破坏致敏细胞的酶激化系统,保证肺细胞与组织间血液的气体交换,改善临床缺氧状态,延缓或阻断肺纤维化进程。

<h2 align="center">参 考 文 献</h2>

[1] 屈毓敏,王辛秋,晁恩祥,等.晁恩祥教授辨治特发性肺间质纤维化经验探析.天津中医药,2014,31(9):515-517.

[2] 石剑锋,王艳坽,远颖,等.特发性肺纤维化的中医研究概况.光明中医,2016,31(3):449-450.

[3] 李建生.特发性肺纤维化中医辨证治疗概要.中医学报,2017,32(6):929-931.

[4] 李壮花,董瑞.特发性肺纤维化中医药研究进展.国际中医中药杂志,2017,39(7):658-660.

[5] 蔡后荣,李惠萍.实用间质性肺疾病.北京:人民卫生出版社,2010.

[6] 董瑞.中西医结合诊治肺纤维化.北京:人民卫生出版社,2008.

第 10 章

肺血栓栓塞症

肺血栓栓塞症(pulmonary thromboembolism,PTE)是肺栓塞的一种类型。肺栓塞(pulmonary embolism,PE),是以各种栓子堵塞肺动脉系统为其发病原因的一组疾病或临床综合征的总称,包括肺血栓栓塞症、脂肪栓塞综合征、羊水栓塞、空气栓塞、肿瘤栓塞等。其中肺血栓栓塞症(PTE)是 PE 最常见的类型,占 PE 的绝大多数,通常所称的 PE 即指 PTE。肺血栓栓塞症在中医历代专著中并无确切的病名与之相对应,目前依据该疾病的临床症状可归属于"胸痹""喘证""咯血""咳嗽""心悸""厥证"等范畴。

一、概述

肺血栓栓塞症为来自静脉系统或右心的血栓阻塞肺动脉或其分支所致的疾病,以肺循环和呼吸功能障碍为主要临床和病理生理特征。急性肺血栓栓塞症可造成肺动脉较广泛阻塞,进一步引起肺动脉高压,病情发展至一定程度可导致右心失代偿、右心扩大,出现急性肺源性心脏病。肺动脉发生栓塞后,若其支配区的肺组织因血流受阻或中断而发生坏死,成为肺梗死(pulmonary infarction,PI)。由于肺组织的多重供血与供氧机制,PTE 总仅约不足 15% 发生 PI。引起 PTE 的血栓主要来源于深静脉血栓形成(deep venous thrombosis,DTV)。DTV 与 PTE 实质上为一种疾病过程在不同部位、不同阶段的表现,两者合称为静脉血栓栓塞症(venous thromboembolism,VTE)。

国外研究表明 PE 的总发病率为 1.12 例/1000 人。男性发病率略高于女性,随着年龄的增长发病率增加。美国每年因 PE 死亡的人数大约为 10 万人。1995—2006 年国内 50 余家医院资料初步统计 PTE 的诊断总例数增加了近 30 倍,医院的死亡率由原来的 21.5% 下降到了 9.7%。国内流行病学研究资料显示,脑卒中住院患者 DVT 的总体发生率为 21.7%;重症监护病房(ICU)患者 DVT 的总体发生率为 27.2%;老年内科急性住院患者 DVT 的总体发生率为 9.7%,其中 PTE 为 1.9%。呼吸衰竭患者的 VTE 发生率为 16.4%,位居各疾病之首,其次是急性脑梗死(15.6%)和急性感染性疾病(14.3%)。来源于骨科的研究结果显示,关节置换术后 DVT 的发生率为 20.6%～58.2%。股骨干骨折和髋部骨折术后 DVT 的发生率分别为 30.6% 和 15.7%。由于 PTE 的发病过程较为隐匿,症状亦缺乏特异性,确诊需特殊的检查技术,使 PTE 的检出率偏低,临床上仍存在较严重的漏诊和误诊现象,对此应当给予充分关注。

二、病因病机

1. 病因

本病多为气虚所致水液运化失司,痰浊内停,血液运行不畅,出现痰浊内生阻滞于内,瘀血阻络,痰瘀互结于内,最终可导致脱证。

2. 病机

本病病位在肺,病理性质以虚实夹杂为主。虚证主要是气虚、血虚,实邪主要是痰浊、血瘀。本病在慢性发展过程中,久病耗伤气血,正气虚则痰凝血瘀,阻滞血脉,痰浊瘀血阻络日久则正气虚弱益甚。病位以肺、脾较为常见,考虑与"脾为生痰之源,肺为贮痰之器""脾为气血生化之源"密切相关,与《黄帝内经》中指出肺为主病之脏的论述相一致。《灵枢·五阅五使》篇云"肺病者,喘息鼻张"。病性分布以虚实夹杂证最为常见,单纯的实证与虚证较为少见,考虑与病程长,正气受损,邪气留恋有关。证候以气血亏虚、痰瘀互结证最多,与病性及病位的分布状况直接相关。

三、临床表现

1. 症状

PTE 的症状多种多样,但均缺乏特异性。症状的严重程度亦有很大差别,可以从无症状、隐匿,到血流动力学不稳定,甚至发生猝死。

常见症状:不明原因的呼吸困难及气促,尤以活动后明显,为 PTE 最多见的症状;胸痛,包括胸膜炎性胸痛或心绞痛样疼痛;晕厥,可为 PTE 的唯一或首发症状;烦躁不安、惊恐,甚至濒死感;咯血,常为小剂量咯血,大咯血少见;咳嗽、心悸等。各个病例可以出现以上症状的不同组合。临床症状有时出现所谓的"三联征",即同时出现呼吸困难、胸痛及咯血,但仅见于约 20% 的患者。

2. 体征

(1)呼吸系统体征:呼吸急促(最常见);发绀;肺部有时可闻及哮鸣音和(或)细湿啰音;肺野偶可闻及血管杂音;合并肺不张和胸腔积液时出现相应的体征。

(2)循环系统体征:心动过速;血压变化,严重时可出现血压下降,甚至休克;颈静脉充盈或异常搏动;肺动脉瓣区第二心音(P2)亢进或分裂,三尖瓣区收缩期杂音。

(3)其他:可伴发热,多为低热,少数患者有发热(体温>38℃)。

(4)中医舌象、脉象特征:舌淡,舌紫暗,脉沉,脉细,脉弱。

四、辅助检查

患者出现上述临床症状或体征,特别是在存在前述危险因素的病例出现不明原因的呼吸困难、胸痛、晕厥、休克,或伴有单侧或双侧不对称性下肢肿胀、疼痛等,应进行如下检查。

1. 血浆 D-二聚体(D-dimer)

敏感性高而特异性差。急性 PTE 时升高。若其含量低于 $500\mu g/L$,有重要的除外诊断价值。

2. 动脉血气分析

常表现为低氧血症、低碳酸血症,肺泡-动脉血氧分压差$[P(A-a)O_2]$增大,部分患者的血气结果可以正常。

3. 心电图

大多数病例表现有非特异性的心电图异常。最常见的改变为窦性心动过速。当有肺动脉及右心压力升高时,可出现 $V_1 \sim V_4$ 的 T 波倒置和 ST 段异常,SⅠQⅢTⅢ(Ⅰ导联 S 波加深,Ⅲ导联出现 Q/q 波及 T 波倒置),完全或不完全性右束支传导阻滞,肺型 P 波,电轴右偏及顺时针转位等。对心电图改变,需做动态观察,注意与急性冠脉综合征相鉴别。

4. X 线胸片

(1)肺动脉阻塞征:区域性肺纹理变细、稀疏或消失,肺野透亮度增加。

(2)肺动脉高压及右心扩大征:右下肺动脉增宽或伴截断征,肺动脉段膨隆及右心室扩大。

(3)肺组织继发改变:肺野局部片状阴影,尖端指向肺门的楔形阴影,肺不张或膨胀不全,有肺不张侧可见横膈抬高,有时合并少量胸腔积液。X 线胸片对鉴别其他胸部疾病有重要帮助。

5. 超声心动图

在提示诊断和除外其他心血管疾病具有重要价值。对于严重的 PTE 病例,可以发现右心室局部运动幅度降低;右心室和(或)右心房扩大;室间隔左移和运动异常;近端肺动脉扩张;三尖瓣反流速度增快;下腔静脉扩张,吸气时不萎陷。若在右心房或右心室发现血栓,同时患者的临床表现符合 PTE,可做出诊断。超声检查偶可因发现肺动脉近端的血栓而直接确诊。若存在慢性血栓栓塞性肺动脉高压,可见右心室壁肥厚。

6. 下肢深静脉超声检查

下肢为 DVT 最多发部位,超声检查为诊断 DVT 最简便的方法。若阳性可以诊断 DVT。同时对 PTE 有重要提示意义。

五、诊断与鉴别诊断

(一)诊断

不明原因的呼吸困难及气促,尤以活动后明显,胸痛、晕厥、咯血、咳嗽、心悸等。各个病例可以出现以上症状的不同组合。

1. 确诊检查

CT肺动脉造影(CTPA)是目前的一线确诊方法,能发现段以上肺动脉内栓子,甚至发现深静脉栓子是PTE的确诊手段之一。直接征象为肺内低密度充盈缺损,部分或完全包围在不透光的血流之间(轨道征),或呈完全充盈缺损,远端血管不显影。间接征象包括肺野楔形密度增高影,条带状的高密度区或盘状肺不张,中心肺动脉段扩张及远端血管分支减少或消失等。但对亚段PTE诊断价值有限。

2. 磁共振成像

对段以上肺动脉内栓子诊断的敏感性和特异性均较高。适用于对碘造影剂过敏的患者。且具有潜在的识别新旧血栓的能力,有可能为确定溶栓方案提供依据。肺动脉造影为PTE的经典诊断方法,敏感性和特异性很高,其直接征象为肺血管内造影剂充盈缺损,伴或不伴轨道征的血流阻断。间接征象有肺动脉造影剂流动缓慢,局部低灌注,静脉回流延迟等。

(二)鉴别诊断

1. 冠状动脉粥样硬化性心脏病

一部分PTE患者因血流动力学变化,可出现冠状动脉供血不足,心肌缺氧,表现为胸闷、心绞痛样胸痛,心电图有心肌缺血样改变,易误诊为冠心病所致心绞痛或心肌梗死。冠心病有其自身发病特点,冠状动脉造影可见冠状动脉粥样硬化、管腔阻塞证据,心肌梗死时心电图和心肌酶谱水平有相应的特征性动态变化。需注意,PTE与冠心病有时可以合并存在。

2. 肺炎

当PTE有咳嗽、咯血、呼吸困难、胸膜炎样胸痛,出现肺不张、肺部阴影,尤其同时合并发热时,易被误诊为肺炎。肺炎有相应肺部和全身感染的表现,如咳脓性痰、寒战、高热、外周白细胞显著增高、中性粒细胞比例增加等,抗感染治疗可获疗效。

3. 肺血栓栓塞性肺动脉高压

CTEPH肺动脉压力高,出现右心肥厚和右心衰竭。CTPA等检查显示CTEPH有肺动脉腔内阻塞的证据,放射性核素肺灌注扫描显示呈肺段分布的肺灌注缺损,而特发性肺动脉高压则无肺动脉腔内占位,放射性核素肺灌注扫描正常或呈普遍放射稀疏。CTEPH亦须与其他类型肺动脉高压相鉴别。

4. 主动脉夹层

PTE 可表现胸痛,部分患者可出现休克,需与主动脉夹层相鉴别。后者多有高血压,疼痛较剧烈,胸片常显示纵隔增宽,心血管超声和胸部 CT 造影检查可见主动脉夹层征象。

5. 其他原因所致胸腔积液

PTE 患者可出现胸膜炎样胸痛,合并胸腔积液,需与结核、肺炎、肿瘤、心功能衰竭等其他原因所致的胸腔积液相鉴别。其他疾病有其各自临床特点,胸腔积液检查常有助于做出鉴别。

6. 其他原因所致晕厥

PTE 有晕厥时,需与迷走反射性、脑血管性晕厥及心律失常等其他原因所致的晕厥相鉴别。

7. 其他原因所致休克

PTE 所致的休克属心外梗阻性休克,表现为动脉血压低而静脉压升高,需与心源性休克、低血容量性休克、血容量重新分布性休克等相鉴别。

六、治疗

(一)治疗原则

1. 西医治疗原则

对高度疑诊或确诊 PTE 的患者,应进行严密监护,卧床休息,适当使用镇静、镇痛、镇咳等对症处理。可采用经鼻导管或面罩吸氧以纠正低氧血症。对于出现有心功能不全但血压正常者,可使用多巴胺和多巴酚丁胺;若出现血压下降,可增大剂量或使用其他血管加压药,如去甲肾上腺素等。抗凝治疗为 PTE 和 DVT 的基本治疗方法,可以有效地防止血栓再形成和复发。溶栓治疗主要适用于大面积PTE 病例。

2. 中医治疗原则

中医辨证实证主要是以气滞血瘀痰浊内盛,虚证主要是以气虚、阴虚为主。临床常见证型有气滞血瘀证、痰瘀互结证及阳气暴脱证。

(二)中医治疗

辨证用药

(1)气虚血瘀证

临床表现:气短,胸闷,胸痛,全身乏力,汗出,偶有咳嗽,可伴有咯血症状,舌淡苔红,舌下脉络迂曲。

证机概要:心肺两虚,血行不畅,瘀阻经脉。

治法原则:益气活血。

方药运用:独参汤合血府逐瘀汤加减(人参、桃仁、当归、红花、赤芍、牛膝、川芎、柴胡、桔梗、枳壳、生地黄、甘草)。兼阳虚者,加鹿角霜、淡附片;若阴虚者,重用生地黄,加女贞子。

临证指要:气虚血瘀期多是由于部分疾病后期,机体正气虚弱,气虚血瘀所致。如心系、肺系等慢性疾病,活动受限机体久卧亦可耗伤正气,随后出现气虚乏力、短气、胸闷等症状,活动后可加重,因此上述症状出现后除考虑气虚之外,应注意瘀血阻络可能,以免延误病情。

(2)痰瘀互结证

临床表现:气短,心悸,胸闷脘胀,可伴刺痛、眩晕、恶心、头身困重,舌淡胖,舌苔白腻,舌边可有斑点,舌下静脉纡曲,脉弦滑。

证机概要:心脾两虚,痰浊内停,气机阻滞,血行不畅,痰瘀互结。

治法原则:补气化痰散瘀。

方药运用:桃仁红花煎合导痰汤加减(桃仁、红花、赤芍、川芎、丹参、香附、延胡索、半夏、胆南星、橘红、枳实、茯苓、甘草)。纳呆、腹胀兼脾虚者,加党参、白术、谷芽、麦芽、鸡内金;烦躁不安、惊悸不宁者,加生龙骨、生牡蛎、珍珠母、石决明。

临证指要:气虚则痰湿内生、瘀血内阻,痰湿及瘀血反过来可影响机体气机的运行,进一步加重心脾两虚、气血两虚的程度,因此在辨证时为本虚标实,虽有气血两虚的基本病机但治疗时仍是以涤痰化瘀为主,既可以及时缓解疾病病程,又可打开气血运行不畅之源。

(3)阳气暴脱证

临床表现:气短,疲乏无力,气喘,烦躁不安,腰膝酸软,不寐、懒言,舌紫暗或有瘀点瘀斑,舌淡、苔薄,脉沉细。

证机概要:血瘀内阻,阳气虚脱。

治法原则:回阳救逆,活血化瘀。

方药运用:参附汤合血府逐瘀汤加减(人参、附子、当归、红花、赤芍、牛膝、川芎、柴胡、桔梗、枳壳、生地黄、甘草)。汗脱不止者,加五味子、煅龙骨、煅牡蛎;心悸胸闷者,加磁石、薤白;四肢逆冷者,加桂枝、当归;气促者,加五味子、黄芪。

临证指要:疾病后期及终末期是以阳气暴脱为主要表现,多为急症、重症,治疗时应注意回阳救逆,由于该疾病的特殊性,瘀血痰浊病理产物贯穿始终。因此,在回阳救逆的同时应注意活血化瘀药物的应用,在温补的同时也要消导,二者之力应相反相成。

(三)西医治疗

1. 一般治疗

对高度疑诊或者确诊的 APTE 患者,应密切监测患者的生命体征,对有焦虑和惊恐症状的患者应适当使用镇静药,胸痛者予镇痛药治疗。绝对卧床休息至达到抗凝治疗有效(保持国际标准化比值在 2.0 左右)方可,保持大便通畅,避免用力。并应用抗生素控制下肢血栓性静脉炎和预防肺栓塞并发感染。动态监测心电图、动脉血气分析。

2. 呼吸循环支持治疗

对有低氧血症的患者，采用鼻导管或面罩吸氧。当合并呼吸衰竭时，可使用经鼻面罩无创性机械通气或经气管插管行机械通气。确诊以后尽可能避免应用其他有创的检查手段，以免在抗凝或溶栓治疗过程中出现局部大出血。应用机械通气中应尽量减少正压通气对循环系统的不良影响。对于出现右心功能不全、心排血量下降但血压尚正常的患者，可给予具有一定肺血管扩张作用和正性肌力作用的药物，如多巴胺或多巴酚丁胺；若出现血压下降，可增大剂量或使用其他血管加压药物，如去甲肾上腺素等。血管活性药物在静脉注射负荷量后（多巴胺 3～5mg，去甲肾上腺素 1mg），持续静脉滴注。对于液体负荷疗法需谨慎，因为过多的液体负荷可能会加重右心室扩张并进而影响心排血量，一般所予负荷量限于 500ml 之内。

3. 抗凝治疗

高度疑诊或确诊 APTE 的患者应立即予抗凝治疗。

(1)普通肝素：予 2000～5000U 或按 80U/kg 静脉注射，继之以每小时 18U/kg 持续静脉滴注。抗凝必须充分，否则将严重影响疗效，并可导致血栓的复发率明显增高。在开始治疗后的最初 24 小时内需每 4～6 小时测定部分凝血活酶时间（APTT）1 次，并根据该测定值调整普通肝素的剂量，每次调整剂量后 3 小时测定 APTT，使 APTT 尽快达到并维持于正常值的 1.5～2.5 倍。治疗达到稳定水平后，改为每日测定 APTT 1 次。由于应用普通肝素可能会引起血小板减少症（heparin-induced thrombocytopenia，HIT），故在使用普通肝素的第 3～5 日必须复查血小板计数，若较长时间使用普通肝素，应在第 7～10 日和 14 日复查，而普通肝素治疗的 2 周后则较少出现血小板减少症。若患者出现血小板计数迅速或持续降低超过 30%，或血小板计数＜100×10^9/L，应立即停用普通肝素，一般停用 10 日内血小板数量开始逐渐恢复。

(2)低分子量肝素：根据体重给药，建议每次 100U/kg，皮下注射，每日 1～2 次。使用该药的优点是无须监测 APTT。但对肾功能不全的患者需谨慎使用低分子量肝素，并应根据抗 Ⅹa 因子活性来调整剂量。对于有严重肾功能不全的患者在初始抗凝时使用普通肝素是更好的选择（肌酐清除率＜30 ml/min），因为普通肝素不经肾代谢。对于有严重出血倾向的患者，也应使用普通肝素进行初始抗凝，因为其抗凝作用可被很快逆转。此外，对过度肥胖患者或孕妇应监测血浆抗 Ⅹa 因子活性，并据以调整剂量。而对于其他 APTE 患者，都可使用皮下注射低分子量肝素进行抗凝。低分子量肝素的分子量较小，HIT 发生率较普通肝素低，可在疗程＞7 天时每隔 2～3 天检查血小板计数。

(3)选择性 Ⅹa 因子抑制药（fondaparinux，磺达肝癸钠）：又称戊聚糖钠，是一种新型抗凝药,起效快,不经肝代谢,不与非特异蛋白结合,生物利用度高达100%,而且因药物半衰期为15～20小时,药代动力学稳定,可根据体重固定剂量每天皮下注射1次,无须监测凝血指标,但对肾功能不全患者应减量或慎用。使用剂量为5mg(体重<50kg),7.5mg(体重50～100kg),10mg(体重>100kg)。建议普通肝素、低分子量肝素或者磺达肝癸钠至少应用5日,直到临床症状稳定方可停药。

(4)华法林:患者需要长期抗凝应首选华法林,其抗凝作用主要是降低血浆凝血酶原的数量和凝血因子Ⅹ的活性,初始通常与低分子量肝素联合使用,起始剂量为每日2.5～3.0mg,3～4日后开始测定国际标准化比值,当该比值稳定在2.0～3.0时停止使用低分子量肝素,继续予以华法林治疗。抗凝治疗的时间应因人而异,部分病例的危险因素可短期内消除,如口服雌激素、短期制动、创伤和手术等,抗凝治疗3个月即可;对于栓子来源不明的首发病例,给予抗凝治疗至少6个月;APTE合并深静脉血栓形成患者需长期抗凝;特发性或合并凝血因子异常的深静脉血栓形成导致的APTE需长期抗凝;若为复发性肺血栓栓塞症或合并慢性血栓栓塞性肺高压的患者,需长期抗凝;APTE合并癌症患者抗凝治疗至少6个月,部分病例也需无限期抗凝治疗。

4. 肺动脉血栓摘除术

适用于危及生命伴休克的急性大块肺栓塞,或肺动脉主干、主要分支完全堵塞,而有溶栓治疗禁忌证或溶栓等内科治疗无效的患者。血栓摘除术应在主肺动脉和叶动脉内进行,而不可因追求血管造影的结果在段肺动脉中也进行,当血流动力学改善后就应终止操作。

5. 腔静脉滤器

可防止下肢深静脉血栓再次脱落引起肺栓塞,主要适应证:①下肢近端静脉血栓,但抗凝治疗禁忌或抗凝治疗出现并发症者;②下肢近端静脉大块血栓溶栓治疗前;③经充分抗凝治疗后肺栓塞复发者;④伴有血流动力学不稳定的大块肺栓塞;⑤行导管介入治疗或肺动脉血栓剥脱术者;⑥伴严重肺动脉高压或肺源性心脏病患者。因滤器只能预防肺栓塞复发,并不能治疗深静脉血栓形成,因此需严格掌握适应证。置入滤器后仍需长期抗凝治疗,防止血栓形成。置入永久型滤器后能减少肺栓塞的发生,但并发症发生率较高。早期并发症如滤器置入部位血栓形成的发生率为10%;晚期DVT发生率约20%。40%的患者出现栓塞后综合征,5年闭塞率约22%,9年闭塞率约33%。为避免腔静脉滤器长期留置体内带来的并发症,可选择置入可回收滤器,单中心临床研究表明可回收滤器能有效预防PE再发,且滤器回收后血栓栓塞事件复发的发生率与对照组无明显差异。待下肢静脉血栓消失或无血栓脱落风险时可将腔静脉滤器回收取出。建议回收取出时间控制在12～14天。

6. 溶栓治疗

溶栓药可直接或间接地将纤维蛋白溶酶原转变成纤维蛋白溶酶,迅速降解纤维蛋白,使血块溶解;另外,还通过清除和灭活纤维蛋白原、凝血因子Ⅱ、Ⅴ、Ⅷ及系统纤维蛋白溶酶原,干扰血凝;纤维蛋白原降解产物增多,抑制纤维蛋白原向纤维蛋白转变,并干扰纤维蛋白的聚合。溶栓治疗可以迅速溶解血栓和恢复肺组织灌注,逆转右心衰竭,增加肺毛细血管血容量及降低病死率和复发率。欧美多项随机临床试验一致证实,溶栓治疗能够快速改善肺血流动力学指标,改善患者早期生存率。国内一项大样本的回顾性研究也证实对 APTE 患者行尿激酶或 rt-PA 溶栓治疗＋抗凝治疗总有效率 96.6％,显效率 42.7％,病死率 3.4％,显著优于对症治疗组和单纯抗凝治疗组。美国胸科医师协会已制定肺栓塞溶栓治疗专家共识,对于血流动力学不稳定的 APTE 患者建议立即溶栓治疗。

七、调护

1. 发病前

肺血栓栓塞症高发体质的患者,应提前治以行气温阳、化痰消瘀,不仅可以有效预防肺血栓栓塞症的发生,还可固护患者正气,促进原有疾病的康复,不失为一举两得之法。病前预防遣方用药,可以补阳还五汤为基础,并以温阳与化痰之药加减。补阳还五汤补气与活血之力尚可,然针对此处病机,其温阳行气化痰之力略显不足,亦可于本方中加入肉桂、干姜以温其阳,陈皮、半夏、厚朴以行其滞、化其痰,使阳复气行,痰消瘀去。

2. 发病后

肺血栓栓塞症发病时经规范化治疗,若血栓栓塞得以缓解,病情即可得到控制;患者素体阳虚,易生痰湿,气血不足,因浊阴上犯,邪气偏盛,攻邪易伤正气,故经中西医治疗后患者多见气血不足,肺气不畅的临床表现。当此正气极虚之时,尤需注意扶正以固护已有治疗成果,促进原有疾病治疗;同时也应从其阳虚气滞之根本体质出发,防止 PTE 的再次发生。临床治疗应当注意补气以治其虚,温阳以散其寒,养血以扶其正,活血以通其滞,使阳气盛则阴寒自去,气血足则正气自复。大病之后,必有正虚,亦需防其血瘀,故治宜补气温阳、养血活血。

八、中医防治进展

中医学认为,阳气是人体的生命活力和抗病能力,具有促进血循、津液代谢、温煦脏腑、护卫机体、抵御外邪的作用。若人体阳气充足,则脏腑功能正常运行,津液代谢顺利进行;阳气亏虚,则生诸病。《黄帝内经·素问·评热病论》云:"邪气所凑,其气必虚。"因此,在治疗疾病中要保护阳气。祝味菊说:"善养阳者寿,好戕阳者多夭,阳常不足,阴常有余,此前人所未道也。"肺血栓栓塞症好发于久坐、久卧患者,此类患者素体阳气亏虚,阳虚则阴盛,推动升发之力不足,同时静生阴,阴成形,易形成有形阴邪,更伤阳气。阳虚易生寒,气滞多伴湿,寒湿交阻,凝化成痰,痰瘀交阻,壅塞于血脉而发为病。故《景岳全书》有云:"凡人气血,有源泉也,盛则流畅,少则壅塞,故气血不虚则不滞,虚则无有不滞者。"血瘀痰浊不仅是肺血栓栓塞症进展过程中的病理产物,也是诱发和加重 PTE 的重要因素,具有双重特性。痰是津液不能输布全身所致的病理产物,瘀是血行不畅或离经之血的病理结果。"津血同源"不仅阐述了血与津液之间的关系,也反映了痰与瘀之间的关系。痰瘀两者互为因果,相互转化。一方面,痰浊阻滞气机,导致肺脏功能障碍,进而影响气之行血功能,血行瘀滞,致痰瘀互杂;同时痰浊为阴,属有形之邪,能影响气血运行,久则痰瘀互结。另一方面,瘀血停滞,气机升降失常,必然会导致津液代谢功能失常,而致痰浊内生,故有《诸病源候论》"诸痰者,此又血脉壅塞,饮水结聚而不消散,故能痰也"之说。两者常互结于肺,使得病情缠绵难愈。

九、典型病例

病例 1

李某,女,40 岁,2017 年 4 月 5 日初诊。患者 3 个月前患者左下肢骨折后,出现胸闷,呼吸困难,偶咳,时有胸部隐痛,外地医院诊断为支气管炎,口服麻黄等中药症状无缓解。舌暗红,苔微黄腻,脉弦细。辨证为气阴两虚,瘀血内阻证;治宜益气养阴,活血化瘀。胸部 CT 提示:肺野有楔形密度增高影,诊断为肺血栓栓塞。处方:太子参15g,五味子10g,麦冬10g,桃仁12g,红花8g,当归10g,生地黄15g,牛膝10g,川芎12g,桔梗12g,赤芍10g,枳壳10g,柴胡8g,地龙15g。7 剂,水煎服。

服药后患者症状基本消失,再口服 7 剂,自己已经觉得痊愈,症状完全消失,经过肺螺旋 CT 检查未见异常,临床治愈。

病例 2

崔某,男,60 岁,2016 年 11 月 5 日初诊。患者肺部占位明确诊断 1 年,因长期卧床后出现排便困难,用力排便后突发胸闷、气促、端坐呼吸,伴头晕乏力,动则加重,饮食未进,二便未解,无恶寒发热。口唇发绀,舌紫暗,苔白,脉弦细数。辨证属气虚血瘀,痰浊内阻;治宜益气活血,化痰散瘀。处方:太子参10g,黄芪30g,桃仁10g,红花10g,当归10g,赤芍30g,川芎10g,土鳖虫10g,陈皮15g,法半夏12g,桔梗15g,枳壳10g,牛膝15g,葶苈子15g,大枣10g。7 剂,水煎服。

二诊(2016 年 11 月 13 日):服药后患者胸闷、气促症状显著缓解,偶见咳嗽、口稍干,食纳可,仍乏力,口唇发绀,舌紫暗,苔白,脉弦细。辨证为气阴两伤,肺络瘀阻。治宜益气养阴,温经通络。处方:太子参10g,麦冬10g,黄精10g,炙百部10g,当归10g,赤芍30g,川芎10g,片姜黄10g,制附子(先煎)5g,茯苓15g,枳实10g,薤白 10g,桂枝 10g,瓜蒌 10g,厚朴 10g。14 剂,水煎服。

三诊(2016 年 11 月 28 日):服药后患者胸闷、气促、咳嗽症状消失,仍有乏力,口干,食纳可,口唇发绀,舌紫暗,苔白,脉细。辨证为气阴两伤。治宜益气养阴。处方:太子参 10g,麦冬 10g,黄精 10g,炙百部 10g,当归 10g,赤芍 30g,川芎 10g,桑白皮 10g,竹茹 10g。14 剂,水煎服。服药后,患者自觉恢复如前,查胸部 CT 未见异常。

(整理自杨道文主任医师临床病案)

参 考 文 献

[1] 陈灏珠,林果为,王吉耀. 实用内科学,14 版. 北京:人民卫生出版社,2013:1811-1813.

[2] 钟南山,刘又宁. 呼吸病学,2 版. 北京:人民卫生出版社,2012:581-587.

[3] 王辰,翟振国.中危肺血栓栓塞症的诊断依据与临床意义.中国实用内科杂志,2013,33(02):93-97.

[4] 周建群,林蕊艳,张淑明,等. D-二聚体阴性肺血栓栓塞症临床分析. 检验医学与临床,2011,8(05):588-589.

[5] 李兰,朱广旗,郭军,等.从"二证二法"探析中医治疗急性肺血栓栓塞症的辨证思路.辽宁中医药大学学报,2009,11(07):49-51.

[6] 陆慰萱,张伟华.肺血栓栓塞症与深静脉血栓形成的诊断和防治进展.中华结核和呼吸杂志,2005(09):80-83.

[7] 王志刚,佟露,孙洋.肺血栓栓塞症超声诊断体会.航空航天医学杂志,2016,27(01):100-102.

[8] 杨惠琴,王丽霞,同立宏,等.130 例肺血栓栓塞症患者临床特点及中医证型分析.世界最新医学信息文摘,2015,15(62):177,183.

[9] 王静,陈伟涛,张美楠,等.肺血栓栓塞症中医证候分类因子分析.中医学报,2014,29(04):482-484.

[10] 李圣青.肺血栓栓塞症抗血栓治疗新进展.中国实用内科杂志,2013,33(05):348-351.

第 11 章

肺动脉高压

一、概述

1. 定义

肺动脉高压(pulmonary hypertension,PH)是指肺动脉压力超过一定界值的一种血流动力学异常状态,导致右心负荷增大和右心功能不全的病理生理改变,从而引起一系列临床表现。其血流动力学诊断标准为:在海平面,静息状态下,右心导管检查测肺动脉平均压(mean pulmonary artery pressure,mPAP)$\geqslant$25mmHg。肺动脉高压是一种血流动力学异常状态,其本身并非一种独立的疾病,而是包括多种临床情况。肺动脉高压可以来源于肺血管本身的病变,也可继发于其他心、肺或系统性疾病。肺动脉高压是一种常见病、多发病,且致残率和病死率均很高,应引起人们的高度重视。肺动脉高压以呼吸困难为主症,与中医学喘证相类似,归属于中医学"喘证"范畴。

2. 分类

肺动脉高压临床可分五大类:包括动脉性肺动脉高压(pulmonary arterial hypertension,PAH)、左心疾病相关性肺动脉高压、肺部疾病和(或)低氧相关性肺动脉高压、慢性血栓栓塞性肺动脉高压(chronic thromboembolic pulmonary hypertension,CTEPH)及多种未明机制所致肺动脉高压。

(1)动脉性肺动脉高压(PAH):属于毛细血管前肺动脉高压,是一大类具有特征性肺动脉病变的疾病,主要累及肺小动脉(直径$<$500μm)狭窄或闭塞为主要病理改变,特点包括肺小动脉中层肥厚、内膜增殖与纤维化、外膜增厚等。PAH包括特发性肺动脉高压(idiopathic pulmonary arterial hypertension,IPAH)、可遗传性肺动脉高压(BMPR2基因突变、其他突变)、药物、毒素或辐射诱导的肺动脉高压、疾病相关性(结缔组织病、HIV感染、门静脉高压、先天性心脏病、血吸虫病)肺动脉高压四个亚类。各亚类肺动脉高压患者具有相似的临床、血流动力学及病理学表现,不同诱因导致的肺动脉病变被认为是PAH发病的关键环节。针对肺动脉病变的靶向药物也主要适用于这类患者。临床中患者预后与疾病发现时间和进展

速度密切相关,如果不经治疗,往往进展为右心衰竭,甚至死亡。

(2)左心疾病相关性肺动脉高压:包括各种收缩性或舒张性左心功能不全及心脏瓣膜病,左心疾病导致肺动脉高压最主要因素是肺静脉压力的增高导致肺动脉压力被动性升高,即单纯毛细血管后肺动脉高压,跨肺压常正常(mPAP-PAWP)<12mmHg,肺血管阻力也无明显升高。一般认为,左心疾病相关性肺动脉高压早期主要是单纯毛细血管后肺动脉高压,后期可发展为毛细血管前-毛细血管后并存性肺动脉高压,正常情况下,跨肺舒张压差为1～3mmHg,跨肺舒张压差≥7mmHg提示存在毛细血管前肺动脉高压成分。

(3)肺部疾病和(或)低氧相关性肺动脉高压:包括各种影响肺通气和(或)氧合的疾病,其中最常见的包括慢性阻塞性肺疾病(chronic obstructive pulmonary disease,COPD)、间质性肺疾病(如特发性肺纤维化)等,不同疾病类型、疾病的不同严重程度等均与肺动脉高压的发生密切相关。这一类型患者肺动脉压力多为轻中度升高,但合并肺动脉高压会显著降低患者的预后。

(4)慢性血栓栓塞性肺动脉高压(CTEPH):是以肺血管内机化性血栓阻塞及管腔狭窄或闭塞为主要特点的一类肺动脉高压。急性肺血栓栓塞症患者血栓未能完全溶解,或反复血栓栓塞,血栓逐渐机化,阻塞肺血管床,引起肺动脉解剖和血流动力学异常,导致肺动脉高压的发生。从病理特点来看,CTEPH患者表现为机化的血栓取代了正常的血管内膜紧贴于肺血管壁,导致管腔狭窄或闭塞,而无机化血栓阻塞的肺动脉可出现类似于PAH患者的病理学改变,包括肺动脉内膜增厚、中层肥厚,丛样病变等血管重塑改变。

3. 流行病学

中国尚无流行病学证据,美国NIH注册登记研究结果确立了原发性肺动脉高压(primary pulmonary hypertension,PPH)发病率低,1～2/100万人,年轻女性多见,平均诊断年龄为36岁,女性患者比例占63%,难以早期诊断,从出现临床症状到确诊至少平均需要2年,诊断以后中位生存时间仅为2.8年。并且诊断时疾病进展程度越重,心功能越差的患者预后更为恶劣。对于轻度临床症状(心功能Ⅰ至Ⅱ级)患者,中位生存期为58.6个月;而对于具有中度临床症状(心功能Ⅲ级)患者,中位生存期降低至31.5个月;对于临床症状最为严重(心功能Ⅳ级)患者,中位生存期则不到6个月。法国PAH注册登记研究结果显示,法国PAH患病率为15/100万人,而发病率则为2.4/100万人,从导致PAH病因分析,特发性肺动脉高压(IPAH)是最常见的类型,占所有入选患者39.2%,IPAH患者平均诊断年龄为52岁,患者从出现临床症状到被确诊有平均27个月的延迟,而且患者中有80%在诊断时心功能已经恶化至Ⅲ至Ⅳ级。美国REVEAL注册登记研究显示,PAH和IPAH患者平均诊断年龄分别为(50±14)岁和(50±15)岁,年龄超过65岁的老年患者占所有IPAH患者16.7%,女性和男性患者比例分别为3.87:1和4.08:1,

PAH 同样难以被早期发现和诊断,从患者出现临床症状到最终被诊断的中位时间长达 24.9 个月;而诊断时,有超过半数患者(55.6%)心功能已恶化至 Ⅲ 至 Ⅳ 级。欧洲肺动脉高压注册登记研究显示,在 PAH 患者中,IPAH 是最常见临床类型,占65.6%,587 例新发 IPAH 患者中位诊断年龄高达 71 岁,其中 65 岁以下人群女性和男性患者比为 2.3:1,65 岁以上老年患者女性和男性患者比例为 1.2:1。此外,诊断时更多年轻患者心功能处于 Ⅱ 级,而老年患者中则更多处于 Ⅳ 级。在预后方面,老年患者相对更差,年龄和性别校正后的整体人群 1 年、2 年、3 年生存率分别为 96%、90.9%、83.3%。

二、病因病机

肺动脉高压基本病机为气虚血瘀湿阻。人之一身,不外阴阳,阴阳二字即是气血。人之所有者,血与气耳。水即化气,火即化血。人身之气,生于脐下肾与膀胱、丹田气海之中,脐下者,水所归宿之地也,一阳生于水中,而为生气之根。此水又赖鼻间吸入天阳,从肺管引心火下入脐下蒸腾化为气。气随太阳经脉布护于外为卫气,上交于肺,为呼吸,肺主气,朝百脉,司宣降,主治节,五脏六腑,息以相吹,只此一气。太阳之气,挟水阴达于皮毛则为汗,上输于肺,气载膀胱、肾中之水阴行于上,通调水道,下输膀胱,水道通而为尿。气与水本属一家,相互为用,病气即是病水,病水亦会病气,治气即是治水,治水亦会治气。若水停不化,则太阳之气不达,汗不得出,津液不生,痰饮交动。若肺气失于宣降,通调水道失常,则上发为胸闷喘促,下发为癃闭滑脱,肾气不能制水,则为饮为泻。肺主气,心主血,主血脉,水化为气,火化为血,心为火脏,血乃中焦之汁,流溢于中以为精,奉心化赤而为血。水、火、气、血相互维系,水病则累血,血病则累气,血病而兼水。肺主水道,心主血脉,汗出皮毛,血行经脉,运血者即是气,守气者即是血,一阴一阳互相维系,并域而居。肺朝百脉,心主血脉可类比人体肺循环、体循环的过程,肺循环病也与心肺循环密切相关。肺动脉高压病性虚实夹杂,基本病机气虚血瘀湿阻。涉及肺、脾、肾、心。且水、火两脏,全赖于脾,治血治气,宜治脾为主。

三、临床表现

1. 症状

肺动脉高压的症状缺少特异性,主要表现为进行性右心室功能不全。初发症状常为劳累所诱发,最常见的症状为进行性活动后气短,表现为气促、疲乏、乏力、心绞痛和晕厥。部分患者可表现为干咳和运动诱发的恶心、呕吐。晚期患者静息状态下可有症状发作。随着右心衰竭的加重可出现腹和踝部水肿。如果患者存在其他可引起肺动脉高压的疾病或与肺动脉高压相关的疾病或合并疾病时,临床表现也会相应改变。相关疾病的某些症状(如结缔组织病)的各种皮疹、红斑、关节肿痛等。

2. 体征

体征包括左侧胸骨旁抬举感,肺动脉瓣第二心音(P2)亢进、分裂,剑突下心音增强;胸骨左缘第2肋间收缩期喷射性杂音,肺动脉明显扩张时,可出现肺动脉瓣关闭不全的舒张早期反流性杂音,即 Graham-Steel 杂音;右心室扩张时,胸骨左缘第4肋间闻及三尖瓣全收缩期反流性杂音,吸气时增强。右心衰竭的患者可出现颈静脉充盈、肝大、外周水肿、腹水及肢端发冷。可出现中心型发绀,肺部听诊往往正常。

四、辅助检查

1. 对高危或疑诊者行血流动力学检查

(1)超声心动图:可显示心脏各腔室结构变化、各瓣膜运动变化及大血管内血流频谱变化,间接推断肺循环压力变化。可间接定量测定肺动脉压。肺动脉高压引起的某些间接征象(如右心室肥大、肺动脉内径增宽、三尖瓣和肺动脉瓣反流等)可有助诊断。超声心动图还有助于鉴别诊断和病情评估,可发现左右心室直径和功能,心脏瓣膜的异常,下腔静脉直径及心包积液等。明确有无左心室疾病及心肌病;右心声学造影有助于卵圆孔开放或房间隔缺损的诊断。

(2)右心漂浮导管:右心漂浮导管测压是诊断肺动脉高压"金标准",除准确测量肺动脉高压外,还可测定肺动脉楔压,明确有无肺静脉性 PAH;测定心腔内血氧含量,明确有无先天性分流性心脏病;测试肺血管反应性等;所有疑诊肺动脉高压者均需行右心导管明确诊断、病情严重程度及指导治疗。

2. 证实肺动脉高压者明确病因及疾病分类

(1)血液学检查:风湿免疫学某些自身抗体对诊断结缔组织病相关性 PAH 意义较大;肝功能和肝炎病毒标志物对诊断门静脉高压有意义;甲状腺功能、HIV 抗体检查可提示甲状腺疾病和 HIV 感染相关性 PAH 可能;抗磷脂抗体检查筛查有无易栓症等。

(2)肺功能检查:筛查有无慢性阻塞性肺疾病和间质性肺病引起的肺动脉高压。

(3)多导睡眠监测:对伴打鼾的肺动脉高压患者行多导睡眠监测,以诊断睡眠呼吸障碍引起的低氧性肺动脉高压。

(4)肺通气灌注扫描:肺通气灌注扫描表现不同程度的肺段或肺叶灌注缺损,提示存在慢性血栓栓塞性肺动脉高压。

(5)高分辨 CT:发现间质性肺病,当出现双侧小叶间隔线增厚,小叶中心边界不清小结节状模糊影,常提示肺毛细血管瘤。

(6)CTPA 和肺动脉造影:肺灌注显像提示段或亚段肺灌注缺损,而通气正常,即通气/灌注不匹配,应行 CTPA 检查,经 CTPA 仍不能明确诊断者,应行肺动脉造影检查。肺动脉造影还可判定 CTEPH 患者能否行肺动脉血栓内膜剥脱术。

3. 对确诊患者进行病情严重程度、危险评估和功能评价

(1)肺动脉高压血流动力学分级:根据静息状态下肺动脉平均压将肺动脉高压分为轻中重三级。轻度:26～35mmHg;中度:36～45mmHg;重度:>45mmHg。

(2)右心功能改变:右心失代偿出现右心房和右心室扩大,甚至右心衰竭与肺动脉高压预后关系密切。无右心衰竭临床症状者存在中低危死亡风险,有右心衰竭症状者存在高危死亡风险。

(3)心功能分级:参照纽约心脏学会(NYHA)心功能分级标准,Ⅰ级者为低危死亡风险,Ⅱ至Ⅲ级者为中危死亡风险,Ⅳ级者为高危死亡风险。

(4)6分钟步行距离:>440m 为低危死亡风险,165～440m 者为中危死亡风险,<165m 者为高危死亡风险。

(5)血浆 BNP 和 NT-ProBNP 水平:BNP<50ng/L、NT-ProBNP<300ng/ml 为低危死亡风险;BNP 50～300ng/L、NT-ProBNP 300～1400ng/ml 为中危死亡风险;BNP>300ng/L、NT-ProBNP>1400ng/ml 为高危死亡风险。

(6)血流动力学:RAP<8mmHg、CI≥2.5L/(min·m²)、SVO₂>65% 为低危死亡风险;RAP 8～14mmHg、CI 2.0～2.4 L/(min·m²)、SVO₂ 60%～65% 为中危死亡风险;RAP>14mmHg、CI<2.0L/(min·m²)、SVO₂<60% 为高危死亡风险。

(7)超声心动图:右心房面积<18cm²、无心包积液者为低危死亡风险;右心房面积 18～26cm²、无或少量心包积液为中危死亡风险;右心房面积>26cm²、有心包积液为高危死亡风险。

五、诊断与鉴别诊断

肺动脉高压的诊断基于临床症状、体格检查,通过对各项检查的全面分析,来确认是否符合血流动力学诊断标准,并明确病因、心功能和血流动力学受损的严重程度。诊断流程如图 11-1 所示。

六、治疗

(一)中医治疗

辨证要点:肺动脉高压较为典型的证型为大气下陷,气虚血瘀证,表现为活动后气短,浑身疲困乏力,呼吸困难,面色晦暗,发绀,舌质瘀斑青紫,脉细数或微。分析其病机,大气不足,不能助心行血,气血失和,血性瘀滞,大气不下,脉中之血凝而留滞,行动乏力,多属虚证,行动呼吸短促,偏重在气,动时觉热,心悸汗出,偏重在

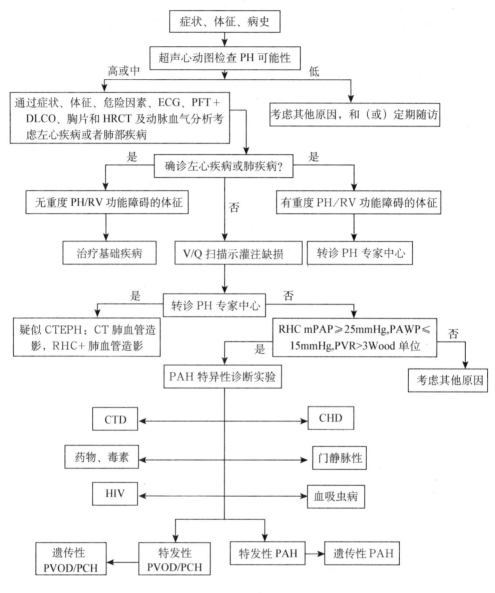

图 11-1　肺动脉高压诊断流程

血,用药应有侧重。治疗以调气和血为主,取升陷汤加减(黄芪、红参、白术、升麻、柴胡、当归、川芎、丹参、黄芩、厚朴、山茱萸)。临床根据患者体质情况,具体表现,详细辨证。水肿、小便不利者,加葶苈子、车前子,咯血者,加三七粉、石韦。乏力、气短甚者,加山茱萸等。需要注意的是,大气下陷包括虚和陷两个层次的病理变化,所以补益和升提是治疗的关键,以益气升陷法为主,配合活血通络。正如《黄帝内经》所讲"谨查阴阳所在而调之,以平为期"。

此外,从肺动脉高压的临床表现,主要症状出发,还可有以下病机之差异,加减之变化。

1. 喘促

呼吸急促,称为"气喘",肺为气之主,肾为气之根。肺主出气,肾主纳气。一脏有病或两脏俱病,便升降失常,呼吸不利。一般以胸满声粗,邪在于肺为实喘;呼长吸短,气不归肾者为虚喘。叶天士曰:"在肺为实,在肾为虚。"并指出:"出气不爽为肺病,入气有音为肾病"。实喘以痰为主,常由风寒和燥热引发,因风寒者,伴见咳嗽胸满,恶寒或发热,舌苔白腻,脉象浮滑,用华盖散;因燥热者,伴见身热,烦满,咽痛,口渴,用定喘汤。虚喘以气为主,在肺虚多兼咳嗽,言语无力,或津液亏耗,微热,口渴,舌红苔剥,用生脉散;在肾虚多见水肿、恶寒、肢冷等阳虚现象,用金匮肾气丸。

喘证最重而难医。景岳曰:"喘有虚实,实喘者胸胀气粗,声高息涌,膨膨然若不能容,惟呼出为快也。"风、寒、燥、火、怒气、痰饮分别而治之。虚喘者,慌张气怯,声低息短,惶惶然若气欲断,提之若不能升,吞之若不能降,劳动则甚,但得引长一息为快也。虚喘多以老弱久病,脾、肺、肾脏大虚,大血及汗后、妇人产后等症。

元气虚脱,手足逆冷,汗出不止,气短欲绝者予参附汤,治疗上中下俱脱之症。中焦脾气脱者,以白术50g代人参;焦肺气脱者,以炙黄芪50g代人参,并加麦冬、五味子纳气;下焦肾气脱者,以熟地黄代人参,加茯苓导之,汗之大泄,必引肾水上泛,非茯苓不能镇之。肾阴虚不能纳气者,加麦味地黄丸;肾阳虚不能纳气者,加肾气丸。

上焦虚热,下焦虚冷者,阴分焦燥,上实下虚,上热下寒,阴竭于内,阳越于外,虚劳重症。全真一气汤(熟地黄、人参、麦冬、炒白术、牛膝、附子)清上填下,滋阴救火;气短甚者,加枸杞子汤;阴血枯竭,加之贞元饮(熟地黄濡润阴血,当归助熟地濡润之功,呼吸气促,以甘草大甘缓之,气为夫,血为妻。无妻夫必荡,自然之势,补血为主,使气有归附,渐渐而平);仲景云:"短气皆属饮,治水气咳呕,小便不利,四肢肿,真武汤主之,附子辛热,壮肾之阳,则水有所主;白术之温燥建中土,则水有所制;附子得生姜之辛散,于补水中寓散水之意;白术合茯苓之淡渗,于制水中寓利水之道;芍药之苦降,收真阳之上越,芍药为春花之殿,交夏而枯,令阳气归根于阴也;气短分及呼吸,其旨微矣。"《金匮要略》曰:"气短有微饮,当从小便去之,苓桂术甘汤主之,肾气丸亦主之。"饮邪阻碍呼吸,故气短,但呼吸几微之介,不可辨。若呼之气短,是心肺之阳有碍,宜苓桂术甘汤通其阳,阳气通,则膀胱之气窍利,吸之气短,是肝肾之阴有碍,宜肾气丸通其阴,阴通则少阴之关开矣。

2. 乏力

浑身疲困,行动乏力,多属于虚证,宜气血双补。根据气血偏盛有所侧重,偏重在气,动时觉热,心悸汗出,偏重在血,用药有所侧重。此外,湿邪亦能滞气。

3. 水肿

人身饮食之水,从膀胱出,靠肺气之布散,脾气之渗利,肾气之蒸化,使津液常布,无饮邪之患。肿着,皮肤肿大,古人有气水之分,气滞则水不行,水不行则气愈滞,二者相因为病,辨证当以小便利与不利,以分阴阳,身之多热与多寒,脉之洪大与细微,以分寒热。以病之起于骤然,与成于积渐,及年高多病与少壮无病之人,以分虚实;以先腹而后四肢,或先四肢而后腹,以分顺逆。先起于腹而后散四肢者,可治;先起于四肢,而后归于腹者,难治。

治法方面,景岳云:"水气本为同类,治水者当兼理气,气化则水化,治气者亦当兼行水,气行而水行。初患肿病,气喘不得卧,以五皮饮为第一方。"以皮治皮,不伤中气;若肿而兼胀,小水不利,宜胃苓汤主之;肿证,积渐而成,及久而不愈,气喘口渴,不卧,腹胀,小便短少,大便微溏,一切危证,予肾气丸＋肉桂、附子、牛膝、车前子;肿势太盛,内而膀胱,外而阴囊,相连紧急,阻塞道路,利水剂无效,开大便逐其水,随下随补,利水而不伤脾,逐渐调理,切勿守利水旧规,如果肿势尚不太盛,仍当以利水为首选。肿胀危候:掌肿无纹,大便滑泄,水肿不消,唇黑,唇肿,齿焦,脐肿突出,缺盆平,阴囊及茎俱肿,脉绝,口张等者皆为死症。

4. 肌肤枯糙

肌肤干枯粗糙,多由于血虚生燥,"诸涩枯涸,干劲皲裂,皆属于燥"。瘀血内阻,新血不生,肌肤失其营养,常如鳞甲干错,称之为肌肤甲错,伴两目暗黑,腹满不能饮食。治疗肌肤干枯粗糙治宜益气活血,养阴润燥,可用生血润肤饮加减(生地黄、熟地黄、天冬、麦冬、当归、黄芪、桃仁、红花、瓜蒌、五味子)共筑益气活血,养阴润燥之功。若肌肤甲错,两目暗黑,治宜缓中补虚,大黄䗪虫丸加减。注意此方破瘀力峻,若非确有此证,不可轻易使用。

5. 脉象

肺动脉高压脉象多以细脉、弦脉、沉为主,多为里证。景岳曰:"微弱细涩者,阴中之阳虚也;浮大孔弦,按之全虚者,阳中之阴虚者,微弱者顺而易医,浮空者险而难治。"

6. 舌象

肺动脉高压舌象多以淡紫带青而润,舌下络脉迂曲,乃直中阴经。伴身凉、四肢厥冷,脉沉面黑等,宜四逆、理中辈。

(二)西医治疗

不同类型的肺动脉高压治疗原则不尽相同,治疗原发病是治疗肺动脉高压的首要措施。如左心疾病和肺部疾病引起的以控制原发病为主;药物或毒素所致肺动脉高压首先停用药物及停止接触毒物;结缔组织病相关肺动脉高压应使用激素和免疫抑制药治疗;对于直接影响肺血管结构或功能的肺动脉高压,治疗以纠正和逆转肺血管改变为主;对于严重的肺动脉高压可考虑介入或手术治疗。

1. 动脉性肺动脉高压

治疗不仅局限于单纯的药物治疗,而是一套完整的治疗策略,包括开始对病情严重程度的评估及以后对治疗反应的评价。大致可分为三个步骤。

起始治疗:包括一般措施(体力活动和监督下的康复,妊娠、避孕和绝经后激素治疗,预防感染,心理治疗等),支持治疗(口服抗凝药,利尿药,氧疗,洋地黄类药物等),转至肺动脉高压专业诊疗中心及行急性血管反应试验筛选适合长期应用钙通道阻滞药治疗的患者。

第二步治疗:包括予以急性血管反应试验阳性患者高剂量钙通道阻滞药初始治疗。反应试验阴性试验患者可用治疗肺动脉高压靶向药物单药或联合药物治疗。

第三步治疗:对于初始治疗反应不佳的患者,推荐应用已批准肺动脉高压靶向药联合治疗和肺移植。靶向药包括内皮素受体拮抗药(安立生坦、波生坦等),5型磷酸二酯酶抑制药及鸟苷酸环化酶激动药(西地那非、他达那非等),前列环素类似物及前列环素受体激动药(依前列醇、贝前列素等)。

2. 慢性血栓栓塞性肺动脉高压

慢性血栓栓塞性肺动脉高压是唯一可经手术治愈的类型,可行肺动脉血栓内膜剥脱术。重症肺动脉高压可行肺移植或心肺联合移植术等。

七、中医防治进展

现代医家目前对本病病机的认识多趋向于本虚标实,气滞、痰凝、血瘀、气虚为本病的基本病机。气虚是根本,血瘀痰凝是重要的病理过程。

姚华等认为,肺动脉高压的病机是气虚,尤其肺气虚是根本所在,又与他脏紧密相关,血瘀痰凝是本病形成的重要病理过程。周仲瑛等认为,肺朝百脉,主治节,助心行血,肺虚治节失职,导致肺心同病,痰瘀互结,应痰瘀同治、着重化瘀。翟佳滨等认为,原发性肺动脉高压多好发于青年,病情较重,早期出现乏力,病情进展后可出现呼吸短促、晕厥、胸痛、水肿等,数年后出现右心衰竭而死亡。病机的关键是肺气郁滞,痰瘀互阻,累及心,心阳阻遏,心阳虚衰,病理产物为气滞、痰阻、血瘀。聂海洋认为,慢性阻塞性肺疾病所致肺动脉高压病机的关键为气虚、气滞、血瘀、痰结,尤以血瘀最为重要。其病位在肺,其次在脾、肾,涉及心、肝。本虚标实、虚实夹杂,疾病反复,病程较长。可按病势分为缓解期和发作期。临床表现与个人体质差异有关。但都具有血瘀证候,活血化瘀应贯穿病程始终。杨道文等认为,本病的病机主要是本虚标实,本虚为气虚,标实为痰浊、瘀血水饮互结。

房玉涛、荆志诚等研究52例肺动脉高压患者(除外COPD等慢性肺疾病患者)中医证候分布规律及其与肺动脉高压类型、程度的相关性,研究结果认为,肺动脉高压是以虚损为主的病证,研究纳入的 52 例肺动脉高压患者中医证型出现频率从高到低依次是大气下陷证、血瘀证、肺气虚证、心气虚证、脾气虚证。其中血瘀证与先天性心脏病相关肺动脉高压、慢性血栓栓塞性肺动脉高压相关性较高,心气虚证与肺动脉高压严重程度密切相关,其次是肺气虚证、血瘀证、脾气虚证。提示肺动脉高压心肺气虚证预后不佳,应积极予以干预。脾气虚证的出现与右心功能不全胃肠瘀血所致消化能力减弱有关。其中大气下陷的诊断符合率高达 96.2%,提示大气下陷与现代医学的肺动脉高压存在显著的相关性,大气下陷可能是肺动脉高压的始动和中心环节。刘青等认为,慢性阻塞性肺疾病所致肺动脉高压中医辨证可分为痰热壅肺证、痰浊阻肺证、肺肾气虚证、阳虚水泛证。熊氏认为,本病属于本虚标实,以标实为主,痰浊阻肺、血瘀水停为主要证候。刘晓静等多中心回顾性研究 269 例慢性血栓栓塞性肺动脉高压中医辨证要素及证候分布规律、优势证候等,结果表明,CTEPH 患者得出证候分布是气血亏虚、痰瘀互结、肺脾气虚、痰浊阻滞,湿热内阻、阴血耗伤证。病性证素以气虚、痰浊、血瘀、血虚证较为常见,病位证素以肺、脾多见。考虑"脾为生痰之源,肺为贮痰之器""脾为气血生化之源""肺主气司呼吸"。病性分布规律以虚实夹杂证多见,气血亏虚、痰瘀互结证居多,考虑与CTEPH 病程较长,正虚邪恋有关。此研究归纳了 CTEPH 基本辨证要素及证候分布规律、优势证候等。但对于本病的发生发展,病因病机认识仍不够全面,且未将中医证候与西医症状、指标等做对比,以及未研究中医证候与预后的相关性等,对 CTEPH 证候分布规律仍需进一步研究。

在肺动脉高压中医治疗方面:方居正等研究芪苈强心胶囊治疗肺动脉高压(PH)临床对照研究,结果表明,芪苈强心胶囊可降低肺动脉压,其机制可能与其降低醛固酮及血管紧张素Ⅱ水平,上调水通道蛋白 AQP2 及提高利尿药的敏感性有关。遗憾的是本研究单纯评估了治疗前后两组肺动脉压的变化,并未对患者的一般情况、活动耐力、心功能分级及生物标志物等做出相关评价,未能明确反映该药对改善肺动脉高压患者生活质量及预后的作用。芪苈强心胶囊目前在临床上主要应用于高血压、冠心病等心脏疾病所致的轻、中度充血性心力衰竭的患者。考虑肺动脉高压后期也会导致右心衰竭。根据"异病同治"的理论,针对病机同属阳气亏虚,络瘀水停的肺动脉高压患者予以应用此药,理论上也可以改善临床症状及预后,日后可进一步完善相关研究。

林琳等用加味己苈黄丸治疗慢性阻塞性肺病所致肺动脉高压 15 例,总有效率为 86.67%。治疗后 mPAP 显著低于治疗前,但对外周血压的影响无明显差异。杨道文教授运用益气化瘀祛痰法中药治疗肺心病肺动脉高压,在降低肺动脉高压,改善血气分析、血流动力学指标等方面疗效显著。

李慧等运用苏葶颗粒(由紫苏子、葶苈子、瓜蒌皮、三七、丹参、炙麻黄、地龙组成)治疗慢性阻塞性肺病相关肺动脉高压,结果表明,肺动脉高压患者临床症状、血气分析均得到改善,且在调节内皮素-1与降钙素基因肽的平衡、纠正缺氧方面也有一定疗效,体现了中药治疗作用多靶点的特点。

中药复方治疗肺动脉高压以慢性阻塞性肺疾病相关肺动脉高压为多,多采用益气化瘀祛痰法,在改善血流动力学、血气分析、降低肺动脉压等方面疗效显著。

八、典型病例

房间隔缺损并心衰案

患者,男,49岁,胸闷憋气半年,加重1个月就诊。患者2年前在某医院被确诊为房间隔缺损,当时已出现肺动脉高压,失去手术治疗时机,因此予以非手术治疗。2年来多次发生心力衰竭,经治疗得到好转。本次因寒冷及过劳再次诱发心力衰竭,在某医院经过强心利尿治疗,病情未能得到控制,特求中医诊治。初诊:胸闷憋气,喘息不能平卧,咳嗽,吐白痰,口唇青紫,面色晦暗,下肢凹陷性水肿,腹胀,食少纳呆,口干口渴,极度乏力,舌质暗红,苔薄白,脉沉弦数。查体:体温36.5℃,脉搏90次/分,血压120/70mmHg,心脏浊音界增大,胸骨左缘第2肋间可听到Ⅲ级收缩期吹风样杂音及舒张期吹风样杂音,第2心音分裂。超声心动图示:房间隔缺损(第1孔未闭型),肺动脉高压。西医诊断:①全心衰竭,心功能Ⅳ级;②房间隔缺损。中医诊断:支饮、水肿。急则治其标,法立肃肺降浊,利水化饮佐以益气养阴,选用葶苈大枣泻肺汤、五皮饮和生脉散化裁。处方:葶苈子20g,紫苏子12g,茯苓20g,猪苓20g,姜皮12g,泽泻30g,冬瓜皮30g,陈皮12g,枳实10g,生黄芪30g,党参30g,麦冬12g,五味子3g,当归12g。10剂,水煎服,每日1剂。

二诊:药后诸症均较前好转,仍胸闷憋气,稍劳加重,咳嗽,吐黏白痰,下肢水肿,四末发凉,舌质红,苔少,脉沉弦。选用葶苈大枣泻肺汤、五苓散及生脉散化裁。处方:紫苏子20g,葶苈子30g,茯苓20g,猪苓30g,白术15g,泽泻30g,桂枝10g,生黄芪30g,党参30g,麦冬15g,五味子5g,炮附子6g,山茱萸10g。14剂,水煎服,每日1剂。

三诊:药后病情转佳,虽仍有劳累后胸闷憋气,但患者可以平卧,咳嗽少痰,面色萎黄,口唇暗红,下肢无水肿,口咽干,四末温,舌红,苔少,脉沉弱稍弦。原方继服善后。

四诊:药后病情进一步好转,劳累后胸闷憋气,咳嗽少痰,舌红少苔,脉沉弱稍弦。心功能Ⅰ级。继续巩固治疗。

参 考 文 献

[1] 姚华,孙学东.肺动脉高压的病因病机及中医药治疗.杏林中医药,2010,30(4):283-284.
[2] 王志英,郭立忠,叶放,等.周仲英教授治疗肺系疾病经验.中华中医药杂志,2009,24(1):53-55.

[3] 翟佳滨,吴晓锋,于笑艳,等.原发性肺动脉高压症中医辨治体会.中医杂志,2015(6):524-525.

[4] 聂海洋.活血化瘀法治疗 COPD 的肺动脉高压及研究设计.社区中医药,2007,11(9):76.

[5] 杨道文,韩春生,李友林,等.益气化瘀祛痰法治疗肺心病肺动脉高压 86 例分析.北京中医药大学学报,2006,29(5):358-360.

[6] 房玉涛,王阶,荆志成,等.52 例肺动脉高压患者中医证候研究.中国中医药信息杂志,2008(10):17-19.

[7] 刘青,杨毅,周惠香,等.肺动脉高压的中医辨证分型的研究.中国中医急症,1997,6(1):32.

[8] 刘晓静,王平生,孙尚帛,等.慢性肺血栓栓塞性肺动脉高压中医辨证要素及证候分布规律多中心回顾性研究.中国中医急症,2015,8:1403-1404.

[9] 方居正.芪苈强心胶囊对肺动脉高压症患者的疗效分析.络病学基础与临床研究,2011:321-322.

[10] 林琳,于素霞,王宏长.加味己椒苈黄汤治疗肺动脉高压 15 例临床观察.湖南中医杂志.2001,17(5):11.

[11] 李慧,陈宁,郝小梅,等.苏葶颗粒治疗慢性阻塞性肺疾病急性加重期肺动脉高压的临床研究.中医药信息,2009,26(6):56-57.

[12] 苑嗣文.周次清教授治疗先心病验案 2 例.中国全科医学,1998(3):201.

第12章

慢性肺源性心脏病

一、概述

慢性肺源性心脏病(chronic pulmonary heart disease,CPHD)又称慢性肺心病,是指由肺组织、肺血管、胸廓等慢性疾病引起肺组织结构和(或)功能异常,肺血管阻力增加,肺动脉压增高,引起右心扩张、肥厚等损害,伴或不伴右心衰竭的心脏病,并排除先天性心脏病和左心病变引起者。本病发展缓慢,除原有肺、胸疾病的临床症状和体征外,主要表现为进行性加重的心、肺功能不全及其他器官受累症状,常表现为急性加重和缓解期交替出现。慢性肺源性心脏病属于中医学"肺胀""喘病""水肿"等范畴。

肺源性心脏病在我国较为常见。我国 20 世纪 70 年代的普查结果表明,>14岁人群肺源性心脏病平均患病率为 0.41%~0.47%。20 世纪 90 年代的统计资料显示,>15 岁人群肺源性心脏病平均患病率为 0.86%,患病率明显上升。本病在各种住院患者器质性心脏病的构成中,占 5%~37%,许多地区慢性肺源性心脏病已由器质性心脏病的第二位上升到首位。患病年龄多在 40 岁以上,患病率随着年龄增长而增高。近年来,随着社会老龄化因素的影响,患病高峰年龄已由 20 世纪的 50 岁逐渐向 60-70 岁推移。急性发作以冬、春季多见。呼吸道感染为导致心、肺功能衰竭的主要诱因。

慢性肺源性心脏病的主要病理变化为肺动脉高压(肺血管的器质性和功能性改变)、心脏病变(右心功能和左心功能改变)和其他重要器官的损害。

1. 肺动脉高压

(1)缺氧性肺动脉收缩:其机制目前仍不清楚,新近的研究认为与气体信号分子、体液因素、离子通道、组织因素、神经因素有关。

(2)肺血管构型重建:目前认为,与肺血管重建有密切关系的主要因素有剪切力、炎症反应、慢性缺氧和血栓形成,这些因素单独或通过相互作用共同参与肺血管重建过程。

(3)血液黏稠度增加和血栓形成:缺氧引起红细胞增多,当细胞压积超过

55％～60％时血液黏稠度就明显增加,血流阻力随之增高,加重肺动脉高压。血栓的形成可作为机械因素参与肺动脉高压的形成,同时肺循环中血小板激活,可以释放大量的生物活性物质:TXA_2、PDGF及花生四烯酸产物,引起肺血管收缩和细胞增殖,肺动脉高压形成。

2. 心脏病变

(1)右心功能改变:慢性胸肺疾病影响心功能的机制主要为右心前后负荷增加。右心室在慢性压力负荷过重的情况下发挥其代偿功能,以克服肺血管升高的阻力而发生右心室肥厚。早期右心室尚能代偿,舒张末期压仍正常。随诊病情进展,特别是急性加重期,肺动脉压持续升高且严重,超过右心室负荷,右心失代偿,导致右心功能衰竭。

(2)左心功能改变:大多数尸检结果证明,肺源性心脏病可累及左心。血流动力学检查发现左心射血分数下降,左心室功能曲线异常和左心室舒张末压升高。其机制可能与缺氧、高碳酸血症、酸中毒、相对血流量增多等因素有关。左心功能不全的结果为肺静脉压力升高,从而加重了肺动脉高压和右心负荷。

3. 其他重要器官的损害

各种慢性肺胸疾病所致的缺氧和酸碱平衡紊乱可使其他重要器官(如脑、肝、肾、胃肠)及内分泌系统、血液系统等发生改变,引起多器官功能障碍。

二、病因病机

慢性肺源性心脏病多由肺脏疾病迁延失治,痰瘀稽留,正虚卫外不固,外邪易反复侵袭,诱使本病反复发作。

1. 病因

(1)久病肺虚:内伤久咳、久哮、久喘、肺痨等慢性肺系疾患迁延失治,痰浊壅肺,日久导致肺虚,成为发病的基础。此外,长期吸烟、吸入粉尘,亦是损伤肺脏,肺失宣降的重要因素。

(2)屡感外邪:久病肺虚,痰瘀互结,卫外不固,易致六淫外邪反复乘袭,是本病日益加重的主要原因。六淫之中以风寒、风热多见,尤以风寒常见,故本病在冬春寒冷季节最易复发。

2. 病机

慢性肺心病病位在于心肺,病变早期在肺,继而影响脾肾,日久病及于心。外邪从口鼻、皮毛入侵,每多首先犯肺,导致肺气宣降不利,上逆而为咳,升降失常则为喘,久则肺虚不能主气。肺病及脾,子盗母气,脾气亦虚,肺虚日久,金不生水,则肾气衰惫,脾肾气虚,气不化津,生痰化饮成水,泛溢肌肤,停留胸腹,则致水肿。肺与心脉相通,肺虚治节失职,损及心之阳气,而"气为血之帅,气行则血行",故血行滞涩,循环不利。心脉不利,肝失疏调,血郁于肝,瘀结胁下,则致癥积。宗气贯于心肺,心阳根于命门真火,故肺肾虚弱,可进一步导致心之阳气虚衰,而呈现喘脱危候。

该病的病理因素主要为痰浊水饮与血瘀互为影响,兼见同病。《素问·逆调论篇》曰:"不得卧,卧则喘者,是水气之客也。"《丹溪心法·咳嗽篇》曰:"肺胀而咳,或左或右不得眠,此痰挟瘀血碍气而病。"病理性质多属标实本虚,但有偏实、偏虚的不同,且多以标实为急。病情发作时的病机以痰(痰热、痰浊)阻或痰瘀互阻为关键,壅阻肺系,时或蒙扰心脑而致窍闭风动;邪盛正衰,可发生脱证危候。病情缓解时,痰、瘀、水饮减轻,但痰、瘀稽留,正虚显露而多表现为肺、心、肾虚损,见于心肺气虚、肺肾气虚、心肾阳虚,多兼有痰、瘀。

三、临床表现

本病发展缓慢,临床上除原有肺、胸疾病的各种症状和体征外,主要是逐步出现肺、心功能衰竭及其他器官损害的征象。往往表现为急性发作与缓解期的交替出现。按其功能的代偿期与失代偿期进行分述。

1. 肺、心功能代偿期(包括缓解期)

此期心功能代偿良好,肺功能处于部分代偿阶段。患者常有慢性咳嗽、咳痰、活动后心悸、呼吸困难、发绀和劳动耐力下降等症状。体检可见肺气肿体征,如颈静脉充盈、桶状胸、肺部叩诊过清音、心浊音界缩小、肺下界下移;呼吸音减弱,偶有干、湿啰音,心音遥远;肺动脉瓣区第二心音亢进常提示有肺动脉高压。三尖瓣区出现收缩期杂音或剑突下示心脏搏动,多提示有右心室肥大。

2. 肺、心功能失代偿期(包括急性加重期)

(1)呼吸衰竭:急性呼吸道感染为常见诱因。由于通气和换气功能进一步减退,故此期的主要表现为缺氧和二氧化碳潴留所引起的一系列症状。

(2)心力衰竭:以右心衰竭为主,表现为心悸、气短、发绀加重、颈静脉怒张、肝大,也可出现腹水、双下肢肿胀和心律失常。

四、辅助检查

1. 常规检查

可见红细胞和血红蛋白升高,电解质及酸碱失衡等,部分患者可见肝肾功能改变。

2. X线检查

除基本病变外,尚可有肺动脉高压及右心室肥大表现。

3. 心电图检查

阳性率为 $60.1\%\sim88.2\%$,右心房肥大和(或)右心室肥大是肺源性心脏病心电图的特征性改变。

4. 超声心动图检查

诊断符合率 $60.6\%\sim87\%$,间接估测肺动脉压,是最理想的定量检测肺动脉高压的无创性方法。

五、诊断与鉴别诊断

1. 诊断要点

(1)病史:有慢性呼吸系统疾病病史,主要是慢性支气管炎、阻塞性肺气肿、肺结核、支气管扩张和胸廓疾病等病史。

(2)症状:有咳嗽、咳痰,进行性加重气促的临床症状。

(3)体征:有肺气肿和(或)肺动脉高压的体征。

(4)辅助检查:X线胸片、心电图检查有 1 项符合诊断标准。有条件可做心电向量图、超声心动图以增加诊断的可靠性。

X线征象:具备以下①～④项中 1 项即可提示,2 项或以上者可以诊断,具有第⑤项情况者即可诊断。①右肺下动脉干扩张:横径≥15mm;右肺下动脉横径与气管横径比值≥1.07;经动态观察,较原右肺下动脉干增宽 2mm 以上。②肺动脉段中度凸出或其高度≥3mm。③中心动脉扩张和外周分支纤细形成鲜明对比。④圆锥部显著凸出(右前斜位 45°)或锥高≥7mm。⑤右心室增大(结合不同体位判断)。

心电图检查:具有 1 条主要条件即可诊断,2 条次要条件为可疑肺心病的心电图表现。主要条件:①额面平均电轴≥+90°;②V_1 导联 R/S≥1;③重度顺时针转位(V_5 导联 R/S≤1);④$R_{V1}+S_{V5}$>1.05mV;⑤aVR 导联 R/S 或 R/Q≥1;⑥V_1～V_3 呈现 QS、Qr、qr(除外心肌梗死);⑦肺型 P 波:P 波电压≥0.22mV;或电压≥0.2mV 呈尖峰型,结合 P 电轴>+80°;或低电压时 P 波电压>1/2R 波呈尖峰型,结合电轴>+80°。次要条件:①可有肢体导联低电压;②右束支传导阻滞(完全或不完全性)。

超声心动图检查:凡有胸肺疾病的患者,具有以下 2 条者(其中必具 1 条主要条件)均可诊断,仅适用于心前区探测部位。主要条件:①右心室流出道内径≥30mm;②右心室内径≥20mm;③右心室前壁的厚度≥5.0mm,或前壁搏动幅度增强;④左/右心室内径比值<2;⑤右肺动脉内径≥18mm,或肺动脉干内径≥20mm;⑥右心室流出道/左心房内径比值>1.4;⑦肺动脉瓣曲线出现肺动脉高压征象者(a 波低平或幅度<2mm,有收缩中期关闭征等)。参考条件:①室间隔厚度≥12mm,搏幅<5mm 或呈矛盾运动征象;②右心房增大,直径≥25mm(剑突下区);③三尖瓣前叶曲线 DE、EF 速度增快,E 峰呈尖高型,或有 AC 间期延长;④二尖瓣前叶曲线幅度低,CE<18mm,CD 段上升缓慢,延长、呈水平位或有 EF 下降速度减慢,<90mm/s。

心电向量图检查:具有右心室和(或)右心房增大指征。

(5)其他:急性加重期可有发热、血白细胞和(或)中性粒细胞增高。痰培养或痰涂片可获得有价值的病原。

具有以上病史、症状、体征加上 X 线胸片或心电图符合诊断条件,排除其他心脏疾病即可诊断。

2. 鉴别诊断

(1)冠状动脉粥样硬化性心脏病(冠心病):肺心病与冠心病均多见于老年人,有许多相似之处,而且常有两病共存。冠心病有典型的心绞痛、心肌梗死的病史或心电图表现,若有左心衰竭的发作史、高血压病、高脂血症、糖尿病史更有助鉴别。肺源性心脏病合并冠心病时鉴别有较多的困难,应详细询问病史,体格检查和有关心、肺功能检查加以鉴别。

(2)风湿性心脏病:风湿性心脏病三尖瓣疾病应与肺源性心脏病相对三尖瓣关闭不全相鉴别。前者往往有风湿热等病史,其他瓣膜如二尖瓣、主动脉瓣病变,X线、心电图、超声心动图有特殊表现。

(3)原发性心肌病:本病多为全心增大,无慢性呼吸道疾病史,无肺动脉高压的X线表现等。

六、治疗

(一)治疗原则

本病治疗遵循"急则治其标,缓则治其本"的原则,中西医药物结合治疗可延长寿命,提高患者生活质量。急性加重期的治疗原则是积极控制感染,通畅呼吸道,改善呼吸功能,纠正缺氧和二氧化碳潴留,控制呼吸和心力衰竭。中药以清热、涤痰、活血、化饮利水、宣降肺气、开窍立法而兼顾正气。缓解期的治疗原则是提高机体抵抗力、延长缓解期、减少急性发作次数,中药以补肺、养心、益肾为主,并根据气虚、阳虚之偏而分别益气、温阳,兼祛痰活血。

(二)中医治疗

1. 外寒里饮证

临床表现:咳逆喘满不得卧,气短气急,咳痰白稀量多,呈泡沫状,胸部膨满,口干不欲饮,面色青黯,周身酸楚,头痛,恶寒。舌质黯淡,舌苔白滑,脉浮紧。

证机概要:风寒饮邪壅肺,肺失宣肃。

治疗法则:温肺散寒,化痰降逆。

方药运用:小青龙汤。

临证指要:表寒不著,咳嗽胸闷气喘为主者,用射干麻黄汤;饮郁化热,烦躁而喘,脉浮者,用小青龙汤加石膏汤解表化饮,兼清郁热。

2. 痰浊阻肺证

临床表现:胸满,咳嗽痰多、色白黏腻或呈泡沫状,短气喘息,稍劳即著,怕风易汗,脘腹痞胀,纳少,便溏,倦怠乏力,舌质淡或淡胖,苔薄腻或浊腻,脉滑。

证机概要：肺脾气虚，痰浊内盛。

治疗法则：燥湿化痰，降逆平喘。

方药运用：三子养亲汤合苏子降气汤。

临证指要：胸满，气喘难平者，加葶苈子涤痰平喘；兼见面唇晦暗、质紫黯、舌下青筋显露、舌苔浊腻者，可用涤痰汤加丹参、地龙、红花、水蛭涤痰祛瘀；痰壅气喘减轻，倦怠乏力，纳差，便溏者，加党参、黄芪、砂仁、木香等健脾理气；兼怕风易汗者，合用玉屏风散补肺固表。

3. 痰热郁肺

临床表现：咳逆喘息气粗，胸满，咳痰黄或白，黏稠难咳，身热、烦躁，目睛胀突，溲黄、便干，口渴欲饮，或发热微恶寒，咽痒疼痛，身体酸楚，汗出，舌红，苔黄腻，脉滑数。

证机概要：痰热相搏，壅遏肺气。

治疗法则：清肺化痰，降逆平喘。

方药运用：越婢加半夏汤。

临证指要：若痰热内盛，胸满气逆，痰胶黏不易咳出者，加鱼腥草、桑白皮、海蛤粉等，或用桑白皮汤；喉中痰鸣，喘息不得平卧者，加射干、葶苈子泻肺平喘；腑气不通，腹满便秘者，加用大黄、芒硝通腑泄热降肺气；口干舌燥者，加天花粉、芦根、麦冬等生津润燥。

4. 痰蒙神窍

临床表现：神志恍惚，表情淡漠，嗜睡，或烦躁不安，谵妄，撮空理线，或昏迷，或肢体眴动，抽搐，咳逆喘促，咳痰黏稠或黄痰不爽，或伴痰鸣，舌质淡或红，苔白腻或黄腻，脉细滑数。

证机概要：痰浊内蕴，闭心蒙脑。

治疗法则：涤痰，开窍，息风。

方药运用：涤痰汤。

临证指要：痰浊蒙窍，加至宝丹芳香辟秽；痰热闭窍，加安宫牛黄丸清热解毒，清心开窍；伴肝风内动，肢体眴动抽搐，可用紫雪丹，加用钩藤、全蝎、羚羊角粉凉肝开窍息风；热结大肠，腑气不通者，酌加大黄、芒硝通腑泄热；热伤血络，皮肤黏膜出血，咯血，便血色鲜者，配水牛角、生地黄、牡丹皮、紫珠草，或合用犀角地黄汤清热凉血止血；痰热内盛喘咳痰黄者，加黄芩、桑白皮、葶苈子、天竺黄、竹沥清热化痰。

5. 肺肾气虚

临床表现：呼吸浅短难续，甚则张口抬肩，倚息不能平卧，咳嗽，痰白如沫，咳吐不利，胸满闷窒，声低气怯，心慌，形寒汗出，面色晦暗，或腰膝酸软，小便清长，或尿后余沥，或咳则小便自遗，舌淡或黯紫，苔白润，脉沉细虚数无力，或有结、代。

证机概要：肺肾气虚，摄纳无权。

治疗法则:补肺纳肾,降气平喘。

方药运用:补虚汤合参蛤散。

临证指要:喘逆甚者,加磁石、沉香、紫石英纳气归元;怕冷,舌质淡者,加桂枝、细辛温阳散寒;兼阴伤低热,舌红苔少者,加麦冬、玉竹、生地黄、知母养阴清热;颈脉动甚,面唇青紫明显,舌紫黯者,加当归、丹参、桃仁、红花、地龙等活血通脉;心动悸、脉结代者,可用炙甘草汤补益心气,温阳复脉。

6. 阳虚水泛

临床表现:喘咳不能平卧,咳痰清稀,胸满气憋,面浮,下肢肿,甚则一身悉肿,尿少,脘痞,纳差,心悸,怕冷,面唇青紫,舌胖质黯,苔白滑,脉沉虚数或结代。

证机概要:脾肾阳虚,水饮外溢。

治疗法则:温肾健脾,化饮利水。

方药运用:真武汤合五苓散。

临证指要:血瘀甚,发绀明显者,加桃仁、红花、水蛭、三棱、莪术、赤芍等化瘀利水;若水肿势剧,上渍心肺,心悸喘满,倚息不得卧者,加沉香、牵牛子、椒目、葶苈子行气逐水。本证治疗为标急治标治法。

(三)西医治疗

1. 一般治疗

预防并积极控制感染,保持呼吸道通畅,纠正电解质紊乱及酸碱平衡,纠正低氧血症和二氧化碳潴留。

2. 针对病因治疗

慢性阻塞性肺疾病是导致肺心病的最常见病因,其次为支气管哮喘等支气管、肺疾病;胸廓运动障碍性疾病;肺血管病及其他。

3. 氧疗

长期氧疗已被证实可同时降低肺源性心脏病的患病率及病死率,目前推荐鼻导管吸氧 2L/min,每日至少 15 小时。

4. 纠正心力衰竭

可适当选用利尿药、洋地黄类药物及血管扩张药。

5. 正性肌力药物

如茶碱类、β受体激动药及小剂量多巴胺等有扩张肺血管的作用。

6. 抗凝药物

可减少血栓栓塞的发生,使 3 年生存率提高 1 倍。

7. 其他并发症的治疗

包括对肺性脑病、酸碱失衡、电解质紊乱、心律失常、休克、消化道出血、弥散性血管内凝血等的治疗。积极防治静脉血栓形成或血栓性静脉炎是预防本病的关键。

七、预后与调护

1. 预后

慢性肺源性心脏病常反复加重,随肺功能的损害病情逐渐加重,多数预后不良,积极治疗可延长寿命,提高患者生活质量。

2. 预防

主要是防治足以引起本病的支气管、肺和肺血管等疾病。

(1)积极采取各种方式提倡戒烟。

(2)积极防治原发病的诱发因素,秋冬寒冷季节注意保暖,避免感受外邪;避免劳欲过度,顾护真精,平时注意扶正固本,提高机体抗病能力。

(3)调节饮食,忌食辛辣香燥、酸咸肥甘、生冷发物、酒等。

八、中医防治进展

慢性肺心病中医学属"肺胀""喘病""水肿"等范畴,病位在于心肺,病机认识多趋于虚实夹杂,在疾病的发展及演变中,痰浊、水饮、瘀血、正虚贯穿于始终。治疗上遵循"急则治其标,缓则治其本"的原则,急性期中药与西药联合往往能取得一定疗效,缓解期应用中药可扶正固本,延长缓解期时间,减少急性加重次数,缓解症状,提高患者生活质量。正确的辨证分型,标本兼顾,分清主次,灵活运用方药可取得明显疗效。近年来,中药研究抑制肺动脉高压做出了一些探索,如川芎、丹参、灯盏花、红花、姜黄、三七、葛根、知母、冬凌草、白藜芦、红景天、黄芪、桂枝茯苓丸等,动物实验及部分临床试验证实这些药物可有效治疗或防治肺动脉高压。临床研究方面对气虚血瘀痰阻证患者采用益气化瘀祛痰法,药用生黄芪、党参、丹参、莱菔子、青礞石、黄芩、地龙、西红花、葶苈子等,临床试验证实中药治疗肺动脉高压明显优于西医常规处理。

九、典型病例

患者苏某,女性,68岁。支气管扩张50余年,慢性咳嗽、咳痰、气喘约30年。本次因受凉后出现咳嗽、喘憋加剧,静息状态下仍有喘促,口干,双下肢重度指凹性水肿,尿量少,大便溏。口唇发绀,舌质黯,苔剥少津,脉沉。查体:口唇发绀,颈静脉怒张,肝肋下约4 cm,肝颈静脉回流征阳性,双下肢指凹性水肿。胸部CT示:肺纹理增粗、增厚,左肺可见肺大疱,双下肺可见支气管扩张影,右心室肥大,可见少量心包积液。超声心动图:右室腔增大(约为29mm),主肺动脉增宽(约为34mm),右下肺动脉增宽平均为25mm。结合患者症状体征及辅助检查结果,诊断为慢性肺源性心脏病急性期。处方:桂枝3 g,白芍30 g,防己10 g,川椒目10 g,香加皮5 g,大腹皮10 g,茯苓皮30 g,冬瓜皮30 g,楮实子60 g,猪苓30 g,车前草30

g,石斛 30 g,沙参 30 g,乌药 5 g,牵牛子 10 g,炙水蛭 10 g,鸡内金 30 g。7 剂后患者出现稀便,小便增多,喘憋、水肿逐渐减轻,后病情好转出院。

　　[张静颖,杨道文．杨道文教授应用"杨氏利水定喘方"治疗慢性肺源性心脏病急性期经验．中医急症,2015,24(2):269-270.]

参 考 文 献

[1]　中华医学会.临床诊疗指南呼吸病学分册.北京:人民卫生出版社,2009:6-8.

[2]　北京协和医院.呼吸内科诊疗常规.2 版.北京:人民卫生出版社,2012:342-346.

[3]　王德炳.内科学.北京:北京大学医学出版社,2011:100-107.

[4]　张伯礼.中医内科学,2 版.北京:人民卫生出版社,2012:61-66.

[5]　中华中医药学会肺系病专业委员会.慢性肺源性心脏病中医诊疗指南(2014 版).中医杂志,2014,55(6):526-531.

[6]　王辰.呼吸与危重症医学 2012－2013.北京:人民卫生出版社,2013:223-227.

[7]　杨道文,韩春生,李友林,等.益气化瘀祛痰法治疗肺心病肺动脉高压 86 例分析.北京中医药大学学报,2006,29(5):358-360.

[8]　张静颖,杨道文.杨道文教授应用"杨氏利水定喘方"治疗慢性肺源性心脏病急性期经验.中医急症.2015,24(2):269-270.

第13章

原发性支气管肺癌

原发性支气管肺癌简称肺癌（lung cancer），为起源于支气管黏膜上皮或腺体的恶性肿瘤。肺癌根据其解剖学可分为中央型肺癌和周围型肺癌。中央型肺癌指发生在段支气管至主支气管的肺癌，约占 3/4，较多见鳞状上皮癌和小细胞肺癌；周围型肺癌指发生在段支气管以下的肺癌，约占 1/4，多见腺癌。肺癌根据其组织病理学可分为非小细胞肺癌包括鳞状上皮细胞癌、腺癌、大细胞癌及其他如腺鳞癌、类癌、肉瘤样癌等；小细胞肺癌包括燕麦细胞型、中间细胞型、复合燕麦细胞型。

一、概述

近年来，肺癌的发病率和死亡率在世界范围内急剧增加，肺癌在城市中已居各种恶性肿瘤死亡率的首位，肺癌的发病率在 40 岁以后迅速上升，70 岁达高峰，以后略有下降。40 岁以下的肺癌患者约占 10%，年龄最小的肺癌可在 10 岁以下。肺癌发病男多于女，男女之比约为 2∶1。

在中医学文献中有关肺癌的记载，散见于肺积、息贲、咳嗽、咳血、喘证、胸痛、虚劳等病证中。《难经》说："肺之积，曰息贲，肋下覆如杯，久之不愈……发为肺痈。"《内经》说："咳嗽脱形，脉小数疾，大肉枯槁……胸中气满，喘息不便，内痛引肩项……大肉已脱，九候虽调者，犹死是也。"《圣济总论》说："肺积息，贲气张，满咳嗽，涕唾脓血。"《济生方》说："息贲之状，在右肋下，覆大如杯。喘息奔溢是为肺积，诊其脉浮而毛，其色白，其病气逆，背痛少气，喜忘日瞑，肤寒，皮中时痛，或如虱缘，或如针刺。"这些古代医籍的记载与晚期肺癌的临床表现和预后是相似的。

二、病因病机

（一）病因

1. 中医病因

（1）肺脏内虚：《内经》云："邪之所凑，其气必虚。"《医宗必读·积聚篇》说："积之成者，正气不足，而后邪气踞之。"《外证医案汇编》说："正气虚则成岩。"年老体衰，慢性肺部疾病，肺气能损；或者长吸烟，灼伤津液，阴液亏耗，而肺阴不足；或劳累过度,肺气、肺阴亏损,均可致正虚邪乘,痰凝毒聚瘀结而终成肺脏结块。

(2)毒邪内侵:肺主气,主宣发,司肃降,肺为娇脏,有害气体等外毒之邪入侵,首先犯肺,致使肺气升降失司,肺气滞郁不宣,毒邪凝聚,久成肿块。

(3)痰湿内蕴:脾为生痰之源,肺为贮痰之器,脾主运化,脾虚运化失调,水谷精微不能生化输布,从而湿聚生痰;或饮食不常,水湿痰浊内聚,痰贮肺络,肺气失常,痰凝气滞,进而导致肿块逐渐形成。《丹溪心法》谓:"痰之为物,随气升降,无处不到。凡人身上、中、下有块者,多是痰。"说明痰与肿瘤的发生有着内在的联系。

(4)邪热蕴肺:邪热犯肺,或痰湿郁而化热,或瘀阻肺络,日久生毒,均可造成邪热蕴结肺络。清代顾松园认为,"烟为辛热之魁"。故吸烟多者,尤易致邪热犯肺伤络。邪热结日久,热毒内蕴于肺,郁久不散,均可导致或加重气血瘀滞的病理变化。热毒郁结较甚,或气血虚弱,不能透毒外出,以致毒滞难化,积聚不去,久而久之,渐成肿块。

(5)瘀阻肺络:血随气行。过寒过热,或气行不畅均可引起血的阻滞凝结。气血的凝滞不散,久而久之,使成瘀积肿块。《内经》说:"喜怒不适……寒温不时,邪气胜之,积聚已瘤。"就是说情志抑郁和冷热等不正常,致癌因素侵入,影响气血运行,留聚不散就会积聚成瘤。

2. 西医病因

现代医学认为,肺癌病因十分复杂,迄今尚未完全阐明,一般认为与下列因素有关。

(1)吸烟:80%以上男性肺癌与吸烟有关,存在量效关系,吸烟与鳞癌、小细胞癌明显相关。

(2)与肺癌发生呈正相关因素:①大气污染;②职业致癌因素;③电离辐射;④生物学因素;⑤室内微小环境的致癌因素。

(3)其他:遗传和基因改变。经过长期的探索和研究,已经逐步认识到肺癌可能是一种外因通过内因发病的疾病,即外界物理化学因素诱发细胞恶性转化和不可逆基因改变,从而导致肺癌的发生。营养不良、缺乏新鲜蔬菜及水果、肺部既往病史、肺癌家族史等均可能与肺癌的发生有一定关系。此外,美国癌症协会将结核列为肺癌的发病因素,结核患者的肺癌危险性是正常人的10倍。病毒、真菌等对肺癌发生可能也起一定作用。心理、精神因素对肺癌发生的影响亦越来越受到人们重视。

(二)病机

肺癌属于中医学肺积,病机为本虚标实,但各家对肺癌病因病机认识的侧重点不同。对肺癌的病机目前多倾向于正虚为本,认为"邪积胸中,阻塞气道,气不得通,为痰为血,皆邪正相搏,邪既胜,正不得制之,遂结成形而有块"。由于正气虚损,阴阳失调,邪毒乘虚入肺,邪滞于肺,导致肺脏功能失调,肺气膹郁,宣降失司。气机不利,血行受阻,津液失于输布,津聚为痰,痰凝气滞,瘀阻络脉,于是邪气瘀毒胶结，积久形成肺部积块。肺癌初期以实证为主，同时多合并有气虚和阴虚，随着肿瘤进展，虚证加重，邪气更重。

三、病理

肺癌有多种多样的病理组织学类型，各有不同的生物学特点，对治疗的反应也不同；同一病理类型不同的临床分期，治疗方案、预后都有差别。

(一)按解剖学部位分类

1. 中央型肺癌

发生在段支气管至主支气管的肺癌称为中央型肺癌，约占 3/4，较多见鳞状上皮细胞癌和小细胞肺癌。

2. 周围型肺癌

发生在段支气管以下的肺癌称为周围型肺癌，约占 1/4，多见腺癌。

(二)按组织病理学分类

肺癌的组织病理学分类现分为非小细胞肺癌和小细胞肺癌(表 13-1)。

1. 非小细胞肺癌

(1)鳞状上皮细胞癌(简称鳞癌)：包括乳头状型、透明细胞型、小细胞型和基底细胞样型。典型的鳞癌细胞大，呈多形性，胞质丰富，有角化倾向，核畸形。典型的腺癌呈腺管或乳头状结构，细胞大小比较一致，圆形或椭圆形，胞质丰富，常含有黏液，核大，染色深，常有核仁，核膜比较清楚。

(2)腺癌：包括腺泡状腺癌、乳头状腺癌、细支气管-肺泡细胞癌、实体癌黏液形成。典型的腺癌呈腺管或乳头状结构，细胞大小比较一致，圆形或椭圆形，胞质丰富，常含有黏液，核大，染色深，常有核仁，核膜比较清楚。腺癌倾向于管外生长，但也可循泡壁蔓延，常在肺边缘部形成直径 2～4cm 的肿块。腺癌早期即可侵犯血管、淋巴管，常在原发瘤引起症状前已转移。

肺泡细胞癌或称细支气管肺泡癌(bronchioloalveolar carcinoma，BAC)，是肺腺癌的一个重要亚型，而且由于 BAC 的发病率在年轻、不吸烟的女性中明显增高及它对表皮生长因子受体——酪氨酸抑制药(EGFR-TKIs)敏感。有证据显示，EGFR 的突变和 BAC 的分化有关，BAC 已受到越来越多的重视。BAC 可分为三种类型，单纯型 BAC、BAC 局灶浸润性腺癌和腺癌伴 BAC 特征。上述三种类型预后相似，5 年生存率优于腺癌。有学者认为它是分化好的腺癌之一，发生在细支气管或肺泡壁。显微镜下通常为单一的、分化好、带基底核的柱状细胞覆盖着细支气管和肺泡，可压迫形成乳头皱褶充满肺泡。这一类型的肺癌可发生于肺外周，保持在原位很长时间；或呈弥漫型，侵犯肺叶的大部分，甚至波及一侧或两侧肺。

BAC 有时与消化道肿瘤肺转移难以鉴别，但结直肠腺癌肺转移时 CK7 阴性，CK20 阳性。而 BAC 通常 CK7 阳性，CK20 阳性，故二者易鉴别。CDX-2 是肠道的一个高度特异和敏感的标志物,因此胃肠道肿瘤转移时可表达阳性,故可与黏液性 BAC 鉴别。

(3)大细胞癌:包括大细胞神经内分泌癌、复合性大细胞神经内分泌癌、基底细胞样癌、淋巴上皮瘤样癌、透明细胞癌、伴横纹肌样表型的大细胞癌。可发生在肺门附近或肺边缘的支气管。细胞较大,但大小不一,常呈多角形或不规则形,呈实性巢状排列,常见大片出血性坏死;癌细胞核大,核仁明显,核分裂象常见,胞质丰富,可分为巨细胞型和透明细胞型,透明细胞型易被误诊为转移性肾腺癌。其诊断准确率与送检标本是否得当和病理学检查是否全面有关,电镜研究常会提供帮助。大细胞癌的转移较小细胞未分化癌晚,手术切除概率较大。

(4)其他:腺鳞癌、类癌、肉瘤样癌、唾液腺型癌(腺样囊性癌、黏液表皮样癌)等。

2. 小细胞肺癌

包括燕麦细胞型、中间细胞型、复合燕麦细胞型。癌细胞多为类圆形或菱形,胞质少,类似淋巴细胞。燕麦细胞型和中间型可能起源于神经外胚层的 Kulchitsky 细胞或嗜银细胞。细胞质内含有神经内分泌颗粒,具有内分泌和化学受体功能,能分泌 5-羟色胺、儿茶酚胺、组胺、激肽等肽类物质,可引起类癌综合征。在其发生发展的早期多已转移到肺门和纵隔淋巴结,并由于其易侵犯血管,在诊断时大多已有肺外转移。

表 13-1　2015 WHO 病理分类

组织学分型和亚型	ICDO 代码	组织学分型和亚型	ICDO 代码
上皮源性肿瘤		乳头状瘤	
腺癌	8140/3	鳞状细胞乳头状瘤	8052/0
胚胎型腺癌	8250/3	外生型	8052/0
腺泡型腺癌	8551/3	内翻型	8053/0
乳头型腺癌	8265/3	腺上皮乳头状瘤	8260/0
实性型腺癌	8230/3	混合性鳞状细胞及腺性乳头状瘤	8560/0
浸润性黏液腺癌	8253/3	腺瘤	
黏液/非黏液混合性腺癌	8254/3	硬化性肺泡细胞瘤	8832/0
胶样腺癌	8480/3	肺泡性腺瘤	8251/0
胎儿型腺癌	8333/3	乳头状腺瘤	8260/0
肠型腺癌	8144/3	黏液性腺囊瘤	8470/0
微浸润性腺癌		黏液性腺瘤	8480/0
非黏液型	8256/3d	间叶源性肿瘤	
黏液型	8257/3	肺错构瘤	8992/0

（续　表）

组织学分型和亚型	ICDO 代码	组织学分型和亚型	ICDO 代码
浸润前病变		软骨瘤	9220/0
不典型腺瘤样增生	8250/0d	具有血管周上皮样细胞肿瘤分化/特征的肿瘤	
原位腺癌		淋巴管平滑肌瘤病	9174/1
非黏液性	8250/2	血管周上皮样细胞肿瘤,良性	8714/0
黏液性	8253/2	透明细胞瘤	8005/0
鳞状细胞癌	8070/3	血管周上皮样细胞肿瘤,恶性	8714/3
角化型鳞状细胞癌	8071/3	先天性支气管周围肌纤维母细胞瘤	8827/1
非角化型鳞状细胞癌	8072/3	弥漫性肺淋巴管瘤病	
基底样鳞状细胞癌	8083/3	炎症性肌纤维母细胞瘤	8825/1
浸润前病变		上皮样血管内皮瘤	9133/3
鳞状细胞原位癌	8070/2	胸膜肺母细胞瘤	8973/3
神经内分泌肿瘤		滑膜肉瘤	9040/3
小细胞肺癌	8041/3	肺动脉内膜肉瘤	9137/3
复合性小细胞癌	8045/3	EWSR1-CREB1 异位的肺黏液肉瘤	8842/3
大细胞神经内分泌癌	8013/3	肌上皮肿瘤	
混合型大细胞神经内分泌癌	8013/3	肌上皮瘤	8982/0
类癌		肌上皮癌	8982/3
典型类癌	8240/3	淋巴瘤	
不典型类癌	8249/3	结外边缘区 B 细胞性淋巴瘤（MALT）	9699/3
浸润前病变		弥漫性大细胞性淋巴瘤	9680/3
弥漫性特发性肺癌神经内分泌细胞增生	8040/0	淋巴瘤样肉芽肿病	9766/1
大细胞癌	8012/3	血管内大 B 细胞淋巴瘤	9712/3
腺鳞癌	8560/3	肺朗格汉斯细胞组织细胞增生症	9751/1
肉瘤样癌		Erdheim-Chester 病	9750/1
多型细胞癌	8022/3	异位起源肿瘤	
梭形细胞癌	8032/3	生殖细胞肿瘤	
巨细胞癌	8031/3	成熟畸胎瘤	9080/0
肉瘤	8980/3	未成熟畸胎瘤	9080/1
肺母细胞瘤	8972/3	肺内胸腺瘤	8580/3
未分类的癌		黑色素瘤	8270/3

（续 表）

组织学分型和亚型	ICDO 代码	组织学分型和亚型	ICDO 代码
淋巴上皮样癌	8082/3	脑膜瘤，NOS	9530/0
NUT 癌	8023/3	转移性肿瘤	
唾液腺型肿瘤			
黏液表皮样癌	8430/3		
腺样囊性癌	8200/3		
上皮-肌上皮癌	8562/3		
多形性腺瘤	8940/0		

四、临床表现

中医古代文献里对于肺癌的症状有众多描述《素问·奇病论》云："病胁下满气上逆，名曰息积。"《难经·论五脏积病》云："肺之积曰息贲，在右胁下，覆大如杯，久不已，令人洒淅寒。"《杂病源流犀烛·积聚癥瘕痃癖痞源流》："邪积胸中，阻塞气道，气不宣通，为痰，为食，为血，皆得与正相搏，邪既胜，正不得而制之。"《素问·咳论》："肺咳之状，咳而喘息，甚至唾血。"《素问·玉机真藏论》中记载"大骨枯槁，大肉陷下，胸中气满，喘息不便，其气动形，期六月死"。《金匮要略》："咳吐痰血，上气喘满，舌干口燥，形体瘦削，咽喉嘶哑，心烦胸痛，皮毛槁悴。"《济生方》中论述："息贲之状，在右胁下，覆大如杯，喘息奔溢是为肺积。"

西医认为，肺癌的症状与肿瘤大小、类型、发展阶段、所在部位、有无并发症或转移有密切关系。仅5%的患者无症状，肺癌初次就诊症状多样，常见症状如下。

1. 原发肿瘤引起的症状

（1）咳嗽：为最常见的症状。早期表现为刺激性咳嗽极易误认为呼吸道感染。当中央气道内肿物引起气道狭窄，咳嗽为持续性，呈高音调的金属音。当气道内肿瘤增大，影响到气道引流，可继发肺部感染，痰量增多，呈黏液脓性。肺泡癌患者常有的特点为咳大量黏液痰，有些患者每日可达2000ml黏液痰。

（2）咯血：由于癌组织血管丰富，易发生组织坏死，因此约21%以上患者有咯血或间断血痰，有时仅有1～2次，不易引起患者重视。如侵蚀大血管，可引起大咯血。

（3）其他：由于肿瘤造成较大气道的阻塞，患者可出现不同程度的阻塞症状（如喘鸣、胸闷、气促、胸痛和发热等）。

2. 肿瘤胸内蔓延

如胸痛、呼吸困难、胸闷、声音嘶哑、上腔静脉阻塞综合征、膈肌麻痹、食管受压、胸腔积液、心包积液等症状。肺尖部肺癌亦称 Pancost 肿瘤，可以侵入纵隔和压迫位于胸廓上口的器官或组织,如第 1 肋骨、锁骨下动脉和静脉、臂丛神经、颈交感神经等,产生剧烈的胸肩痛、上肢静脉怒张、水肿、臂痛和上肢运动障碍,同侧上眼睑下垂、瞳孔缩小、眼球内陷、面部无汗等交感神经综合征。

3. 远处转移

锁骨上、颈部等淋巴结肿大。出现中枢神经系统症状,如头痛、呕吐、眩晕、共济失调、偏瘫及癫痫发作等,往往是颅内转移的表现。肩背痛、下肢无力、膀胱或肠道功能失调,应高度怀疑脊髓束受压迫。肝转移时有 28%～33%患者有肝大和疼痛,骨转移时表现为骨痛、骨折等。

4. 肺癌的肺外表现

肺癌的肺外表现系由于癌细胞产生特殊激素、抗原、酶或代谢产物所引起复杂多样的临床表现,其复杂多样可涉及全身各个系统,与肺癌的直接侵蚀、转移、阻塞、压迫等无关。

(1)全身性改变:发热占 10%～34%,可出现于较早阶段,少数有长期持续高热,手术切除病灶后体温才恢复正常。食欲缺乏、恶病质(31%),常见于进展期肺癌患者。

(2)异位内分泌综合征:肺癌可分泌的激素或生物性物质达 20 余种,从而引起内分泌腺体功能的亢进症状,诊断异位内分泌综合征应符合以下几个条件:①伴某个内分泌腺体功能增强的症状;②血浆中某种内分泌激素水平升高;③存在跨肿瘤的动静脉激素浓度差;④切除肿瘤后血浆内某激素水平恢复,复发时又上升;⑤肿瘤内激素高于周围组织;⑥肿瘤组织的培养液或移植于动物体内的肿瘤能释放某激素及切除某有关内分泌腺后,血浆激素浓度不下降,如异位 ACTH 分泌、抗利尿激素分泌亢进、异位甲状腺素、库欣综合征等。尿崩症是少见的肺癌肺外表现,与肺外表现 Cushing 综合征一样,是抗利尿激素水平增高所致,多见于小细胞肺癌和腺癌,其分泌大量的抗利尿激素并致低钠血症、低血浆渗透压,导致多尿、烦渴、多饮等症状,手术切除肺部肿瘤后,症状会逐渐消失。

(3)杵状指、肥大性肺性骨关节病:肺性骨关节病和杵状指是潜在肺癌的征象。杵状指(趾)是肺癌最常见的肺外体征,特点为短期内出现并迅速发展,伴有明显的疼痛。肺性骨关节病是由肺部肿瘤引起的骨膜增生和新骨形成,始于长骨末端。主要症状是骨关节灼热、疼痛,不易为一般解热镇痛药所缓解。关节症状早于确诊肺癌前 3～42 个月。杵状指与肺性骨关节病的关系尚未明确。有杵状指不一定有肺性骨关节病,但后者常伴有杵状指。多数学者认为,杵状指可为肺癌的首发体征,可先于骨关节症状或骨膜改变。故对有杵状指者应常规胸片或随访,以利肺癌的早期发现。

(4)神经-肌肉病变:可表现为肌无力综合征(Eaton Lamber 综合征)、周围神经病、亚急性小脑变性、皮质变性、多发性肌炎。

（5）血液改变：可表现为贫血、粒细胞增多症、红细胞增多症等。

（6）凝血性疾病：表现为游走性栓塞性静脉炎、非细菌性栓塞性心内膜炎、弥散性血管内凝血、毛细血管渗血性贫血、血小板减少性紫癜。肿瘤细胞有促进血栓形成的能力。据报道，肺癌合并血栓病的发生率高达58%。腺癌最高，尤其是分泌黏蛋白的腺癌，几乎100%合并不同类型的血栓。尸解所见的血栓并发症远较生前临床诊断率高。血栓大部分是静脉性，极少为动脉性血栓。

（7）皮肤病变：可表现为皮肌炎、黑棘皮症、硬皮症、掌跖皮肤过度角化症等。

（8）癌性肾病：表现为肾病综合征、肾小球肾炎。

五、辅助检查

1. X线检查

X线检查是目前诊断肺癌常用的重要方法之一。有5%～10%无任何症状的患者在X线检查时被发现，如胸部透视、胸部平片、断层摄片等，显示肺癌肿块或阴影大小及位置，支气管的狭窄、移位，肺门及纵隔淋巴结肿大、肺不张等。

2. CT扫描

CT可发现在一般胸部平片上所不能发现的密度浅淡阴影，或处于较为隐蔽部位的肿瘤，对于确诊困难的病例，可有一定帮助。胸CT扫描包括常规CT平扫、高分辨CT、增强CT、低剂量CT、螺旋CT三维重建、CT仿真内镜等。

（1）中心型肺癌：肿瘤发生于主支气管、叶和段支气管。支气管壁不规则增厚、狭窄及中断，管内有肿物。肿物大，侵犯肺实质时，其边缘有切迹、分叶及毛刺。肿物进一步肿大阻塞支气管形成肺不张、阻塞性肺炎和继发性肺脓肿。

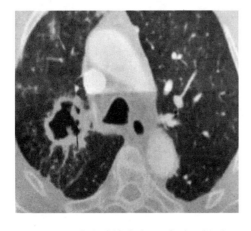 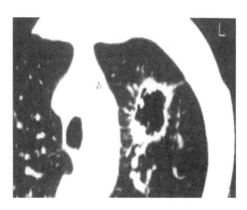

图13-1 右上肺鳞癌空洞，内壁不规则　　　　图13-2 左上肺鳞癌空洞，内壁不规则

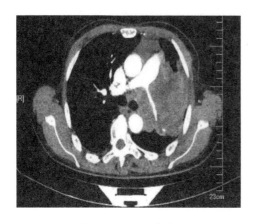

图 13-3 小细胞癌

肿块包绕肺动脉，肺动脉变细，纵隔、肺门可见明显肿大淋巴结，相互融合，与肺门肿块分界不清，形成"冰冻纵隔"

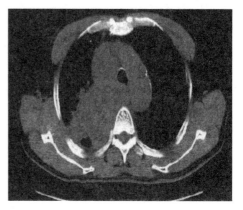

图 13-4 小细胞癌

肿块、肺门增大、淋巴结肿大，并且肿块和淋巴结互相融合

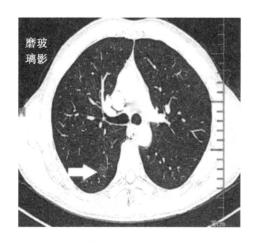

图 13-5 腺癌早期

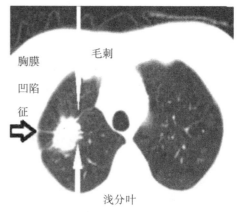

图 13-6 典型肿瘤征象

（2）周围型肺癌：发生于段和段以下支气管。早期周围型肺癌直径<2cm，肿瘤呈结节状、球形、淡片磨玻璃阴影，肿块周边也有毛刺、切迹及分叶。结节内可见1～2个透亮小疱。常有胸膜皱缩征。动态观察肿物可逐渐增大，引流的肺门淋巴结肿大。肺段阻塞性肺炎、胸腔积液、肋骨受累。

（3）细支气管肺泡癌：孤立球形阴影、肺炎型、双肺弥漫小结节型或弥漫粟粒型。肺炎型可显示一侧肺野有散在团絮状浸润阴影，以后发展为双侧。

（4）空洞型病灶：常见于鳞癌，可呈现厚壁空洞，明显偏心，内壁不规则，有形态

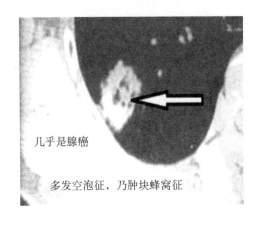

几乎是腺癌

多发空泡征，乃肿块蜂窝征

图 13-7 腺癌空泡征

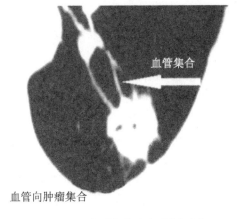

血管集合

血管向肿瘤集合

图 13-8 典型的肿瘤血管"集合"

不规则结节，空洞外壁呈分叶状。偶有薄壁样空洞，但洞壁也不规则，腺癌也可偶见空洞性病灶。

（5）肺癌转移的胸 CT 征象：可见肺内多发结节，肺门、纵隔淋巴结肿大，胸腔积液、心包积液等征象。淋巴管转移时，呈现自肺门向肺野行走的索条状阴影，肺野呈网状阴影。

（6）胸膜病变：周围型肺癌邻近胸壁时，易侵犯胸膜。鳞癌侵犯胸膜多引起胸膜增厚，或呈结节样增厚。腺癌侵犯胸膜多引起胸膜凹陷（胸膜与病灶间的条束状影，似兔耳征）。

3. 磁共振成像（MRI）

为 20 世纪 80 年代发展起来的最新医学影像诊断技术，是根据自身组织器官对磁场反应强弱而形成的图像，是一种无害性检查。可以矢状、冠状、横断面三维扫描，其不足之处是对横膈肌附近可接近大肿瘤的小病灶发现不如 CT。另外，它也不能显示有钙化的肿瘤病变。

4. 同位素肺扫描

常用碘、锝、钼为肺灌注扫描，国内也已采用镓、硒为同位素扫描，前者对中心型肺癌较好，后者对周围型肺癌有较高的诊断价值。

5. 肿瘤标志物检查

肺癌的标志物有很多，其中包括蛋白质、内分泌物质、肽类和各种抗原物质[如癌胚抗原（CEA）及可溶性膜抗原]，CA125、CA19-9，某些酶[如神经特异性烯醇酶（NSE）、CYFRA21-I]等。虽然对肺癌的诊断有一定帮助，但缺乏特异性，对某些肺癌的病情监测有一定参考价值。

6. 肿瘤细胞学检查

痰、胸腔积液、纤维支气管镜（纤支镜）刷检物等肿瘤细胞学检查。

7. 纤支镜检查

可直接观察癌肿及可疑组织,并进行刷检或肺活检。

8. 肺活检

如淋巴结活检及穿刺,经胸肺穿刺,经纤支镜及剖胸肺活检等。通过活检可做病理学检查,以确定肺癌及病理类型。

9. 胸腔镜检查

主要用于确定胸腔积液或胸膜肿块的性质。

六、诊断与鉴别诊断

(一)诊断

肺癌的预后决定于能否做到早期发现、早期诊断、早期治疗。待临床出现典型症状,则多已有外侵及转移,丧失了根治机会。临床上对 40 岁以上,特别是男性,长期吸烟或有职业性致癌物质接触史者,出现下列情况应高度怀疑肺癌的可能性:原因不明的刺激性干咳,治疗无效,或有慢性呼吸道疾病,咳嗽性质突然改变者;原因不明的持续性胸痛及腰背痛;无慢性呼吸道疾病,出现持续性痰中带血;同一部位反复出现肺炎;原因不明的肺脓肿;原因不明的四肢关节痛、杵状指、声音嘶哑、上腔静脉阻塞综合征;X 线检查有局限性肺气肿、肺不张、孤立性圆形病灶和单侧肺门阴影增大;原有肺结核已稳定,他处出现新病灶,或结核灶"恶化"而抗结核治疗无效者。对以上可疑者应选择做痰检、支气管镜检、胸腔积液和活组织检查等,以力求早期明确。

(二)诊断标准

1. 病理学诊断

无明显可确认的肺外原发癌灶时,必须符合下列各项之一者,方能确立病理学诊断:①肺手术标本以组织病理学证实;②行开胸探查、细针穿刺活检或以支气管镜所得肺或支气管组织标本,经组织学诊断为原发性支气管肺癌者;③锁骨上、颈和腋下淋巴结、胸壁或皮下结节等转移灶活检,组织学符合原发性支气管肺癌,且肺或支气管内疑有肺癌存在,临床上必须排除其他器官原发癌;④尸检发现肺内有癌灶,组织学诊断符合原发性支气管肺癌。

2. 细胞学诊断

痰液、支气管镜毛刷、抽吸、冲洗及刮匙等获得的细胞学标本,在显微镜下所见符合肺癌细胞学标准,即可确诊。但需注意除外呼吸道其他癌肿及食管癌肿。

3. 临床诊断

符合下列各项之一者,可以确立临床诊断。

(1)肺部有孤立性结节或肿块阴影,有周围型肺癌特征表现,如分叶、细毛刺状、胸膜牵拉和小空泡征,并在短期内(2~3 个月)逐渐长大,尤其经过短期的抗感染或抗结核药物治疗,可排除非特异性炎性病变,临床上无结核病特征。

(2)段性肺炎在短期内(2～3个月)发展为肺不张,或肺叶不张短期内发展为全肺不张者,或在其相应部位出现肿块,特别是呈生长性肿块。

(3)上述肺部病灶伴远处转移、邻近器官侵犯或压迫症状表现,如邻近骨破坏、肺门和(或)纵隔淋巴结明显肿大,短期内发展为腔静脉压迫症。同侧喉返神经麻痹(排除手术创伤后)、臂丛神经、膈神经受侵犯等。

(三)鉴别诊断

1. 中医鉴别诊断

(1)肺痨:肺痨与肺癌均有咳嗽、咯血、胸痛、发热、消瘦等症状,两者很容易混淆,应注意鉴别。肺痨多发生于青壮年,而肺癌好发于40岁以上的中老年男性。部分肺痨患者已愈合的结核病灶所引起的肺部瘢痕可恶变为肺癌。肺痨经抗结核治疗有效,肺癌经抗结核治疗则病情无好转。此外,借助肺部X线检查、痰结核菌检查、痰脱落细胞学检查、纤维支气管镜检查等,有助于两者的鉴别。

(2)肺痈:肺痈患者也可有发热、咳嗽、咳痰的临床表现,应注意鉴别。典型的肺痈是急性发病,高热、寒战、咳嗽、咳吐大量脓臭痰,痰中可带血,可伴有胸痛;肺癌发病较缓,热势一般不高,呛咳,咳痰不爽或痰中带血,伴见神疲乏力、消瘦等全身症状。肺癌患者在外感寒邪时,也可出现高热、咳嗽加剧等症,此时更应详细询问病史,四诊合参,并借助肺部X线检查、痰和血的病原体检查、痰脱落细胞学检查等实验室检查加以鉴别。

(3)肺胀:肺胀是多种慢性肺系疾病反复发作、迁延不愈所致的慢性肺部疾病。病程长达数年,反复发作,多发生于40岁以上人群,以咳嗽、咳痰、喘息、胸部膨满为主症;肺癌则起病较为隐匿,以咳嗽、咯血、胸痛、发热、气急为主要临床表现,伴见消瘦乏力等全身症状,借助肺部X线检查、痰脱落细胞学检查等不难鉴别。

2. 西医鉴别诊断

(1)肺炎:多见于青壮年,急性起病,寒战高热,咳铁锈色痰,白细胞增高,抗感染治疗有效。但对老年患者之迁延难愈或反复在同一部位发生的"肺炎"应提高警惕。

(2)肺结核:多见于青壮年,常有持续性发热及全身中毒症状。肺结核患者可反复咯血,病程长,痰液可检出结核菌,X线检查有结核灶的特征,抗结核治疗有效。

(3)肺脓肿:须与癌性肺脓肿鉴别。肺脓肿起病急,全身中毒症状重,常有寒战、高热、咳嗽及咳大量脓痰,白细胞及中性粒细胞增高,X线显示空洞壁较薄,内有液平。肺癌一般先有慢性咳嗽,反复咯血痰,X线显示空洞壁增厚,内壁不平,偏离中心。如两者鉴别有困难时,可做支气管镜检查。

(4)结核性胸膜炎:须与癌性胸腔积液鉴别。癌性胸腔积液增长迅速,常为血性,抗结核治疗无效,可找到癌细胞。抽液后X线检查可发现肺部或胸膜肿块。结核性胸膜炎胸液多为淡黄色,偶呈血性,抗结核治疗迅速奏效。

3. 肺癌分期

第8版肺癌分期,2017年1月1日起执行(表13-2)。

表 13-2　肺癌分期

原发肿瘤（T）分期		区域淋巴结（N）分期		远处转移（M）分期	
Tx	原发肿瘤大小无法测量；或痰脱落细胞、支气管冲洗液中找到癌细胞，但影像学检查和支气管镜检查未发现原发肿瘤	Nx	淋巴结转移情况无法判断	Mx	无法评价有无远处转移
T0	没有原发肿瘤的证据	N0	无区域淋巴结转移	M0	无远处转移
Tis	原位癌				
T1a	原发肿瘤最大径≤1cm，局限于肺和脏层胸膜内，未累及主支气管；或局限于管壁的肿瘤，不论大小	N1	同侧支气管或肺门淋巴结转移	M1a	胸膜播散（恶性胸腔积液、心包积液或胸膜结节）
T1b	原发肿瘤最大径＞1cm，≤2cm，其他同 T1a			M1b	单发转移灶原发肿瘤对侧肺叶出现卫星结节；有远处转移（肺/胸膜外）
T1c	原发肿瘤最大径＞2cm，≤3cm			M1c	多发转移灶，其余同 M1b
T2a	原发肿瘤最大径＞3cm，≤4cm；或具有以下任一种情况：累及主支气管，但未及隆突；累及脏层胸膜；伴有部分或全肺、肺炎肺不张	N2	同侧纵隔和（或）隆突下淋巴结转移		
T2b	肿瘤最大径＞4cm，≤5cm；其他同 T2a				
T3	肿瘤最大径＞5cm，≤7cm，或具有以下任一种情况：累及周围组织胸壁、心包壁；原发肿瘤同一肺叶出现卫星结节	N3	对侧纵隔和（或）对侧肺门，和（或）同侧或对侧前斜角肌或锁骨上区淋巴结转移		
T4	肿瘤最大径＞7cm，或侵及脏器：心脏、食管、气管、纵隔、横膈、隆突或椎体；原发肿瘤同侧不同肺叶出现卫星结节				

（续 表）

	N0	N1	N2	N3
T1a	ⅠA1	ⅡB	ⅢA	ⅢB
T1b	ⅠA2	ⅡB	ⅢA	ⅢB
T1c	ⅠA3	ⅡB	ⅢA	ⅢB
T2a	ⅠB	ⅡB	ⅢA	ⅢB
T2b	ⅡA	ⅡB	ⅢA	ⅢB
T3	ⅡB	ⅢA	ⅢB	ⅢC
T4	ⅢA	ⅢA	ⅢB	ⅢC
M1a	ⅣA	ⅣA	ⅣA	ⅣA
M1b	ⅣA	ⅣA	ⅣA	ⅣA
M1c	ⅣB	ⅣB	ⅣB	ⅣB

七、治疗

(一)中医治疗

1. 治疗原则

肺癌的发病以正虚为主，痰瘀毒邪交结胸中为主要病机特点，因此治疗应以扶正祛邪为原则。扶助正气，正气才能御邪外出，邪气得祛，正气才能更好地发挥作用。扶正，即用培植本元的方法调节人体的脏腑、阴阳、气血、经络，增强人体的免疫功能，以抑制邪毒之气；同时，中医理论也认为"坚者削之一，留者攻之"，癌毒积块等邪气作为肺癌发病的直接原因，治疗应以峻猛之品以攻毒散结。肺癌的治疗上，宋代陈无择创治疗肺之积的"咳嗽方"，金元时期李东垣创立了治疗肺积的"息贲丸"。历代医家多认为本病以正虚为本，邪实为标。因此，扶正祛邪、攻补兼施、标本兼治是肺癌的基本治则。肺癌早期，以邪实为主；肺癌晚期，以正虚为要。临床治疗时应根据患者的具体情况，明辨虚实，选择适合的处理手段。

2. 辨证治疗

(1)肺脾气虚证

临床表现：气短自汗，咳嗽痰多，咳痰稀薄，胸部隐隐作痛，全身疲乏，纳呆腹胀，大便稀溏，舌淡有齿痕，舌苔白腻，脉象沉缓或濡。

证机概要：肺气不足，卫表不固，故见短气自汗；脾运不健，故见纳呆腹胀而大便稀溏；咳嗽痰多，咳痰稀薄，是脾胃滋生之痰湿，上渍于肺；胸部隐痛，系肺气不足，肺络失和所致舌淡有齿痕，舌苔白腻，脉象沉缓或濡，均属肺脾气虚夹湿的表现。

治疗法则：补肺健脾。

方药运用：六君子汤加减（人参 6g，白术 10g，土茯苓 20g，甘草 4g，半夏 10g，山慈姑 12g，黄芪 20g，杏仁 10g）若胸闷胸痛、有瘀血者，加赤芍、桃仁、红花、莪术等。

（2）肺肾阴虚证

临床表现：干咳无痰或痰少不易咳出，或兼咯血，胸闷或痛，心烦口渴，潮热盗汗，午后颧红，声音嘶哑，舌质红而干，苔薄或光剥，脉象细数。

证机概要：肺阴亏损，故见咳嗽少痰或痰少不易咳出，胸闷或痛；阴虚火旺，损伤肺络，故见咯血；肾阴不足，阴液不能上承，故见声音嘶哑；心烦口渴，潮热盗汗，午后颧红，舌质红而干，苔薄或光剥，脉象细数等，均为阴虚内热之症。

治疗法则：补肾养肺。

方药运用：六味地黄汤、百合固金汤加减（淮山药 15g，百合 10g，熟地黄 15g，天冬 20g，灵芝 20g，天花粉 12g，石上柏 20g，麦冬 10g，白芍 10g，当归 10g，牡丹皮 10g），咳嗽痰多、色黄、有痰热者，加鱼腥草、苦参、半枝莲、瓜蒌等；胸痛者，加郁金、延胡索、三棱、莪术等。

（3）气阴两虚

临床表现：咳嗽痰少，或咯血痰，神疲乏力，纳差腹胀，口干，大便干结，舌质淡红、有齿痕，脉象沉细。

证机概要：神疲乏力、纳差、腹胀，为肺脾气虚之症，口干咳嗽少痰，或咯血痰，则属肺阴虚有内热的表现；气阴两虚则自汗或盗汗；舌象及脉象均为气阴两虚之症。

治疗法则：气阴两补。

方药运用：大补元煎、参芪麦味地黄汤加减（人参 5g，黄芪 20g，麦冬 10g，半枝莲 15g 山慈姑 15g，熟地黄 15g，山茱萸 10g，淮山药 10g，灵芝 20g，枸杞子 10g）。若痰多纳少，发热口苦，有痰湿热毒者，加贝母、薏苡仁、白花蛇舌草、石上柏、七叶一枝花；胸闷不舒，胸痛，有血瘀气滞者，加丹参、桃仁、三棱、莪术、红花、郁金、预知子；肺络而咯血者，加仙鹤草、藕节、白茅根。

（4）痰热蕴肺

临床表现：发热，气促，咳嗽，痰多色黄质稠或血痰，胸痛。口苦，口渴欲饮，便秘，尿短赤，舌红，脉大而数。

证机概要：热毒炽盛，肺气壅塞，宣降失常，故发热、气促、咳嗽。肺热灼液为痰，所以痰多色黄稠，若热灼伤肺络则见血痰；胸膈为肺脏所居之地，肺热气滞，脉络失和则胸痛、口苦。口渴欲饮、便秘、尿短赤，为热盛灼伤津液之表现。舌红，脉大而数为热毒炽盛之症。

治疗法则：清热化痰。

方药运用:清气化痰丸、海藻玉壶汤加减(瓜蒌仁10g,杏仁10g,黄芩10g,胆南星6g,白花蛇舌草20g,鱼腥草30g,猪苓30g,露蜂房10g,半枝莲30g)。若胸痛较著者,加桃仁、郁金;咯血者,加茜草炭、白茅根、侧柏炭。

(5)气滞血瘀

临床表现:咳嗽不畅,胸闷不舒,咳痰不爽,胸痛,有时痰中带血,气急,便秘,舌质紫暗,或舌有瘀斑瘀点,脉弦或细涩。

证机概要:肺气郁滞,宣降失畅,故咳嗽不畅,胸闷不舒,咳痰不爽,气急;气滞血瘀,肺络郁滞,不通则痛,故胸痛;肺气郁滞,腑气不通故便秘;瘀阻日久伤络,故有时痰中带血;舌脉均为气滞血瘀之象。

治疗法则:理气活血。

方药运用:血府逐瘀汤加减(枳壳10g,预知子10g,桃仁10g,干蟾10g,石见穿30g,郁金6g,莪术10g,延胡索10g)。若有痰中带血者,加藕节、仙鹤草、三七粉;胸痛者,加苏木、乳香、没药、乌头;胸腔积液者,加龙葵、葶苈子、泽泻、猪苓。

(二)西医治疗

西医治疗方案主要根据肿瘤的组织学决定。通常小细胞肺癌(SCLC)发现时已转移,难以通过外科手术根治,主要依赖化疗或放化疗综合治疗。相反,非小细胞肺癌(NSCLC)可为局限性,外科手术或放疗可根治,但对化疗的反应较SCLC差。

1. 小细胞肺癌(SCLC)的治疗

(1)分期:SCLC制订治疗决策前应准确分期,需要行全身系统检查,包括胸部和上腹部CT(必要时可行增强CT),双侧颈部、锁骨上淋巴结彩超,全身骨ECT,脑增强MR检查等,经济条件允许的患者可行PET/CT检查。

SCLC的分期一直沿袭美国退伍军人肺癌协会(VALG)的二期分期法,主要基于放疗在小细胞肺癌治疗中的重要地位。AJCC TNM分期系统适用于选出适合外科手术的T1-2N0患者。临床研究应当首先使用TNM分期系统,因为其能更精确地评估预后和指导治疗。

①VALG二期分期法局限期定义,病变限于一侧胸腔,且能被纳入一个放疗野内;广泛期:病变超过一侧胸腔,且包括恶性胸腔和心包积液或血行转移。

②NCCN治疗小组建议SCLC分期采取AJCC TNM分期方法与VALG二期分期法相结合。

局限期:AJCC(第7版)Ⅰ至Ⅲ期(任何T,任何N,M0),可以使用明确的放疗剂量安全治疗。排除T3-4由于肺部多发结节或者肿瘤/结节体积太大而不能被包含在一个可耐受的放疗计划中。

广泛期:AJCC(第7版)Ⅳ期(任何T,任何N,M1a/b),或者T3-4由于肺部多发结节或者肿瘤/结节体积太大而不能被包含在一个可耐受放疗计划中。

（2）手术：如行系统的分期检查后提示无纵隔淋巴结转移的 T1-2N0 患者可考虑手术切除；如上述检查仍无法明确是否有纵隔淋巴结转移，可行纵隔镜、超声内镜或检查手段以排除潜在的纵隔淋巴结转移。手术获益的大部分数据来自于回顾性研究，研究报道Ⅰ期患者有 40%～60% 的 5 年生存率。

（3）超过 T1-2,N0 局限期 SCLC 治疗：依托泊苷联合铂类是局限期 SCLC 一线治疗的经典方案。加用胸部放疗可提高局限期患者的生存期。局限期 SCLC 患者胸部放疗总剂量为 45Gy/1.5 Gy，每日 2 次,3 周；或总剂量 为 60～70Gy/1.8～2.0Gy 每日 1 次,6～8 周。对于诱导化疗后完全缓解的淋巴结，也应该照射淋巴结所在的整个节区，而不仅仅是其化疗前体积。对于特殊的临床情况，如肿瘤巨大、合并肺功能损害、阻塞性肺不张等，可考虑 2 个周期化疗后进行放疗。

对于 PS 3～4 的局限期 SCLC 患者，治疗上大体分为以下两种情况：①如果为 SCLC 所致，应充分综合考虑各种因素，谨慎选择治疗方案，如化疗（单药方案或减量联合方案），如果治疗后 PS 评分能达到 2 分以上，可考虑给予同步或序贯放疗，如果 PS 评分仍无法恢复至 2 分以上，则根据具体情况决定是否采用胸部放疗。②如果为非 SCLC 所致，经对症支持治疗后，如果体力状况得到改善，PS 评分能够达到 2 分以上，可按照 PS 0～2 组患者的治疗策略进行治疗。

（4）无局部症状或无脑转移的广泛期 SCLC 治疗：除了依托泊苷联合铂类方案外，伊立替康联合铂类也是广泛期 SCLC 的有效一线治疗方案。

广泛期 SCLC 患者对一线化疗敏感者，如果远处转移灶得到控制，且一般状态较好，可以加用胸部放疗。对于因 SCLC 所致的 PS 3～4 的广泛期 SCLC 患者，应充分综合考虑各种因素，谨慎选择治疗方案，如化疗（单药方案或减量联合方案）治疗后 PS 评分能达到 2 分以上，可给予胸部放疗。如果为非 SCLC 所致 PS 3～4 的广泛期 SCLC 患者，经对症支持治疗后，如果体力状况得到改善，PS 评分能够达到 2 分以上，可按照 PS 0～2 组患者的治疗策略进行治疗。

（5）有局部症状的广泛期 SCLC 治疗

①伴有上腔静脉综合征者，除了化疗和放疗外，还需要给予吸氧、利尿、镇静、镇痛等对症治疗。局部放疗的放射野应包括原发灶、整个纵隔区及两锁骨上区，要将上腔静脉包括在照射野内；放疗初期可有局部水肿加重，可配合激素和利尿药辅助治疗；首次化疗剂量要大，应具有冲击性；不可选用右侧臂静脉作为给药通道，宜选用下肢小静脉给药。

②伴有脊髓压迫症者，如无特殊情况，患者应首先接受局部放疗控制压迫症状；由于脊髓压迫症的患者生存期较短，生活质量较差，所以对于胸部放疗和预防性脑放疗的选择需综合考量多方因素，慎重选择（如 CR 或 PR 的患者可以放疗），但通常不建议手术减压治疗。

③伴有阻塞性肺不张者，2 个周期化疗后进行放疗是合理的，易于明确病变范

围,缩小照射体积,使患者能够耐受和完成放疗。

④伴有脑转移的广泛期 SCLC 患者,虽然全脑放射治疗可能导致(如神经认知功能损害等)并发症,但由于晚期 SCLC 患者生存期较短,且多处脑转移较为常见,所以推荐伴有脑转移的患者进行全脑放疗,推荐剂量为 30Gy/10 次。如果肿瘤体积较小,直径<4cm,或颅内寡转移,或为全脑放疗后复发的转移灶,瘤灶位置较深,患者一般情况差,无法耐受常规放疗或手术的患者可选用立体定向放疗(SRT/SRS)。

⑤预防性脑放疗(PCI),SCLC 患者中 50% 以上会发生颅内转移。有研究表明,PCI 可以降低 SCLC 患者脑转移的发生率。

对于广泛期 SCLC,EORTC 开展的随机对照临床试验评估了 286 例对初始化疗有反应的广泛期 SCLC 患者接受/不接受 PCI 的差异。与对照组相比,PCI 组减少了脑转移的症状(14.6% vs. 40.4%),增加了 1 年生存率(27.1% vs.13.3%)。而在另一项日本开展的评价 PCI 对比观察治疗广泛期 SCLC 的随机 3 期临床研究中,尽管 PCI 能降低脑转移发生概率(48% vs. 69%;$P<0.0001$),但并无总生存获益(11.6 个月 vs. 13.7 个月;$P=0.094$),因此对于广泛期 SCLC 的 PCI 治疗应慎重选择。

制订 PCI 的治疗决策时应与患者及家属充分沟通,根据患者的具体情况权衡利弊后确定。不推荐年龄>65 岁、有严重的并发症、PS>2、神经认知功能受损的患者行 PCI 治疗。PCI 应在化放疗结束后 3 周左右时开始,PCI 之前应该行脑增强 MRI 检查,如证实无脑转移,可开始 PCI。PCI 的剂量为 25Gy,2 周内分 10 次完成。

(6)二线治疗:尽管 SCLC 对于初始治疗非常敏感,但大多数的 SCLC 患者在初始治疗后出现复发及耐药;这些患者在接受进一步的化疗后中位生存时间只有 4~5 个月。尽管治疗的有效率很大程度上取决于初始治疗结束至复发的时间间隔,但在多数患者二线(即后续)化疗也能显著缓解症状。一线化疗后复发或进展者推荐进入临床试验。3 个月内复发或进展者推荐拓扑替康、伊立替康、吉西他滨或紫杉醇等药物治疗;3~6 个月复发或进展者推荐拓扑替康、伊立替康、吉西他滨、多西他赛或长春瑞滨等药物治疗。6 个月后复发或进展者可选择初始治疗方案。另外,免疫治疗在 SCLC 中也显示了一定的疗效。

(7)老年 SCLC 患者的治疗:对于老年 SCLC 患者,不能仅根据年龄确定治疗方案,根据机体功能状态指导治疗更有意义。如果老年患者有日常生活自理能力、体力状况良好、器官功能相对较好,应当接受标准联合化疗(如果有指征也可放疗),但因老年患者可能有更高的概率出现骨髓抑制、乏力和器官功能储备较差,所以在治疗过程中应谨慎观察,以避免过高的风险。

表 13-3　SCLC 常用的化疗方案

化疗方案	剂量（mg/m²）	用药时间（天）	时间及周期
EP：			
依托泊苷	100	1～3	
顺铂	75～80	1	q21d×（4～6）
EC：			
依托泊苷	100	1～3	
卡铂	AUC＝5～6	1	q21d×（4～6）
IP：			
伊立替康	60	1,8,15	
顺铂	60	1	q28d×（4～6）
IP：			
伊立替康	65	1,8	
顺铂	30	1,8	q21d×（4～6）
IC：			
伊立替康	50	1,8,15	
卡铂	AUC＝5	1	q28d×（4～6）
EL：			
依托泊苷	100	1～3	
洛铂	30	1	q21d×（4～6）
拓扑替康			
静脉滴注	1.5	1～5	q21d
口服	2.3	1～5	q21d

表 13-4　小细胞肺癌的治疗

分期	分层	基本策略	可选策略
局限期	T1-2,N0	1. 肺叶切除术＋肺门、纵隔淋巴结清扫术（2A 类证据） 2. 辅助化疗 　依托泊苷＋顺铂（2A 类证据） 　依托泊苷＋卡铂（2A 类证据） 3. 术后 N1 和 N2 的患者：推荐辅助放疗（2A 类证据）	预防性脑放疗（1 类证据）
局限期	超过 T1-2,N0　PS0-2	化疗＋放疗 化疗方案 　依托泊苷＋顺铂（1 类证据） 　依托泊苷＋卡铂（1 类证据）	1. 化疗＋同步放疗（1 类证据） 2. CR 或 PR 的患者：预防性脑放疗（1 类证据）
局限期	超过 T1-2,N0　PS3-4（由 SCLC 所致）	化疗±放疗 化疗方案 　依托泊苷＋顺铂（2A 类证据） 　依托泊苷＋卡铂（2A 类证据）	CR 或 PR 的患者：预防性脑放疗（1 类证据）
局限期	超过 T1-2,N0　PS3-4（非 SCLC 所致）	最佳支持治疗	

分期		分层	基本策略	可选策略
广泛期	无局部症状或无脑转移	PS 0-2 PS 3-4（由SCLC所致）	化疗＋支持治疗 　化疗方案 　依托泊苷＋顺铂（1类证据） 　依托泊苷＋卡铂（1类证据） 　伊立替康＋顺铂（1类证据） 　伊立替康＋卡铂（1类证据）	1. 依托泊苷 ＋ 洛铂（2A 类证据） 2. CR 或 PR 的患者： （1）胸部放疗（2A类证据） （2）预防性脑放疗（2A 类证据）
		PS3-4（非SCLC所致）	最佳支持治疗	
	有局部症状	上腔静脉综合征	①临床症状严重者：放疗＋化疗（2A 类证据） ②临床症状较轻者：化疗＋放疗（2A 类证据）	预防性脑放疗（2A 类证据）
		脊髓压迫症	局部放疗控制压迫症状 ＋ EP/EC/IP/IC 方案化疗（2A 类证据）	
		骨转移	①EP/EC/IP/IC 方案化疗＋局部姑息外照射放疗（2A证据） ②有骨折高危患者可采取骨科固定	
		阻塞性肺不张	EP /EC/IP/IC 方案化疗＋胸部放疗（2A类证据）	
	伴脑转移	无症状	EP /EC/IP/IC 方案化疗＋全脑放疗（2A类证据）	CR 或 PR 的患者：胸部放疗（2A类证据）
		有症状	全脑放疗＋EP/EC/IP/IC 方案化疗（2A类证据）	CR 或 PR 的患者：胸部放疗（2A类证据）

（续　表）

分期	分层	基本策略	可选策略
SCLC 的二线治疗	3 个月内复发	拓扑替康(1 类证据)	参加临床试验 伊立替康(2A 类证据) 紫杉醇(2A 类证据) 多西他赛(2A 类证据) 吉西他滨(2A 类证据) 替莫唑胺(2A 类证据) 异环磷酰胺(2A 类证据)
	3～6 个月复发	拓扑替康(1 类证据)	参加临床试验 伊立替康(2A 类证据) 多西他赛(2A 类证据) 吉西他滨(2A 类证据) 口服依托泊苷(2A 类证据) 长春瑞滨(2A 类证据) 替莫唑胺(2A 类证据) 异环磷酰胺(2A 类证据)
	6 个月以上复发	选用原方案	

2. 非小细胞肺癌的治疗

表 13-5　ⅠA、ⅠB 期原发性非小细胞肺癌的治疗

分期	分层	基本策略	可选策略
ⅠA、ⅠB 期 NSCLC	适宜手术患者	解剖性肺叶切除＋肺门纵隔淋巴结清扫术(2A 类证据)	微创技术下的解剖性肺叶切除＋肺门纵隔淋巴结清扫术(2A 类证据) 参与手术比较立体定向放射治疗临床试验(3 类证据)
	不适宜手术患者	立体定向放射治疗(SBRT/SABR)(2A 类证据)	采用各种先进放疗技术实施立体定向放疗(2A 类证据)

(1)肺癌外科手术标准:肺癌手术应做到完全性切除。

①完全性切除:切缘阴性,包括支气管、动脉、静脉、支气管周围、肿瘤附近组织;淋巴结至少6组,其中肺内3组;纵隔3组(必须包括7区);切除的最高淋巴结镜下阴性;淋巴结无结外侵犯。

②不完全性切除:切缘肿瘤残留;胸腔积液或心包积液癌细胞阳性;淋巴结结外侵犯;淋巴结阳性但不能切除。

③不确定切除:切缘镜下阴性,但出现下列情况之一者:淋巴结清扫未达要求;切除的最高纵隔淋巴结阳性;支气管切缘为原位癌;胸腔冲洗液细胞学阳性。

(2)辅助化疗:ⅠA期非小细胞不建议辅助化疗,ⅠB期非小细胞肺癌(包括有高危因素的肺癌),由于缺乏高级别证据的支持,一般不推荐辅助化疗(2A类证据)。

先进放疗技术包括4D-CT和(或)PET/CT定位系统,VMAT(容积旋转调强放疗技术),IGRT(影像引导放疗),呼吸运动控制,质子治疗等。

(3)不完全切除患者治疗:二次手术±化疗(2A类证据)或术后三维适形放疗±化疗[ⅠB期(2A类证据),ⅠA期(2B类证据)]。

表13-6　ⅡA、ⅡB期原发性非小细胞肺癌的治疗

分期	分层	基本策略	可选策略
ⅡA、ⅡB期NSCLC	适宜手术患者	解剖性肺切除(肺叶/全肺)+肺门纵隔淋巴结清扫(1类证据)ⅡB期:含铂双药方案辅助化疗(1类证据)	微创技术下的解剖性肺切除+肺门纵隔淋巴结清扫术(2A类证据)
	不适宜手术患者	放射治疗(2A类证据)	放疗后含铂双药方案化疗(2A类证据;如无淋巴结转移-2B类证据)同期化放疗(三维适形放疗/适形调强放疗+化疗)[EP方案或PP方案(非鳞癌)](2A类证据)

注:可选辅助化疗方案包括:长春瑞滨/紫杉醇/多西他赛/培美曲塞(非鳞癌)/吉西他滨+顺铂/卡铂(2A类证据)。第8版分期中ⅡA期患者,由于缺乏高级别证据的支持,完全性切除后,一般不推荐辅助化疗(2A类证据)。不完全切除患者,行二次手术+含铂双药方案化疗(2A类证据)或术后放疗+含铂双药方案化疗(2A类证据)

表 13-7　可手术ⅢA 期原发性肺癌的治疗

分期	分层	基本策略	可选策略
临床ⅢA 期 NSCLC（经 PET/CT、EBUS 或纵隔镜进行淋巴结分期）	T3-4N1 或 T4N0 非肺上构瘤（侵犯胸壁、主支气管或纵隔）	手术（2A 类证据）＋辅助化疗（1 类证据）根治性放化疗（2A 类证据）	诱导治疗＋手术（2B 类证据）
	T3-4N1 肺上构瘤	新辅助放化疗＋手术（2A 类证据）	根治性放化疗
	同一肺叶内 T3 或不同肺叶内 T4	手术（2A 类证据）＋辅助化疗（1 类证据）	
	临床 N2 单站纵隔淋巴结非巨块型转移、预期可完全切除	手术切除（2A 类证据）＋辅助化疗（1 类证据）±术后放疗*（2B 类证据）根治性同步放化疗（1 类证据）	诱导治疗＋手术辅助化疗±术后放疗*（2B 类证据）
	临床 N2 多站纵隔淋巴结转移、预期可能完全切除	根治性同步放化疗（1 类证据）	诱导治疗♯＋手术±辅助化疗±术后放疗*（2B 类证据）
	临床 N2 预期无法行根治性切除	根治性同步放化疗（1 类证据）	

♯ 新辅助治疗模式包括：单纯化疗、序贯化放疗、同步放化疗、化疗后同步放化疗等，最佳模式尚未确定。

* 术后病理 N2 可以考虑术后放疗（2B 类证据）或加入术后放疗随机分组研究

注：ⅢA 期 NSCLC 是异质性很大的一组疾病。根据 AJCC 第 7 版分期,ⅢA 期包括：T3N1、T4N0-1 和 T1-3N2。在治疗前完整分期检查的基础上,根据治疗前初评是否可行完全性切除,可将ⅢA 期 NSCLC 分为如下三组：①可完全性手术切除,即 R0 切除；②可能完全性手术切除；③无法完全性切除。根据术后病理 N 分期,可将患者分为 pN0～1 和 pN2 两个亚组

（4）可手术Ⅲ期原发性肺癌的治疗

①临床判断可完全性手术切除的ⅢA 期 NSCLC 包括 T3N1、部分 T4N1（如肿瘤直接侵犯胸壁、主支气管或纵隔）伴或不伴有单站纵隔淋巴结转移的病变。对于该组患者,推荐首先进行手术切除,术后辅助含铂双药方案化疗；若术后病理 N 分

期为 N0-1,不须进行术后放疗;若病理分期为 N2,是否进行术后放疗尚存争议,详见病理 N2 期 NSCLC 的术后放疗。另一基本策略为根治性同步放化疗,详见ⅢB期 NSCLC 的治疗。可选策略为新辅助治疗后再行根治性切除(详见ⅢA 期 NSCLC 的新辅助治疗)。

②对于局部侵犯胸壁但无纵隔淋巴结转移(T3N1)的肺上沟瘤,目前推荐治疗为新辅助同步放化疗后进行完全性手术切除,2 年生存率为 $50\%\sim70\%$,5 年生存率为 40%。对于不能直接进行 R0 切除的ⅢA 期 NSCLC,基本策略为根治性同步放化疗(详见ⅢB 期 NSCLC 的治疗)。可选策略为新辅助治疗后(详见ⅢA 期 NSCLC 的新辅助治疗)再评估,决定给予完全性切除或是继续放化疗至根治剂量。目前尚无高级别证据显示新辅助化疗后联合手术能够优于根治性放化疗,也无证据表明新辅助放化疗+手术的三联疗法能够优于化疗+手术或根治性放化疗的二联疗法。

对于同一肺叶内多个病灶的 T3 病变和同侧肺不同肺叶内多个病灶的 T4 病变,推荐治疗为肺叶切除或全肺切除术后辅助化疗。对于术后病理分期 N0-1 的患者,不推荐术后放疗;对于术后 N2 患者,除辅助化疗外(2A 类证据),是否需进行术后放疗尚存争议(详见病理 N2 期 NSCLC 的术后放疗)。

③对于无法进行完全性切除的病变,如肿瘤局部侵犯很广、预计新辅助治疗后仍无法达到 R0 切除、多站纵隔淋巴结转移,首选治疗方式为根治性放化疗(1 类证据),目前尚无证据支持后续巩固化疗,详见ⅢB 期 NSCLC 的治疗。同步化疗方案主要包括:顺铂+依托泊苷;卡铂+紫杉醇或顺铂/卡铂+培美曲塞。同步化疗首选推荐方案为顺铂+依托泊苷;放疗推荐剂量为 $60\sim70$Gy,目前尚无证据表明提高局部放疗剂量能够改善疗效。

④ⅢA 期 NSCLC 的新辅助治疗:对于部分ⅢA/N2 期非小细胞肺癌(NSCLC),已有多项探讨各种新辅助治疗联合手术模式对比传统根治性放化疗的随机对照研究。迄今为止,前期发表的联合治疗模式包括:诱导化疗后手术对比放疗(EORTC 08941,ⅢA/N2 新辅助化疗 3 周期后随机接受手术 vs. 根治性放疗)、诱导放化疗后手术对比根治性放化疗(INT0139,pN2 患者,新辅助同步放化疗后接受手术 vs. 根治性同步放化疗,并都辅以 2 个周期巩固化疗)、新辅助化疗后手术对比新辅助序贯放化疗后手术(SAKK,ⅢA/N2 新辅助化疗 3 个周期后根治性手术 vs. 新辅助诱导化疗续贯放疗 44Gy/22 次后根治性手术)和新辅助化疗+序贯同步放化疗后根治性手术对比新辅助化疗后续贯根治性放化疗(ESPATUE,ⅢA/N2 期和部分选择性ⅢB,3 个周期的 PC 方案新辅助化疗后同步放化疗,45Gy/1.5Gy,每日 2 次,3 周,同步 1 个周期顺铂+长春瑞滨,可切除病变接受推荐量至根治性放化疗 vs. 根治性手术)。

基于现有研究证据,对于ⅢA 期 NSCLC,根治性同步放化疗作为主要治疗模式的地位仍未动摇,对于可手术患者新辅助治疗联合手术可作为治疗选择之一,但新辅助治疗模式(单纯化疗、序贯化放疗、同步放化疗、化疗后同步放化疗)仍待进一步研究。

⑤病理 N2 期 NSCLC 的术后放疗:以三维适形和调强放疗为代表的精确放疗技术广泛应用于肺癌的治疗,进一步降低了心脏毒性等放射损伤等导致的非肿瘤病死率。迄今为止,已有多项多中心大样本回顾性研究评估了 3DCRT/IMRT 技术条件下Ⅲ-N2 非小细胞肺癌术后放射治疗(PORT)的价值。

目前术后放疗推荐采用三维适形或调强技术,靶区主要包括同侧肺门(残端)、同侧纵隔和隆突下等局部区域复发的高危区域,总剂量 50～54Gy。

表 13-8 不可手术ⅢA、ⅢB 期原发性肺癌的治疗

分期	分层	基本策略	可选策略
不可切除Ⅲ A 期、ⅢB 期 NSCLC	PS=0～1	多学科团队讨论 根治性放化疗(1 类证据) 放疗:三维适形调强/图像引导适形调强放疗;选择性淋巴结区域(累及野)放疗(1 类证据) 化疗 　顺铂+(依托泊苷)足叶乙苷(1 类证据) 　顺铂+紫杉醇(1 类证据) 　顺铂+多西他赛(1 类证据) 　顺铂或卡铂+培美曲塞(非鳞癌,1 类证据)	①同期化疗+放疗(2A 类证据) 化疗 　顺铂+紫杉醇(1 类证据) 　顺铂+长春瑞滨(1 类证据) 放疗:三维适形放疗 ②多学科团队讨论评价诱导治疗后降期患者手术的可能性,如能做到完全性切除,可考虑手术治疗
	PS=2	单纯放疗或单纯化疗 放疗:三维适形放疗 化疗 　顺铂+紫杉醇(1 类证据) 　顺铂+长春瑞滨(1 类证据)	序贯化疗+放疗 化疗 　顺铂+紫杉醇(1 类证据) 　顺铂或卡铂+培美曲塞(非鳞癌,1 类证据) 放疗:三维适形调强/图像引导调强放疗;选择性淋巴结区域(累及野)放疗(1 类证据)

(5)不可切除ⅢA期、ⅢB期主要指有如下影像或淋巴结病理性证据：①同侧纵隔淋巴结多枚转移成巨大肿块或多站转移（ⅢA：T1-3N2 或ⅢB：T4N2）。②对侧肺门、纵隔淋巴结，或同、对侧斜角肌或锁骨上淋巴结转移（ⅢB：T1-4N3）。③病灶侵犯心脏、主动脉和食管（ⅢB：T4N0-1）。

①同期放疗方案

EP：顺铂 $50mg/m^2$，第 1，8，29，36 天；依托泊苷 $50mg/m^2$，第 1～5 天，第 29～30 天；PC：卡铂 AUC 2，紫杉醇 45～$50mg/m^2$，每周；

AP：顺铂 $75mg/m^2$，第 1 天；培美曲塞 $500mg/m^2$，第 1 天，每 3 周重复（非鳞癌）；AC：卡铂 AUC 5，第 1 天；培美曲塞 $500mg/m^2$，第 1 天，每 3 周重复（非鳞癌）。

②放疗方案：60～66Gy/30～33 次/6～7 周。

有根治性治疗指征的患者，并 PS 评分良好，放疗计划剂量参数符合剂量学要求，推荐同期放化疗。如采用 PC 周剂量化疗 2 个周期同期放疗，随后 2 个周期化疗应实施 3 周方案。放疗技术标准至少要求基于 CT 定位的三维适形放疗（3D-CRT），放疗方案推荐采用常规分割，靶区剂量 60～66Gy/30～33 次/6～7 周。RTOG 0617 研究表明，进一步增加放疗总剂量至 74Gy 并不能提高疗效。而非计划性放疗中断导致放疗总治疗时间延长，不利于放疗疗效的提高。超分割或加速超分割放疗研究表明，缩短总治疗时间能显著提高长期生存。但这类放疗技术可能引起较高的放疗并发症，临床实用性受到一定限制，目前只能在一些选择性患者中开展。关于纵隔淋巴结预防放疗，同期放化疗或序贯化放疗，均推荐基于 PET/CT 检查和 IMRT 现代技术进行累及野的选择性淋巴结区域照射。

部分因各种原因不能耐受同期放化疗患者，可以采用序贯化疗—根治性放疗，研究证实该治疗策略较单纯放疗可获得生存获益。目前证据表明，诱导化疗加同期放化疗不应是一种常规的治疗模式，同样，Ⅲ期临床试验没有显示出放化疗后加巩固化疗对患者有长期生存获益。

单纯根治性放疗可用于因 PS＝2 或严重并发症不适合放化综合治疗策略的患者，通过提高患者治疗耐受性而获得潜在的生存增益。

不可切除患者经诱导治疗后可否手术的治疗策略存在较多争议，尚无一个明确的推荐指南。提示对这类患者在治疗开始时应该进行有效的个体化多学科会诊，其重要性可能远胜于一个设计好的精确治疗路径或协议。新近研究（ESPAT-UE）显示，部分不可切除的Ⅲ期患者经诱导化疗或放化疗后获益，T、N 分期明显降期，转变为可手术切除。手术切除和根治性放化疗比较，尽管术后 PFS 和 OS 没有增益，但亚组分析表明选择性的ⅢA（T3N2）和ⅢB（T4 N0-1）有明显的长期生存获益，尤以ⅢB（T4 N0-1）显著。总之，目前没有 1 级证据推荐常规新辅助放疗或放化疗加手术的治疗模式。目前除临床研究外，新辅助放疗没有适应证。

诱导后可切除Ⅲ期患者,如切缘阳性,患者临床条件许可,可术后同期放化疗；如切缘阴性,可行序贯术后化疗-放疗,术后放疗可提高患者的局部控制率。

非随机研究显示,一些先进放疗技术(如 4D-CT 或 PET/CT 模拟技术),结合 IGRT、VMAT、TOMO 和质子放疗对比常规 3D-CRT 和 IMRT 放疗,可减少毒性,改善疗效。但实施这类新技术应参考 ACR-ASTRO 放疗实践指南,进行临床研究。

目前尚无同期放疗＋TKI 治疗不可切除ⅢA 期、ⅢB 期非小细胞肺癌生存获益的临床证据。

(6)Ⅳ期驱动基因阳性非小细胞肺癌的治疗(表 13-9)。

表 13-9　Ⅳ期驱动基因阳性非小细胞肺癌的治疗

分期	分层	基本策略	可选策略
Ⅳ期 EGFR 突变阳性非小细胞肺癌一线治疗	PS＝0～3	吉非替尼、埃克替尼、厄洛替尼、阿法替尼(1 类证据)	厄洛替尼、吉非替尼＋化疗(交替或同步)(PS＝0～1)(2A 类证据) 含铂双药化疗或含铂双药化疗＋贝伐珠单抗(非鳞癌)(PS＝0～1)(2A 类证据)
Ⅳ期 EGFR 突变阳性非小细胞肺癌耐药后治疗	PS＝0～2	局部进展:推荐继续 EGFR-TKI 治疗＋局部治疗(2A 类证据)	活检评估耐药基因 根据基因检测结果入组临床研究
		缓慢进展:推荐继续原 EGFR-TKI 治疗(2A 类证据)	
		快速进展:检测 T790M 突变状态,T790M 阳性者,推荐奥希替尼或含铂双药化疗,T790M 阴性者推荐含铂双药化疗(1 类证据)	

（续　表）

分期	分层	基本策略	可选策略
Ⅳ期 EGFR 突变阳性非小细胞肺癌三线治疗	PS＝0～2	推荐单药化疗（2A 类证据）	推荐单药化疗＋贝伐珠单抗（非鳞癌）（2A 类证据） 活检评估耐药基因 ①根据不同进展模式参照二线治疗模式或个体化处理 ②考虑入组临床研究

（7）ALK 阳性非小细胞肺癌的治疗（表 13-10）。

表 13-10　ALK 阳性非小细胞肺癌的治疗

分期	分层	基本策略	可选策略
Ⅳ期 ALK 阳性非小细胞肺癌一线治疗		克唑替尼（1 类证据）或含铂双药化疗	含铂双药化疗或含铂双药化疗＋贝伐珠单抗（非鳞癌）（2A 类证据）确诊 ALK 前由于各种原因接受了化疗的患者，在确诊 ALK 阳性后可中断化疗或在化疗完成后接受克唑替尼治疗（2A 类证据）
Ⅳ期 ALK 阳性非小细胞肺癌二线治疗及二线后治疗	局部进展	继续克唑替尼治疗±局部治疗（2A 类证据）	
	缓慢进展		
			含铂双药化疗＋贝伐珠单抗（非鳞癌）（2A 类证据）或进入其他 ALK 抑制剂临床研究（2A 类证据）
	再次活检评估耐药机制	根据上述临床进展模式选择治疗（2A 类证据）	根据基因检测结果入组临床研究

（8）Ⅳ期无驱动基因、非鳞癌非小细胞肺癌的治疗（表 13-11）。

表 13-11　Ⅳ期无驱动基因、非鳞癌非小细胞肺癌的治疗

分期	分层	基本策略	可选策略
Ⅳ期无驱动基因、非鳞癌非小细胞肺癌一线治疗	PS＝0～1	**含铂双药方案** 顺铂为基础的双药 　顺铂＋吉西他滨（1 类证据） 　顺铂＋多西他赛（1 类证据） 　顺铂＋紫杉醇（1 类证据） 　顺铂＋长春瑞滨（1 类证据） 　顺铂＋培美曲塞（1 类证据） 卡铂为基础的双药 　卡铂＋吉西他滨（1 类证据） 　卡铂＋多西他赛（1 类证据） 　卡铂＋紫杉醇（1 类证据） 　卡铂＋长春瑞滨（1 类证据） 　卡铂＋培美曲塞（1 类证据）	①含培美曲塞方案 　推荐 4～6 周期两药化疗后无 　进展患者给予培美曲塞单药 　维持治疗（1 类证据） ②卡铂＋紫杉醇＋贝伐珠单抗三 　药化疗方案,贝伐珠单抗应用 　至疾病进展（1 类证据） ③含铂双药化疗＋贝伐珠单抗 　（2B 类证据）
	PS＝2	单药化疗 吉西他滨（2A 类证据） 紫杉醇（2A 类证据） 长春瑞滨（2A 类证据） 多西他赛（2A 类证据） 培美曲塞（2A 类证据）	培美曲塞＋卡铂（2A 类证据） 每周方案紫杉醇＋卡铂（2A 类证据）
Ⅳ期无驱动基因、非鳞癌非小细胞肺癌二线治疗	PS＝0～2	单药化疗:培美曲塞（2A 类证据） 　（如一线未给同一药物）	鼓励患者参加临床研究
	PS＝3～4	最佳支持治疗	
三线治疗		最佳支持治疗	鼓励患者参加临床研究

（9）无驱动基因、Ⅳ期鳞癌的治疗（表 13-12）。

表 13-12 无驱动基因、Ⅳ期鳞癌的治疗

分期	分层	基本策略	可选策略
无驱动基因、Ⅳ期鳞癌一线治疗	PS=0~1	**含铂双药方案** 顺铂为基础的双药 　顺铂＋吉西他滨（1 类证据） 　顺铂＋多西他赛（1 类证据） 　顺铂＋紫杉醇（1 类证据） 　顺铂＋长春瑞滨（1 类证据） 卡铂为基础的双药 　卡铂＋吉西他滨（1 类证据）卡铂＋多西他赛（1 类证据）卡铂＋紫杉醇（1 类证据）卡铂＋长春瑞滨（1 类证据） 不适合铂类的选择非铂双药方案 吉西他滨＋多西他赛（1 类证据） 吉西他滨＋长春瑞滨（1 类证据）	不适合细胞毒药物化疗的可选择最佳支持治疗；鼓励患者参加临床试验
	PS=2	单药化疗 吉西他滨（2A 类证据） 紫杉醇（2A 类证据） 长春瑞滨（2A 类证据） 多西他赛（2A 类证据）	不适合细胞毒药物化疗的可选择最佳支持治疗
二线治疗		单药化疗 多西他赛（1 类证据）	阿法替尼（不适合细胞毒药物化疗的）（1B 类证据） 　吉西他滨（2A 类证据） 　长春瑞滨（2A 类证据）

（10）Ⅳ期孤立性转移非小细胞肺癌的治疗（表 13-13，表 13-14）。

表 13-13　孤立脑或肾上腺转移 NSCLC 的治疗

分期	分层	基本策略	可选策略
孤立性脑或孤立性肾上腺转移	PS 0～1、肺部病变为非 N2 且可完全性切除	脑或肾上腺转移灶切除＋肺原发病变完全性手术切除＋系统性全身化疗（1 类证据）	脑或肾上腺转移灶 SRS/SBRT＋肺原发病变 SBRT＋系统性全身化疗（1 类证据）
	PS 0～1、肺部病灶为 T4 或 N2	脑或肾上腺转移灶放疗＋肺部病变序贯或同步放化疗（2B 类证据）	
	PS ≥2	按Ⅳ期处理	

表 13-14　孤立性骨转移的处理

分期	分层	基本策略	可选策略
孤立性骨转移	PS 0～1、肺部病变为非 N2 且可完全性切除	肺原发病变完全性手术切除＋骨转移病变放射治疗＋系统性全身化疗＋双膦酸盐治疗（2B 类证据）	肺原发病变放射治疗＋骨转移病变放射治疗＋系统性全身化疗＋双膦酸盐治疗（2B 类证据）
	PS 0～1、肺部病变为 N2 或 T4	肺原发病变序贯或同步放化疗＋骨转移病变放射治疗＋双膦酸盐治疗＋系统性全身化疗（2B 类证据）	

注：CSCO 证据级别　1A 类证据：基于高水平证据（严谨的 Meta 分析或 RCT 结果），专家组有统一共识；1B 类证据：基于高水平证据（严谨的 Meta 分析或 RCT 结果），专家组有小争议；2A 类证据：基于低水平证据，专家组有统一认识；2B 类证据：基于低水平证据，专家组无统一认识，但争议不大；3 类证据：专家组存在较大争议

(三)随访(表 13-15)

表 13-15 随访

		基本策略	可选策略
Ⅰ 至 Ⅱ 期和可手术切除 ⅢA 期 NSCLC R0 切除术后或 SBRT 治疗后			
无临床症状或症状稳定患者	前 2 年 (6 个月随访 1 次)	病史 体格检查 胸部平扫 CT,腹部 CT 或 B 超(6 个月 1 次); 吸烟情况评估(鼓励患者戒烟)(2B 类证据)	可考虑选择胸部增强 CT
	3～5 年 (1 年随访 1 次)	病史 体格检查 胸部平扫 CT,腹部 CT 或 B 超(1 年 1 次); 吸烟情况评估(鼓励患者戒烟)(2B 类证据)	
	5 年以上 (1 年随访 1 次)	病史 体格检查 鼓励患者继续胸部平扫 CT,腹部 CT 或 B 超(1 年 1 次); 吸烟情况评估(鼓励患者戒烟)(2B 类证据)	
不可手术切除 ⅢA 期和 ⅢB 期 NSCLC 放化疗结束后			
无临床症状或症状稳定患者	前 3 年 (3～6 个月 1 次)	病史 体格检查 胸腹部(包括肾上腺)增强 CT(3～6 个月 1 次); 吸烟情况评估(鼓励患者戒烟)(2B 类证据)	
	4～5 年 (6 个月 1 次)	病史 体格检查 胸腹部(包括肾上腺)增强 CT(6 个月 1 次); 吸烟情况评估(鼓励患者戒烟)(2B 类证据)	
	5 年后 (1 年 1 次)	病史 体格检查 胸腹部(包括肾上腺)增强 CT(1 年 1 次); 吸烟情况评估(鼓励患者戒烟)(2B 类证据)	

(续　表)

		基本策略	可选策略
Ⅳ期 NSCLC 全身治疗结束后			
无临床症状或症状稳定者	6 周随访 1 次	病史 体格检查 影像学复查建议 8～12 周 1 次,常规胸腹部(包括肾上腺)增强 CT,合并有脑、骨转移者,需复查脑 MRI 和骨扫描(2B 类证据)	临床试验患者,随访密度和复查手段遵循临床试验研究方案
症状恶化或新发症状者		即时随访	

八、预后与调护

1. 预后

关于肺癌的预后,明代张景岳就曾指出,晚期肺癌的预后不良:"劳嗽,声哑,声不能出或喘息气促者,此肺脏败也,必死"。现代医学认为,肺癌的预后取决于早发现、早诊断、早治疗。由于早期诊断不足致使肺癌预后差,86%的患者在确诊后 5 年内死亡。只有 15%的患者在确诊时病变局限,5 年生存率可达 50%。规范有序的诊断、分期及根据肺癌临床行为制定多学科治疗(综合治疗)方案,可为患者提供可能治愈或有效缓解的最好的治疗方法。随着以手术、化疗和放疗为基础的综合治疗进展,近 30 年肺癌总体 5 年生存率几乎翻了 1 倍。

2. 调护

现代人越来越重视养生,养生之道,古已有之。《内经·上古天真论》云:"法于阴阳,和于术数,饮食有节,起居有常,不妄作劳,故能形与神俱,而尽终天年,度百岁乃去。"肿瘤患者亦然。此外,在日常生活中还应注意选择各种蔬菜和水果、豆类的植物性膳食,并选用粗粮为主;坚持适当的体力活动,避免体重过低或过重,整个成人期的体重增加或减少限制在 5 kg 以内;限制脂肪含量高,特别是动物性脂肪含量高的食物,选择植物油;限制腌制食物和食盐摄入量;避免食用被真菌毒素污染而在室温长期储藏的食物;加强环境卫生和劳动保护,防止粉尘和有害气体吸入。积极防治肺部慢性疾病,大力推进戒烟运动等,对预防肺癌都有积极意义。对癌危人群(男性,年龄>45 岁,吸烟>400 支/年)、肺癌高发工厂矿区工人、有肺癌家族史者,必须定期做 X 线和痰脱落细胞检查。广泛开展肺癌防治科普宣传和咨询,对早期发现肺癌均有所帮助。

九、中医防治进展

随着医学技术的飞速发展,中草药在秉承古方的基础上,对肺癌的治疗也有了长足进步。近年来,中医药在治疗肺癌方面有了一定的进展,具有良好的临床疗效,其治疗手段丰富,可单方治疗,也可中成药及中医外治治疗,均可有效减轻手术、放化疗等对机体的损害,提高治疗的疗效及患者生存质量,特别在晚期肺癌患者西医治疗手段有限的情况下,中医药可充当治疗的主要手段。中医药在临床上的应用大致分为有以下几种。

1. 单方为主随症加减

周少玲等采用加味金水六君煎治疗经手术、放化疗等手段治疗后无复发证据,处于恢复过程的符合气虚痰浊证候的肺癌康复期患者该方对症状的改善优于治疗组,起效最多需要 4 周。蔡志荣以自拟金福安汤[生胆南星(先煎)15g,生半夏(先煎)15g,太子参 30g,苇茎 30g,生薏苡仁 30g,桃仁 10g,浙贝母 15g,壁虎 6g,山慈姑 10g,丹参 15g]随症加减治疗不愿接受放化疗及分子靶向治疗的晚期非小细胞肺癌患者,疗效显著。

2. 中药制剂

肺癌中医治疗还广泛应用了从中药中提取的有效成分制成的制剂,取得了较好的效果。高平等采用槐耳颗粒治疗非小细胞肺癌 42 例,槐耳颗粒可改善非小细胞肺癌患者主要临床症状,提高生活质量,增强细胞免疫功能;庄毅采用康艾注射液治疗晚期无法进行或不愿进行手术、放化疗的非小细胞肺癌患者 20 例,康艾注射液具有改善患者生活质量作用。

3. 中西医结合

当前中西医结合治疗已成为研究热点,中医药以其独特的增效减毒作用,使西医治疗能顺利进行,并提高了治疗效果。

(1)中医药结合传统放化疗、分子靶向治疗:中药联合分子靶向治疗可有效控制肺癌患者的肿瘤进展,提高疾病控制率,并通过积极改善靶向治疗所导致的药物不良反应及临床症状,达到提高患者生活质量的效果。

(3)中西医结合防治并发症:肺癌常见并发症有胸腔积液、癌性疼痛、化疗后消化道反应等,往往使患者大大降低生活质量,中医药在其中可起积极治疗作用。

十、典型病例

患者魏××,男,78 岁。以"左胸背部疼痛半个月"为主诉于 2017 年 5 月 10 日入院。症见:神志清,精神差,左侧胸背部疼痛,纳寐差,二便调,近期体重无明显变化。查体:浅表淋巴结未触及肿大,右腋前线第三、四肋骨压痛。两肺呼吸音清,未闻及干湿啰音,舌质淡,苔白厚,脉滑。入院诊断:中医诊断:积病(气阴两虚证)西医诊断：①左肺占位，肺癌骨转移？②慢性支气管炎；③肺气肿。入院后，完善相关检查，于 2017 年 5 月 15 日行 CT 引导下肺部肿物穿刺活检术，病理、免疫组化提示肺鳞癌（图 13-9，图 13-10）。患者出现咳嗽、咳痰、胸闷，动则加重，肺功能差，无法耐受化疗，以益气养阴为法，大补元煎、参芪麦味地黄汤加减，并给予中药硬膏热贴敷治疗以散结止痛，足三里穴艾灸以固护正气。胸闷、咳嗽、咳痰均减轻，左侧胸背部疼痛减轻，随访 9 个月，轻度咳嗽、少量白痰、左侧胸背部疼痛无加重，情况良好。

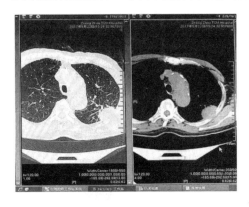

图 13-9　左肺上叶尖后段软组织影，与胸膜相连，相邻左侧第三、四肋骨骨质破坏

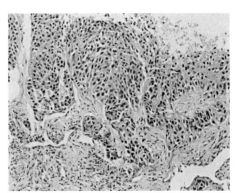

图 13-10　病理（10×100 倍）鳞癌

按语：患者左胸背部疼痛历时半个月，症见：神志清，精神差，左侧胸背部疼痛，纳寐差，舌质淡，苔白厚，脉滑。证属气阴两虚。故取大补元煎、参芪麦味地黄汤加减。方中人参大补元气，熟地黄、当归滋阴补血，人参与熟地黄相配，即是景岳之两仪膏，善治精气大号之证，枸杞子、山茱萸补肝肾，诸药配合，功能大补真元，益气养血，此方为"救本培元第一要方"。麦味地黄丸，以六味地黄丸为基础，滋补肾阴，使亏虚的肾阴得以恢复；再配以麦冬清养肺阴，解热除烦，滋养强壮；润滑消炎；药物配伍组合，共奏滋肾养肺之功，对于因咳久伤阴，或消耗性疾病所致的咽干、口渴，咳喘，痰中带血等病症疗效更佳。

参 考 文 献

[1]　雷震霄.中医药治疗肺癌的研究进展.湖南中医杂志,2017,33(12).

[2]　张洪春.中成药临床应用指南·呼吸疾病分册.北京:中国中医药出版社,2016:138.

[3]　郑心.中西医结合呼吸病诊治学.济南:山东科学技术出版社,2016:128.

[4]　许银姬,王辛秋,晁恩祥.国医大师晁恩祥教授治疗肺癌临证经验拾萃.新中医,2016,48
　　　(8):228-229.

［5］ 杨理.临床常见肺系疾病的中西医诊治.宁夏:甘肃科学技术出版社,2015:359.

［6］ 胡正国.中医治疗肺癌的进展.广西中医药大学学报,2015,18(2).

［7］ 刘又宁.呼吸内科学.北京:人民军医出版社,2009:390-416.

［8］ Micke P,Faldum A,Metz T,et al. Staging small cell lung cancer:veterans administration lung study group versus international association for the study of lung cancer-what limits limited disease? Lung Cancer,2002,37(3): 271-276.

［9］ Jett JR,Schild SE,Kesler KA,Kalemkerian GP. Treatment of small cell lung cancer:Diagnosis and management of lung cancer,3rd. :American College of Chest Physicians evidence-based clinical practiceguidelines. Chest,2013,143(5 Suppl):e400S-e419S.

［10］ Kalemkerian GP,Gadgeel SM. Modern staging of small cell lungcancer. J Natl Compr Canc Netw,2013,11(1): 99-104.

［11］ Brock MV,Hooker CM,Syphard JE,et al. Surgical resection of limited disease small cell lung cancer in the new era of platinum chemotherapy:Its time has come. J Thorac Cardiovasc Surg,2016,152(1): 64-72. e1.

［12］ Lim E,Belcher E,Yap YK,et al. The role of surgery in thetreatment of limited disease small cell lung cancer:time to reevaluate. J Thorac Oncol,2008,3(11):1267-1271.

［13］ Shields TW,Higgins GA,Jr. ,Matthews MJ,et al. Surgicalresection in the management of small cell carcinoma of the lung. J Thorac Cardiovasc Surg,1982,84(4): 481-488.

［14］ Yu JB,Decker RH,Detterbeck FC,Wilson LD. Surveillance epidemiology and end results evaluation of the role of surgery for stage Ⅰ small cell lung cancer. J Thorac Oncol,2010, 5(2): 215-219.

［15］ Schneider BJ,Saxena A,Downey RJ. Surgery for early-stagesmall cell lung cancer. J Natl Compr Canc Netw,2011,9(10):1132-1139.

［16］ Rostad H,Naalsund A,Jacobsen R,et al. Small cell lung cancer in Norway. Should more patients have been offered surgical therapy? Eur J Cardiothorac Surg, 2004, 26 (4): 782-786.

［17］ Inoue M,Miyoshi S,Yasumitsu T,et al. Surgical results for smallcell lung cancer based on the new TNM staging system. Thoracic Surgery Study Group of Osaka University,Osaka, Japan. Ann Thorac Surg,2000,70(5): 1615-1619.

［18］ Schreiber D,Rineer J,Weedon J,et al. Survival outcomes with theuse of surgery in limited-stage small cell lung cancer:should its role bere-evaluated? Cancer,2010, 116 (5): 1350-1357.

［19］ Turrisi AT,Kim K,Blum R,et al. Twice-daily compared with once-daily thoracic radiotherapy inlimited small-cell lung cancer treated concurrently with cisplatin and etoposide. N Engl J Med,1999,340(4): 265-271.

［20］ Schild SE, Bonner JA, Shanahan TG, et al. Long-term results of a phase Ⅲ trial comparing once-dailyradiotherapy with twice-daily radiotherapy in limited-stage small-cell lung cancer. Int J Radiat Oncol Biol Phys,2004,59(4): 943-951.

［21］ Choi NC,Herndon JE,Rosenman J,et al. Phase I study to determine the maximum-tolerated doseof radiation in standard daily and hyperfractionated-accelerated twice-daily radiation schedules with concurrent chemotherapy for limited-stage small-cell lung cancer. J Clin Oncol,1998,16(11): 3528-3536.

[22] Miller KL,Marks LB,Sibley GS,et al. Routine use of approximately 60 Gy once-daily thoracicirradiation for patients with limited-stage small-cell lung cancer. Int J Radiat Oncol Biol Phys,2003,56(2): 355-359.

[23] Roof KS,Fidias P,Lynch TJ,et al. Radiation dose escalation in limited-stage small-cell lung cancer. Int J Radiat Oncol Biol Phys,2003,57(3): 701-708.

[24] Bogart JA,Herndon JE,Lyss AP,et al. 70 Gy thoracic radiotherapy is feasible concurrent withchemotherapy for limited-stage small-cell lung cancer: analysis of cancer and leukemia group B study 39808. Int J Radiat Oncol Biol Phys,2004,59(2): 460-468.

[25] Le Péchoux C,Laplanche A,Faivre-Finn C,et al. Clinicalneurological outcome and quality of life among patients with limited small-cell cancer treated with two different doses of prophylactic cranial irradiation inthe intergroup phase Ⅲ trial(PCI99-01, EORTC 22003-08004,RTOG 0212 and IFCT 99-01). Ann Oncol,2011,22(5):1154-1163.

[26] Marsh JC,Gielda BT,Herskovic AM,et al. Cognitivesparing during the administration of whole brain radiotherapy andprophylactic cranial irradiation: current concepts and approaches. J Oncol,2010,2010: 198-208.

[27] Tsao MN,Lloyd N,Wong RK,et al. Whole brain radiotherapy forthe treatment of newly diagnosed multiple brain metastases. Cochrane Database Syst Rev, 2012, 18 (4): CD003869.

[28] Wegner RE,Olson AC,Kondziolka D,et al. Stereotacticradiosurgery for patients with brain metastases from small cell lungcancer. Int J Radiat Oncol Biol Phys,2011,81(3): e21-27.

[29] Sadikov E,Bezjak A,Yi QL,et al. Value of whole brain re-irradiation for brain metastases--single centreexperience. Clin Oncol(R Coll Radiol),2007,19(7): 532-538.

[30] Son CH,Jimenez R,Niemierko A,et al. Outcomes after whole brain reirradiation in patients with brainmetastases. Int J Radiat Oncol Biol Phys,2012,82(2): e167-172.

[31] Slotman B,Faivre-Finn C,Kramer G,et al. Prophylactic cranial irradiation in extensive small-cell lung cancer. N Engl J Med,2007,357(7): 664-672.

[32] Meert AP,Paesmans M,Berghmans T,et al. Prophylactic cranial irradiation in small cell lung cancer: a systematic review of the literature with meta-analysis. BMC Cancer,2001, 1: 5. Epub 2001 Jun 19.

[33] Takahashi T,Yamanaka T,Seto T,et al. Prophylactic cranial irradiation versus observation in patients with extensive-disease small-cell lung cancer: a multicentre,randomised,open-label,phase 3 trial. Lancet Oncol. 2017 Mar 23. pii: S1470-2045(17)30230-9.

[34] Wolfson AH,Bae K,Komaki R,et al. Primary analysis of a phase Ⅱ randomized trial Radiation Therapy Oncology Group(RTOG)0212:impact of different total doses and schedules of prophylactic cranialirradiation on chronic neurotoxicity and quality of life for patients withlimited-disease small-cell lung cancer. Int J Radiat Oncol Biol Phys,2011,81 (1):

77-84.

[35] Le Péchoux C,Dunant A,Senan S,et al. Standard-dose versus higher-dose prophylactic cranial irradiation(PCI)in patients with limited-stage small-cell lung cancer in complete remission after chemotherapy and thoracic radiotherapy(PCI 99-01,EORTC 22003-08004,RTOG 0212,and IFCT 99-01): a randomisedclinical trial. Lancet Oncol,2009,10(5): 467-474.

[36] Slotman BJ,Mauer ME,Bottomley A,et al. Prophylactic cranial irradiation in extensive disease small-cell lung cancer: short-term health-related quality of life and patient reported symptoms: results of an international Phase Ⅲ randomized controlled trial by the EORTC Radiation Oncology and Lung Cancer Groups. J Clin Oncol,2009,27(1): 78-84.

[37] Schneider BJ. Management of recurrent small cell lung cancer. J Natl Compr Canc Netw, 2008,6(3): 323-331.

[38] von Pawel J,Schiller JH,Shepherd FA,et al. Topotecan versus cyclophosphamide,doxorubicin,and vincristine for the treatment of recurrent small-cell lung cancer. J Clin Oncol, 1999,17(2): 658-667.

[39] 中国临床肿瘤学会指南工作委员会.中国临床肿瘤学会(CSCO)原发性肺癌诊疗指南.北京:人民卫生出版社,2017.

第 14 章

胸膜疾病

与肺、胃肠来源自内胚层不同,胸膜与腹膜发育于人体的中胚层。胸膜分为脏层和壁层,脏层胸膜覆盖肺表面,并伸至叶间裂中;壁层胸膜则可根据区域分为膈胸膜、纵隔胸膜、胸膜顶和肋胸膜,两层胸膜在相应的组织结构上反折,在肺门处融合,形成肺和胸壁之间的两个密闭性空隙,即胸膜腔。生理状态下胸膜腔内呈负压,腔内仅有 10~30ml 液体,起润滑作用,以利于肺在胸腔内扩张与回缩。

壁层胸膜主要由体循环动脉血供应,脏层肋胸膜接收肺动脉血供绝大部分的纵隔胸膜和肺小叶表面及部分分隔胸膜接受来自体循环的支气管动脉血灌注。壁层胸膜有痛觉神经支配而脏层没有,因此胸膜痛的存在提示由肋间神经支配的壁层胸膜受到了病理性侵犯(常为炎症或肿瘤),刺激胸膈膜还会引起同侧肩部疼痛。

胸膜疾病是以胸膜和胸膜腔的解剖结构和生理功能异常为特征的一系列疾病。胸膜疾病可以原发于胸膜组织本身,或继发于其他脏器及组织病变,也可来源于全身系统疾病。主要有以下三类:①以胸腔内含液体为主的胸膜疾病,即胸腔积液,临床最多见;②以胸腔内含气体为主的疾病,即气胸;③以胸腔内含有固体为主的疾病,多为胸膜腔内肿瘤,大多为恶性,常为肺内或肺外脏器的转移瘤,或为少见的原发于胸膜的间皮细胞瘤。本章介绍胸腔积液和气胸。

第一节　胸腔积液

一、概述

壁层胸膜间皮细胞间有无数与淋巴管相通的开放小孔,绝大部分分布于纵隔胸膜和肋间表面,尤其是胸廓下部区域,胸部淋巴管与腹腔淋巴引流相通,且在膈肌浆膜下层有广泛的交通;而脏层胸膜相对较厚,无淋巴孔结构,且脏层胸膜血管部分来自肺循环,压力不足,至胸膜腔的距离是壁层胸膜血管至胸膜腔距离的 3 倍。故目前认为,胸腔液体主要来自胸壁体循环毛细血管滤过,并且大部分胸液经壁层胸膜上的淋巴孔进入淋巴管引流排出,而正常情况下脏层胸膜几乎不参与胸腔积液的形成和排出;由于胸膜腔内的主要滤过和吸收部位不同,胸腔积液可在胸膜内发生循环。

正常人胸膜腔内液体形成和排出处于动态平衡,而任何因素造成其生成增多和(或)排出减少,出现胸膜腔内液体增多即成为胸腔积液(pleural effusion)。胸腔积液按病因分为感染性、肿瘤性、自身免疫性、物理创伤和化学创伤(尿毒症)等;按积液性质可分为脓性、血性、乳糜性、胆固醇性等胸腔积液;按发病机制可分为漏出性和渗出性,最常见的漏出性胸腔积液的病因为左心衰竭、肝硬化;而渗出性胸腔积液则为结核、恶性肿瘤和细菌感染。以北京地区为例,最常见病因依次排序为细菌感染、恶性肿瘤、心功能不全、结核。故本节着重呈现胸腔积液的诊断与鉴别,并简述结核性胸膜炎、脓胸、恶性胸腔积液的治疗。

二、发病机制

1. 胸膜毛细血管静水压增加

体循环和(或)肺循环静水压增高,前者使滤至胸膜的液体量增加,后者则使胸膜腔液体吸收减少,导致胸腔积液。临床常见于充血性心力衰竭、缩窄性心包炎、上腔静脉受压、奇静脉阻塞等。此种胸腔积液多为漏出液。

2. 胸膜毛细血管通透性增加

胸膜腔及其邻近脏器组织炎症或肿瘤时,由于胸膜直接受累或受损细胞释放各种酶、补体及生物活性物质(如组胺等),致使胸膜毛细血管通透性增加,大量含有蛋白质和细胞的液体进入胸膜腔。胸液中蛋白质含量升高,胶体渗透压升高,进一步促使胸膜腔内液体积聚。临床多见于胸膜炎症(结核、肺炎旁胸腔积液)、胸膜肿瘤(胸膜间皮瘤、恶性肿瘤胸膜转移)、膈下炎症性疾病(膈下脓肿、肝脓肿、急性胰腺炎)、肺栓塞、结缔组织疾病(系统性红斑狼疮)等。此类胸腔积液常为渗出液。

3. 胸膜毛细血管胶体渗透压降低

血浆白蛋白减少时,毛细血管胶体渗透压降低,致滤过增加而产生漏出液,临床上多见于肝硬化、肾病综合征或严重营养不良患者。此种胸腔积液多为漏出液。

4. 淋巴回流受阻

胸腔中的液体和蛋白通过淋巴系统返回循环系统,故癌性淋巴管阻塞、先天发育异常致使淋巴管引流异常、外伤导致淋巴回流障碍等常产生高蛋白含量的胸腔积液。由于淋巴回流到循环的静脉端,所以全身静脉高压可阻止胸腔积液的淋巴引流。

三、病因病机

正常生理情况下,水液的输布排泄,主要依靠三焦的气化作用。正如《圣济总录·痰饮总论》所讲:"三焦者,水谷之道路,气之所终始也。三焦调适,气脉平均,则能宣通水液,行入于经,化而为血,灌溉周身;若三焦气塞,脉道壅闭,则水饮停积,不得宣行,聚成痰饮"。从三焦所属脏器而言,《素问·经脉别论篇》:"饮入于胃,游溢精气,上输于脾,脾气散精,上归于肺,通调水道,下输膀胱,水精四布,五经并行"。指出了水液运行与肺、脾、肾三脏有关,而饮停胸胁的成因多为正气虚弱、感染瘵虫或劳欲所伤,发为癌毒,肺、脾、肾三脏气化功能失调,水谷不得化为精微输布周身,导致津液停积。水为阴类,非阳不运,故论其病理性质,总属阳虚阴盛,因虚致实,但亦有实邪与里水相搏,或饮邪郁久化热,甚至络气不和、化火伤阴者,需注意鉴别。

(一)病因病机

1. 外邪饮食

寒湿之邪侵袭肌表,困遏卫阳肺气失宣;暴饮过食、生冷肥甘,中阳被遏脾不布津,这是古人对饮邪发病的基本认识。结合现代医学来看,各种感染当属外邪,而物理、化学、生物致瘤因素的侵袭是外邪的扩展,而饮食方面也不止生冷肥甘,过热饮食、吸烟饮酒同样损伤脏腑,气化不利则停而为饮。另外,金刃、磕碰、坠堕等外伤因素也可导致悬饮。

2. 感染瘵虫

自晋代起即发现肺痨具有传染性。《三因极一病症方论·痨瘵诸证》指出:"诸证虽不同,其根多有虫。"直接接触本病患者是导致感染的重要条件。"瘵虫"主要侵犯肺,肺受气于天,呼吸清浊,若其脏本体虚弱,卫外不利,或其他脏器病变耗伤肺气,则易受侵犯。

3. 脏腑亏虚

凡先天禀赋不强、后天嗜欲无节,或忧思劳倦,情志抑郁,大病久病及产后失于调治等,导致气血津液运行障碍,停积为邪;脏腑亏虚,正气不足,抗病力弱者,易致瘵虫、邪毒趁虚伤人。肺为娇脏,通调水道,气损则不得宣布,脾为肺母,肾为肺子,多相互牵连,脾肾阳气若伤,更易致水津停滞,积而成饮。

(二)病机转化

本病的病机特点是本虚标实,因虚致实。肺、脾、肾气化不利、正气不足为本,痰饮、瘀血停积为标,二者可以相互因果,恶性循环,悬饮病机转化取决于病邪种类与人体正气的盛衰。以感染瘵虫为例,初期发急发者多责之肺、三焦,而病久邪恋正损,虚及脾胃,运化不利,故常见饮邪郁化痰热,阻塞气机,久病入络,呈气滞血瘀,瘀阻日久则转向气阴两虚等虚实夹杂状态。

四、临床表现

胸腔积液常无特异性症状,多为随积液增加而产生气短和呼吸困难,其症状随疾病不同而表现各异,分述于下文鉴别诊断中。

体格检查见患侧呼吸运动受限,胸式呼吸减弱。干性及少量渗出性胸膜炎患者腋侧下部常有恒定的胸膜摩擦音,吸气与呼气相均可闻及;渗出性胸膜炎胸腔积液量较多时病侧呼吸运动减弱,叩诊浊音,听诊呼吸音减低或消失,大量渗液时纵隔移向健侧。

五、辅助检查

(一)一般检查

血常规、尿常规、便常规、生化(血糖、血脂、肝肾功能)、肿瘤标志物、甲状腺功能、风湿免疫相关指标、凝血功能、X线胸片、心电图、超声心动图。用以初步确定胸腔积液的存在,并辅助判断病因,了解患者的基本情况,为胸腔穿刺做准备。

(二)特殊检查

主要包括影像评估、胸水检查、介入检查,目前是明确胸腔积液的病因。

1. 影像学检查

(1)X线检查:少量积液时,X线检查见肋膈角模糊或消失,患者卧位摄片可进一步确认,并与胸膜增厚鉴别。中等量积液时,患侧胸腔下部有上界呈弧形、凹面向上、外高内低、最高点在腋部的大片均匀致密影,平卧摄片见整个肺野透亮度减低。以肋骨为参照,可判断胸腔积液量:胸腔积液上缘在第4前肋间以下为少量胸腔积液;第4前肋和第2肋间为中等量胸腔积液;第2前肋以上为大量胸腔积液,大量积液时,患侧胸腔全部为致密均匀影,纵隔和气管向健侧移位。

(2)超声检查:B超检查是判断有无胸腔积液和指导胸膜腔定位穿刺的主要方法。胸腔积液超声检查显示无回声或低回声带,与产生回声的脏层胸膜或肺组织形成界限,易于鉴别,对判断胸腔积液的准确性优于X线,并且能反复检查,便于随访。

(3)CT检查:胸部CT除了具有可以显示少量胸腔积液的优点外,能够揭示肺内病灶和胸膜病变,同时胸部增强CT可以清晰显示纵隔、气管和淋巴结情况,有助于病因诊断。

(4)MRI检查:MR的冠状面和矢状面显示对叶间积液、包裹性积液和肺底积液的诊断和判断胸壁侵犯程度有很大价值。但由于成像时受呼吸和心脏、大血管运动影响,故在胸腔积液诊断方面逊于超声和CT。

(5)正电子发射计算机断层扫描(PET/CT):PET通过测定组织器官摄取FDG值来评价病灶的代谢强度,可帮助鉴别良、恶性胸膜疾病,而PET与CT两种图像融合后,既有CT提供准确的解剖定位,又有PET提供代谢信息,具有灵敏、特异及精确定位的优点。

2. 胸腔穿刺术和胸腔积液检查

穿刺时应从胸壁侧边部位进针,因为在更靠后或中线的部位穿刺将增加伤及肋间血管的概率,得到的标本将用于以下检验检查以明确病因。

(1)渗、漏出液比较:鉴别漏出液和渗出液通常采用 Light's 标准,即符合下列三项中任何一项者为渗出液:①胸腔积液蛋白与血清蛋白之比>0.5;②胸腔积液 LDH>200U/L 或大于正常血清 LDH 最高值的 2/3;③胸腔积液 LDH 与血清 LDH 之比>0.6。

另外,胸腔积液中 NT-proBNP>1300pg/ml 为界限能够较准确区分心力衰竭患者,优于 BNP(>115pg/ml)。当胸液中红细胞(5~10)×10⁹/L 时,胸腔积液可呈淡红色,需要鉴别血性渗出液和血胸;pH 值降低常见于肺炎并发的胸腔积液、脓胸、食管破裂、血胸、类风湿关节炎伴胸腔积液、结核性胸腔积液及全身酸中毒,而 pH<6.8 常见于脓胸或食管胸膜瘘。

(2)酶活性测定

①腺苷脱氨酶(ADA):ADA 广泛存在于淋巴和单核细胞内,>45U/L 有助于结核性胸腔积液诊断;肿瘤(淋巴瘤除外)时此值降低,甚至可<20U/L。

②LDH 及同工酶:化脓性胸腔积液中 LDH 可>1000U/L,均值可达正常血清 30 倍,癌性胸腔积液 LDH 总活性约为自身 2.5 倍,并以 LDH 及同工酶 LDH2 升高为主,而良性胸腔积液则以 LDH4 和 LDH5 升高为主。

③淀粉酶:胸液淀粉酶增高见于急性胰腺炎、胰腺创伤及胰腺肿瘤。食管破裂则引起胸液唾液淀粉酶增高。

④其他酶类:胸液透明质酸>8mg/L,提示间皮瘤可能。胸液中酸性磷酸酶水平升高提示前列腺癌胸膜转移,原发性小细胞肺癌胸膜转移时,胸液中神经元特异性烯醇化酶(NSE)升高。

(3)免疫学检查

①肿瘤标志物:胸腔积液 CEA>10~15μg/L 或胸液与血清 CEA 之比>1,提示恶性胸腔积液;CYFRA21-1 在诊断上皮肿瘤最优,特别是鳞癌;对乳腺癌而言,CA15-3 特异性较高。

②T 淋巴细胞亚群测定:结核性胸液中 T 细胞含量、CD3、CD4 细胞百分比数和绝对值均明显高于外周血;而恶性胸腔积液中 CD3、CD4、CD8 的绝对数和 CD8 的百分数均显著低于外周血。

(4)微生物检查:渗出胸液离心后做革兰染色或抗酸染色及病原体培养分离,可确定感染性胸腔积液病原诊断。

(5)细胞学检查:恶性胸液癌细胞检查阳性率一般可达 50%~60%,常见于肺癌、乳腺癌、淋巴瘤及白血病。胸腔积液细胞染色体组型分析呈现非整倍体、假二倍体或标记染色体(如易位、缺失、倒位、等臂、线状或环状染色体等)时,常提示恶性胸腔积液。

胸腔积液中出现狼疮细胞提示系统性红斑狼疮;出现大量浆细胞提示多发性

骨髓瘤;见到 RA 细胞(吞噬免疫复合物的多形核白细胞),有助于类风湿关节炎胸腔积液诊断。神经内分泌肿瘤(如神经母细胞瘤、类癌、小细胞肺癌)细胞中可见神经分泌颗粒。

3. 经皮针刺胸膜活检术

胸腔积液经过诊断性胸腔穿刺,积液分析和炎症及肿瘤标志物测定后,病因仍然不明者称为不明原因胸腔积液,占 20%～25%。在诊断思路上,首先要确定漏出液/渗出液的判断是否正确,并继续寻找原因(3%～10%的恶性胸腔积液可能为漏出液),如果不能区分,则需要胸膜活检。目前闭式针刺胸膜活检在临床应用较多,可在胸腔积液穿刺术同时进行,其特异性高,但敏感性相差大,在结核高发地区意义较大,但闭式胸膜活检正逐渐被影像学引导的胸膜活检或胸腔镜活检取代。

4. 胸腔镜检查

原因不明胸腔积液的病因诊断和慢性持续性胸腔积液的治疗是胸腔镜检查的主要指征。近 80%的患者通过闭式胸膜活检能确诊,在胸膜活检后仍不能确诊时,胸腔镜和开胸肺胸膜活检可能是必要的。对于转移性恶性胸腔积液,约 30%的患者壁层胸膜不受累,故壁层胸膜盲检确诊率低,而胸腔镜可以窥视脏层及胸隔膜病变,在直视下多处活检,取得标本大,并可以切除小病灶或封闭支气管胸膜瘘,或做胸膜固定术,治疗慢性持续性胸腔积液。对于非肿瘤非结核的患者,胸腔镜也能够提供线索。

胸腔镜是一项安全性较高的检查方法,胸膜腔闭塞是绝对禁忌证。相对禁忌证包括:出血性疾病,血小板<50×10⁹/L 为临界值;严重的低氧血症;严重的心血管疾病;频繁不能控制的剧烈咳嗽;极度衰竭或严重营养不良;广泛胸膜粘连。

不过,即使通过全面的胸腔积液和胸腔镜检查,仍有约 10%的患者不能明确病因,病理诊断为非特异性胸膜炎,需要长期随访。

六、诊断与鉴别诊断

通过影像学诊断胸腔积液并不困难,重点在于确定胸腔积液的病因,对于漏出性胸腔积液,多为双侧,常考虑心功能不全、心包疾病、肝硬化、肾病综合征、腹膜透析、黏液性水肿、上腔静脉阻塞综合征、骨髓移植、医源性原因,通常针对原发病治疗有效,积液随之消减。而渗出性胸腔积液病因多样,下面选取较为常见者进行介绍。

1. 肺炎旁胸腔积液与脓胸

类肺炎性胸腔积液(para-pneumatic effusion,PE,同肺炎旁胸腔积液)指因细菌性肺炎、肺脓肿或支气管扩张等肺部感染性疾病引起的胸腔积液,大多数为胸膜反应性渗出,液体较少,随肺炎好转而吸收,如积液呈稠厚、脓性外观者称为脓胸(empyema),脓胸也指胸膜腔受致病菌感染,形成脓液的积聚。急性细菌性肺炎被误诊或延误治疗而向胸膜腔蔓延是脓胸的常见原因，而没有经过肺炎而直接发送胸腔感染者被称为原发性脓胸。依病程的长短，脓胸分为急性脓胸和慢性脓胸两大类。脓胸常见于有并发症和全身或肺部宿主防御功能异常者，如患有糖尿病、长期使用激素、支气管扩张症、慢性阻塞性肺疾病、肺结核和肺癌的患者。口腔疾病、过度使用镇静药、酗酒、癫痫发作、神志不清、胃食管反流等均可增加厌氧菌性脓胸的发生。类肺炎性胸腔积液及脓胸发生发展可分为 3 个阶段。

(1)渗出期：常在肺炎发生后 48～72 小时，致病菌引起组织炎性改变，脏、壁层胸膜充血水肿，失去光泽和润滑性，并渗出稀薄澄清无菌性浆液，渗出液中含有白细胞及纤维蛋白，但细胞成分较少。如此时给予肺炎有效治疗，积液可自行吸收，肺可充分复张，肺功能影响不大。

(2)纤维素性渗出期：发生感染数天后，因强烈的胸膜炎症反应，胸腔中渗液、纤维蛋白及中性粒细胞甚至脓细胞逐渐增多。此时往往有细菌侵入胸腔并生长，细胞消耗胸液中的葡萄糖并产生酸性产物，$pH < 7.20$，此时应尽早胸膜腔置管引流。纤维蛋白沉积在脏壁层胸膜间，成为纤维素膜，逐渐机化韧性增强，形成胸膜粘连及局限性或包裹性脓胸，肺组织膨胀受到限制，此时引流往往失败。

(3)脓胸机化期：急性脓胸在发病后 7～10 天，脏壁层胸膜间的纤维素膜开始机化，逐渐形成较厚的胸膜纤维板。此时不仅胸腔引流常常失败，腔内注射纤溶剂疗效亦不佳，因为纤溶剂仅能溶解纤维素，无法溶解成纤维细胞产生的胶原纤维，需要外科手术干预。

2. 结核性胸腔积液

结核分枝杆菌侵犯胸膜有两种不同方式。

(1)由于少量结核分枝杆菌通过淋巴、血行或胸膜下肺部结核病灶直接蔓延至胸膜，引起细胞介导的免疫反应，产生胸腔积液，通常称为结核性胸膜炎，是儿童、青少年最常见的胸膜炎，也是发展中国家最常见的单侧胸腔积液病因，并且结核患者合并该病的比例高达 1/3。结核性胸膜炎又可分为干性胸膜炎和渗出性胸膜炎，前者多发生在肺尖后部胸膜，其次为胸下部胸膜，症状很少或没有症状，常产生局限性胸膜粘连而自愈，诊断通常是回顾性的；当机体处于高度变态反应状态时，结核分枝杆菌及其代谢产物侵入胸膜，产生胸腔积液，称为渗出性胸膜炎。最常见的症状为发热(多为低热)、胸痛和咳嗽(干咳为主，深吸气胸膜刺激时明显)；起病胸腔积液尚未渗出时主要症状为胸痛，疼痛性质多为剧烈尖锐针刺疼痛，深呼吸及咳嗽时更甚，减少胸廓活动如浅呼吸、平卧及患侧卧位则胸痛减轻；待渗液增多时，壁层与脏层胸膜分开，胸痛可减轻。此外，患者常有厌食、乏力、消瘦、盗汗等非特异性毒性症状。典型的结核性胸膜炎根据临床表现和胸腔积液检查不难确诊，但由于结核培养需时长且阳性率低，容易误诊和漏诊，需大力提倡 ADA 和 IFN-γ 检测、胸膜活检和结核分枝杆菌培养。

(2)由于靠近胸膜的干酪样结核病灶、纵隔支气管淋巴结核、椎旁脓肿破溃进入胸腔,造成大量的结核杆菌在胸腔内繁殖生长,产生稠厚的积液,称为结核性脓胸,需要积极引流。

3. 恶性胸腔积液

为恶性肿瘤直接侵犯或转移至胸膜所致。常见于肺癌、乳腺癌、淋巴瘤,其他为卵巢癌转移、黑色素肉瘤等,约6%的恶性胸腔积液原发肿瘤部位不清,而作为原发肿瘤的胸膜间皮瘤仅占0.5%。

恶性胸腔积液是晚期肿瘤常见并发症,通常胸腔积液增长较快并持续存在,提示治疗效果较差,预后不良。单纯引流只能暂时缓解症状,治疗需要针对不同肿瘤采取相应的系统性抗肿瘤治疗,并结合胸腔局部治疗。

4. 结缔组织相关性胸腔积液

结缔组织病中并发胸膜炎者,以类风湿关节炎为最多,胸膜下、肺实质、叶间隔等部位的类风湿结节,胸膜上可见类风湿肉芽肿;亦可见于系统性红斑狼疮、结节性多动脉炎等。注意患者病史及相关体征、检验检查,避免漏诊。

5. 胆固醇胸膜炎

指胸液中含有大量游离胆固醇结晶,多见于右侧。胸液外观似乳糜状,故有假性乳糜胸之称。病因尚未完全阐明,可能为体内或局部脂肪代谢异常所致,发病可能与结核、类风湿关节炎、肿瘤有关。临床过程缓慢,症状轻微,有咳嗽、疲倦、胸痛和气促,常伴有多年慢性胸膜炎或胸膜增厚。胸腔穿刺针头通过显著增厚的胸膜时,有软骨样阻力感;胸腔积液脂肪染色阴性,乙醚振荡亦无脂肪析出,有别于乳糜胸。

治疗方面,若胸腔积液不多且排除风湿免疫病和肿瘤,可试用抗结核药治疗;若胸膜广泛增厚,胸腔积液经久不吸收,影响肺扩张和肺功能,则应做胸膜剥脱术。

6. 特殊类型的胸腔积液

(1)乳糜胸:即胸腔积液中含淋巴乳糜液,约占胸腔积液2%。病因为创伤性和非创伤性。创伤性中外科手术引起胸导管损伤多见,也可由外伤引起。非创伤性常见为恶性肿瘤经淋巴管侵犯胸导管,或栓塞胸导管分支,或恶性病变转移至纵隔淋巴结,压迫、阻塞损伤胸导管。支气管淋巴结结核、丝虫病、肺淋巴管肌瘤病等也可引起乳糜胸。约1/3病因不明,称特发性乳糜胸。

乳糜胸患者除去原发病症状外,主要表现为压迫症状及乳糜液引起的营养不良和免疫力下降。常有胸闷、气促、乏力、体重减少、尿少、脂溶性维生素缺乏。胸腔穿刺抽出乳糜液,从外观来看呈乳白色无臭渗出液,静置可分3层:上层为乳膏样乳糜微粒;中层为乳状蛋白质及少量脂质成分;下层主要为细胞成分,多为小淋巴细胞。比重>1.012,pH>7.40,蛋白质22~59g/L,细胞数(0.4~6.0)×10^9/L,分类中淋巴细胞占80%,三酰甘油>1.2mmol/L(1100mg/L),或脂蛋白电泳显示乳糜微粒带。乳糜液中加入苏丹Ⅲ乙醇溶液呈红色,加入乙醚振荡后静置,乳糜溶于乙醚层中,胸液变澄清。乳糜胸需要与假性乳糜胸、脓胸等进行鉴别。

治疗为营养支持保守疗法,饮食应富于维生素、糖类和中链三酰甘油,可被直接吸收进入门静脉系统。胸腔穿刺抽液或肋间插管引流,排出胸腔积液,有利于肺复张;若是引流失败,可选用胸膜固定术;对于创伤性原因,尤其是手术引起者,若每天平均丢失乳糜量>1500ml(儿童>1000ml),并持续5天,或经过2周非手术治疗,乳糜量未见减少时,应选择结扎胸导管手术;恶性肿瘤引起者酌情化疗、放疗或胸膜固定术;对于结核或丝虫感染者,给予相应治疗。

(2)血胸:指有明显的胸腔内出血,胸腔穿刺抽得全血胸液或胸液中血细胞比容>20%。全血胸液常由于外伤、主动脉瘤破裂、自发性气胸、含血管的胸膜粘连带撕裂等引起。严重者除胸闷、气促外,有休克等表现。血胸应与胸膜原发性或转移性恶性肿瘤、结核、柯萨奇B病毒感染引起的血性胸腔积液相鉴别,后者含不等量红细胞,但非全血,也不凝固。胸腔置管引流血液,可估计出血速度,并促使肺复张控制出血。肋间动脉或内乳动脉破裂引起持续性出血,应及时手术止血。胸腔长期积血可发生纤维蛋白沉积,形成胸膜纤维化或机化,导致限制性通气功能障碍,须行胸膜剥脱术去除胸膜纤维板。

(3)尿胸:即尿液出现于同侧或双侧胸膜腔,较为少见。特征是胸腔积液似尿,有尿味,呈漏出液特点,pH值取决于尿pH值,经常<7.3,总细胞数低,单核细胞为主,尿道梗阻解除后胸腔积液迅速消失。按发病机制分为梗阻性尿胸和创伤性尿胸。梗阻型尿胸与双侧或末梢尿路梗阻疾病相关,病因包括:前列腺疾病、右肾盂积水伴可能的左肾静脉梗阻、膀胱癌或膀胱转移癌、尿道瓣膜、尿道穿孔及怀孕子宫压迫尿道;创伤型尿胸与明确的创伤相关,成人通常与医源性操作损伤有关,而输尿管断裂并发尿性胸腔积液,几乎都发生在儿童时期。传统认为,尿液可能通过两个途径到达胸腔:淋巴引流和通过尿路破裂处渗漏至胸腔。除此之外,我们还应该考虑腹水经过膈肌的缺陷直接进入胸腔的情况。通常情况下,一旦梗阻去除,胸腔积液可逐渐吸收,对胸膜不留影响,故治疗主要是解除泌尿道梗阻。

(3)其他:真菌、病毒及寄生虫感染,石棉沉着,胃肠道疾病(如胰腺疾病、食管穿孔),药物(如呋喃妥因、麦角新碱、溴隐亭、丙卡巴肼、胺碘酮、丹曲林)、白介素-2,放射治疗等,均可有胸腔积液表现,需注意排除。

七、治疗

胸腔积液以针对病因的全身治疗为主,局部治疗为辅。胸腔积液量大及反复引流胸腔积液时患者能量和营养丢失严重,需要补充能量及蛋白,防治营养不良。

(一)中医治疗

1. 辨证用药

辨证要点:《金匮要略》"饮后水留胁下,咳唾引痛,谓之悬饮"的描述与胸腔积液最为切合,故定名悬饮,但《金匮》中仅有十枣汤一方明确用于悬饮。胸腔积液病因复杂多样,而正如《内经》有云"五脏六腑皆令人咳",中医对于胸腔积液的认识同样"非独肺也",其中医治疗散在"悬饮""支饮""喘证""胁痛""结胸""咳嗽"等病中,辨证多样,处方治法丰富,临床实践中,在利用现代技术明确病因、判断预后的同时,注重传统辨证中的病位、寒热、虚实,通过各方主证灵活选择治法处方,是取得疗效的关键。

(1)邪犯胸肺证

临床表现:寒热往来,身热起伏,汗少,或发热不恶寒,有汗而热不解,咳嗽,少痰,气急,胸胁刺痛,呼吸、转侧疼痛加重,心下痞硬,干呕,口苦,咽干,舌苔薄白或黄,脉弦数。

治疗法则:和解宣利。

方药运用:柴枳半夏汤(《医学入门》)(柴胡二钱,黄芩、半夏、枳壳、桔梗、瓜蒌仁各一钱,青皮、杏仁各八分,甘草四分)。如口燥渴者,去半夏;痰在胁下者,加白芥子或竹沥、姜汁、桑白皮;热盛有汗、咳嗽气粗者,去柴胡,合麻杏甘石汤(《伤寒论》);心下痞硬、口苦干呕、咳痰黄稠、大便干结者,可与柴胡陷胸汤(《重订通俗伤寒论》)加减;若热象不甚,可与柴陈汤、小柴胡汤合二陈汤,"治痰气胸胁不利及痰疟等证"。

临证指要:《伤寒论》曰:"往来寒热,胸胁苦满,默默不欲饮食,心烦喜呕,或胸中烦而不呕,或渴,或腹中痛,或胁下痞硬,或心下悸,小便不利,或不渴,身有微热,或咳者,小柴胡汤主之。"从症状描述不难看出此方可对应胸膜的病位与症状,故邪犯胸肺证处方多有柴胡剂的影子。正如《医学入门》描述柴枳半夏汤"治发热咳嗽,胸满两胁锉痛者,此邪热挟痰攻注也"。本类处方可用于初起阶段渗出不多时,若寒热未罢,胸胁已见停饮,应结合饮停胸胁证治疗。

(2)饮停胸胁证

临床表现:发热或无发热,咳唾引痛,胸胁痛势较初期可有减轻,而呼吸困难加重,咳逆倚息不得卧,或仅能偏卧于停饮的一侧,病侧肋间胀满,甚则可见偏侧胸廓隆起。舌苔薄白腻,脉沉弦或沉滑。

治疗法则:攻逐水饮。

方药运用:十枣汤(《金匮要略》)[甘遂、大戟、芫花(炒)各等分,为末共3g,煮大枣10枚成泥为丸,早晨空腹顿服]。类方:控涎丹(《三因极一病证方论》)(甘遂、大戟、白芥子各等分,为末,每日2次,每次1.5~3.0g,空腹姜汁送服);葶苈大枣泻肺汤(《金匮要略》)[葶苈子(炒、捣)9g,大枣12枚,先煮后去枣内葶苈再煮];泽漆汤(《金匮要略》)[半夏,紫参(一作紫菀),泽漆,生姜,白前,甘草,黄芩,人参,桂枝];椒目栝楼汤(《医醇剩义》)[椒目,瓜蒌头(切),桑皮,葶苈子,橘红,半夏,茯苓,紫苏子,蒺藜,姜片]。

临证指要：十枣汤是攻逐水饮的代表方,方药力峻,适宜体实证实,积饮量多者;控涎丹用于多种杂病,如流注、瘰疬、痰核、痹症等,因其"痰涎伏膈"的基础病机,也用于悬饮;葶苈大枣泻肺汤治疗"肺痈胸满胀,一身面目水肿,鼻塞清涕出,不闻香臭酸辛,咳逆上气、喘鸣迫塞"。上三方用药精简,专于泄水,从力量上逐渐减弱,应注意攻逐水饮损耗正气,及时减量或停服,注意后期调养。对于形体不实而有停饮的患者,见胸闷气短,咳嗽无力,形疲神弱,脉沉细无力等,可以温阳及补益方,如苓桂术甘汤、桂枝甘草龙骨牡蛎汤、真武汤、生脉散、瓜蒌薤白半夏汤、小青龙汤、桂枝去芍药合麻辛附子汤等辨证与葶苈大枣泻肺汤合方加减,而泽漆汤与椒目栝楼汤可作示范,"咳而脉浮者,厚朴麻黄汤主之,脉沉者,泽漆汤主之"。《金匮要略》中,"脉得诸沉则有水",提示以脉来区别有形无形之邪,发表功里之法;《医醇剩义》用药力主平和,费伯雄自评此方"仍是二陈去甘草,以椒目通水道,瓜蒌通谷道,葶苈、紫苏子、桑皮以泻肺,蒺藜以疏肝,水饮下行,而肺肝和矣"。另外,单纯攻逐水饮对包裹性胸腔积液疗效不理想,需要结合理气活络方药治疗。

（3）络气不和证

临床表现:胸腔积液已去,但胸胁疼痛如灼,或感刺痛,胸闷不适,时而心烦,呼吸不畅或有闷咳,甚则迁延经久不愈,天阴时更为明显,可伴低热,舌苔薄,质暗,脉弦。

治疗法则:理气活络。

方药运用:香附旋覆花汤（《温病条辨》）[生香附,旋覆花（绢包）,紫苏子霜,广皮,半夏,茯苓块,薏苡仁]。胸闷苔腻者,加瓜蒌、枳壳;腹满者,加厚朴;患者胸膜粘连,故刺痛固定,久痛入络,需行气活血,加降香末、当归、赤芍、桃仁、红花、乳香、没药等,取血府逐瘀汤、复元活血汤（《医林改错》）之意,甚则加土鳖虫、全蝎;水饮不净加通草、路路通、冬瓜皮等。

临证指要：吴鞠通在《温病条辨》中将香附旋覆花汤方定为苦辛淡合芳香开络法,并写到"按伏暑、湿温,积留支饮,悬于胁下,而成胁痛之证甚多,即《金匮》水在肝而用十枣之证。彼因里水久积,非峻败不可;此因时令之邪,与里水新搏,其根不固,不必用十枣之太峻,只以香附、旋覆花,善通肝络而逐胁下之饮,紫苏子、杏仁,降肺气而化饮,所谓健金以平木;广皮、半夏消痰饮之正,茯苓、薏苡仁,开太阳而阖阳明,所谓治水者必实土,中流涨者开支河之法也,用之得当,不过三、五日自愈。其或前医不识病因,不合治法,致使水无出路,久居胁下,恐成悬饮内痛之证,为患非轻,虽不必用十枣之峻,然不能出其范围,故改用陈无择之控涎丹,缓攻其饮"。指出了用药的选择进退,可供临床参考。既已经涉血络,治疗气胸、血胸时不难想到此法,而对于饮已去而胸有灼痛、刺痛的患者,还可局部外治热敷按摩。

（4）阴虚内热证

临床表现:呛咳时作,咯吐少量黏痰,口干咽燥,或午后潮热,颧红心烦,手足心热,盗汗,或伴胸胁闷痛,病久不复,形体消瘦,舌质偏红,少苔,脉细数。

治疗法则:滋阴清热。

方药运用:沙参麦冬汤(《温病条辨》)(沙参,玉竹,生甘草,冬桑叶,麦冬,生扁豆,天花粉)。潮热者,加鳖甲、功劳叶;咳嗽者,配百部、川贝母;久热久咳者,加地骨皮;胸胁闷痛,酌加瓜蒌皮、枳壳、广郁金、丝瓜络;积液未尽者,加牡蛎、泽泻;兼有气虚神疲,短气多汗,面色㿠白者,酌加太子参、黄芪、五味子。

临证指要:《温病条辨》评价"燥伤肺胃阴分,或热或咳者,沙参麦冬汤主之",将其定为甘寒救津法。不难看出此方可用于(结核性)胸膜炎调养类处方,临床当然不限于此。

2. 针灸疗法

患者饮停胸胁,症状以咳嗽咳痰、胸闷憋气、胁痛为主,故治疗可采用相应经穴,如列缺、中府、阴陵泉、三阴交、足三里、丰隆、阳陵泉、期门、外关、内关等,虚证患者着重采用相应脏腑的背俞穴及肝肾经穴位,如肺、脾、肾、三焦俞及气海、膏肓等穴,可用灸法。

3. 外治用药

可用于胸腔积液量少及大量胸腔积液引流后,清洗患侧胸壁后,用红花、乳香、没药、肉桂、二丑、木香、薤白、冰片等芳香开窍、破瘀消癥药物打粉调糊外敷;或以法半夏、陈皮、白术、厚朴、苍术、白芥子、甘遂、大戟各等分,炒热,以布包熨背部;或以中日医院院内制剂实脾消水浸膏,外用保鲜膜覆盖,胶布固定,每日1次,睡前洗净。如果出现皮肤不适,局部可用苯海拉明霜后再用中药。

(二)西医治疗

1. 结核性胸膜炎

结核性胸膜炎治疗目标除了控制结核病(包括阻止其发展成为活动性肺结核、促进胸液吸收和解除发热等结核中毒症状),还应尽可能减轻胸腔积液吸收后的胸膜增厚、粘连等。

(1)抗结核治疗:一旦诊断结核性胸膜炎,应进行正规抗结核治疗,治疗原则同活动性肺结核,即早期、联合、足量、规律、全程,具体方案和注意事项参照"肺结核"篇,如果合并肺结核或痰菌阳性应隔离。

(2)胸腔穿刺引流:胸腔穿刺引流不仅是诊断需要,也是治疗的必要手段。由于高达50%的患者在开始治疗后6~12个月出现胸膜增厚,胸腔抽液有助于减少纤维蛋白沉着和胸膜增厚,保护肺功能。可考虑内置导管引流,直至胸液完全吸收,避免反复穿刺增加痛苦。

(3)糖皮质激素治疗:理论上有减轻粘连的作用,但目前的循证证据不支持糖皮质激素使用,由于国内结核性胸膜炎的诊断许多时候仅仅是临床诊断,需要通过抗结核治疗的反应来确诊,故糖皮质激素使用应慎重。

（4）其他治疗：胸腔内注射糖皮质激素或抗结核药物并没有显著的治疗作用，因为血药浓度已经足够，而药物刺激胸膜反而易引起胸膜增厚，但胸腔内注射纤溶剂是可以减轻胸膜增厚的。

（5）支气管胸膜瘘和结核性胸膜炎：抗结核治疗后，很少有患者需要胸膜剥脱术，支气管胸膜瘘常见于年龄较大，特别是没有进行抗结核治疗而仅用治疗性气胸的患者，病情危险，其治疗主要是抗结核化疗及胸膜腔最低位置引流；对于结核性脓胸，抗结核治疗非常重要，但因胸膜腔增厚钙化，药物难以达到正常浓度，故需要加强治疗方案。这两类患者可能有手术需要，但胸膜剥脱术及胸廓改形术需要在抗结核治疗 90～120 天或痰抗酸染色阴性才能进行，且因为这两类患者肺功能常较差，手术死亡率较高。

2. 类肺炎性胸腔积液与脓胸

（1）控制感染：是类肺炎性胸腔积液的基础治疗，应尽可能在应用抗生素前进行胸腔穿刺，明确病原及耐药情况。

（2）引流脓液：对于积液厚度＜10mm，或＞10mm，但 pH＞7.2，葡萄糖＞2.24mmol/L，且革兰染色和细菌培养阴性的患者，说明细菌尚未侵入胸腔，经适当抗生素治疗后能自行吸收，通常无须穿刺；对于边缘复杂性胸腔积液（pH 7.0～7.2，葡萄糖＞2.24mmol/L，乳酸脱氢酶＞1000U/L，革兰染色和细菌培养阴性）患者，大部分可通过抗感染治疗痊愈，但只要积液重新积聚，应进行胸穿放液，建议用留置管行胸腔积液引流；对于复杂性胸腔积液（pH＜7.0，葡萄糖＜2.24mmol/L，革兰染色和细菌培养阳性），胸腔积液渗出 24～48 小时就会形成黏稠的多房性积液，应迅速放置胸腔闭式引流管引流，否则将发展成脓胸。故当患者胸液 pH＜7.2时就应加强干预，以防胸膜渗出物机化形成胸膜纤维；如果胸腔积液分隔所致引流不充分，应尽早予胸膜腔内注射纤溶剂。

（3）全身支持治疗：急性脓胸经过有效的抗生素治疗并及时排除脓液，炎症可逐步消退，仅在胸膜腔内残留一定的粘连和胸膜肥厚。慢性脓胸预后差，多需要手术治疗消除脓腔。术前应适当补充营养，纠正低蛋白和贫血，少量多次输血，增强机体抵抗力，选用有效抗生素控制感染。

3. 恶性胸腔积液（MPE）

MPE 治疗为姑息治疗，主要目的为改善症状，防止积液复发，提高生活质量，延长生命。其处理需考虑如下因素：患者的症状和体能、原发肿瘤的类型和对治疗的反应及胸腔积液引流后肺复张的程度。通常最有效的控制方式是完全引流胸腔积液后，给予胸腔内注射硬化剂促使胸膜腔闭锁，防止积液再生。部分恶性肿瘤如小细胞肺癌、乳腺癌、淋巴瘤合病 MPE 者可能对化疗有较好反应，这部分患者如果没有禁忌证可考虑全身治疗，同时联合胸腔穿刺或胸膜固定术。化疗对前列腺癌、卵巢癌、甲状腺癌、胚细胞瘤有关的 MPE 可能有效。此外，可以选择适合的靶向药。

(1)临床观察:适用于原发肿瘤已经明确但无临床症状的 MPE 患者,对 MPE 本身可暂不治疗干预。

(2)治疗性胸腔穿刺术:抽液可改善呼吸症状,但单纯穿刺后 1 个月内复发率较高,因此不推荐用于预期寿命>1 个月的患者。治疗性胸腔穿刺引流应该在超声引导下进行,注意大量胸腔积液的引流应逐步增加,第 1 次引流最大量为 1500ml。此后每隔 2 小时可一次引流 1500ml,但是当患者出现明显胸部不适、持续咳嗽或血管迷走反射时,立刻停止,放液速度不宜过快,避免复张后肺水肿。单纯的胸腔穿刺引流和胸腔置管引流而不给予胸腔内注射硬化剂,患者胸腔积液复发率相对较高,且有较低风险导致医源性气胸和脓胸的发生。

(3)胸膜固定术:胸膜腔闭锁固定术是向胸膜腔内注入硬化剂,产生化学性胸膜炎、胸膜纤维化或胸膜腔闭塞。成功的标准是影像学证实壁层和脏层胸膜满意地粘连,肺复张不完全主要是因为脏层胸膜壳样增厚(萎陷肺)、胸膜下囊腔形成、大气道近端的阻塞或胸腔持续漏气等因素所致,其中肺萎陷是胸膜固定术失败的主要原因,所以需要 X 线确认无肺萎陷后方能进行。

目前认为,匀粒滑石粉(颗粒大小均超过 $15\mu m$,避免小颗粒全身分布造成不良反应)是最有效的胸膜固定硬化剂。滑石粉匀浆胸腔内涂布法的成功率(完全或部分缓解)为 81%～100%。其他可选择的硬化剂有博来霉素、多西环素、四环素等。胸腔镜可以处理小腔、清除积液血凝块、松解胸膜粘连,因此也有助于肺复张及滑石粉喷洒后的胸膜固定。

(4)留置胸腔引流管:内置式胸腔引流管是控制反复发作恶性胸腔积液的一种有效办法,特别是对那预期生存时间很短、存在明确或可疑肺萎陷的住院患者及有足够人力物力处理这些导管问题的门诊患者。导管可以每隔数天与真空引流瓶相连以引流积液,有利于肺复张,进而消除胸膜腔,不过胸膜腔中异物(硅橡胶管)刺激产生的炎症反应也可能影响恢复。

(5)腔内注射纤维蛋白溶解剂:有较多分隔的胸腔积液往往单纯胸腔穿刺引流效果不佳,推荐使用胸腔内注射纤溶剂。与全身应用纤溶药相比,局部胸腔内注射这些药物很少报道发生过敏反应或出血并发症。胸腔内注射链激酶耐受性良好,没有过敏反应和出血的不良反应。不过当患者接受胸腔内注射纤溶药物时,仍应该密切观察患者病情变化。

(6)外科干预:胸膜剥脱术也是治疗胸腔积液的一种方法,但开胸胸膜剥脱术是一种创伤较大的操作,具有较高死亡率。并发症包括脓胸、出血和心肺功能衰竭(手术死亡率为 10%～19%),而电视辅助胸腔镜下胸膜剥脱术也仅在少数研究中被报道用于胸膜间皮瘤的患者。故对于胸腔积液反复发作或存在肺萎陷的患者,目前尚无足够的证据支持胸膜剥脱术可作为胸膜腔闭锁术或内置式胸腔引流管治疗的替代手段。

八、预后与调护

胸腔积液的预后取决于病因及患者状态。院内获得性肺炎患者合并胸腔积液临床预后较差,恢复时间较长;脓胸患者有约 40% 对药物和置管引流反应不佳而需要外科干预;而免疫力低下(如艾滋病患者)合并脓胸的死亡率高达 35%。恶性胸腔积液出现往往提示预后不良;肺癌、胃癌及卵巢癌患者在出现胸腔积液后,存活时间一般仅有几个月;乳腺癌患者生活时间取决于化疗效果,可生存数月至数年不等;淋巴瘤性胸腔积液介于两者之间。肺癌患者中有约 5% 的患者可能为癌旁或反应性积液,并非肿瘤浸润或转移,仍有可能手术。

九、中医防治进展

本章的中医论治辨证原则遵从八纲,但落实到遣方用药时还应考虑悬饮的病因,故专病专方专药的对应是现代研究的热点,本章提及的方剂配合专病专药加减几乎都有用于结核性胸膜炎及恶性胸腔积液的报道,而温阳类方剂(如苓桂术甘汤、真武汤配合葶苈大枣泻肺汤、泽泻汤)则偏向用于心衰等漏出液的治疗,其中在苓桂术甘汤、真武汤、桂枝甘草龙骨牡蛎汤之间,又以苓桂术甘汤长期疗效为优。在方药研究方面,十枣汤、苓桂术甘汤、葶苈大枣泻肺汤等经典方剂的研究已经上升到了水和离子通道表达的层面。但处方与积液的性质关系并不绝对,仍取决于患者整体状态,如对于慢性脓胸患者,八珍汤合阳和汤能达到去腐生肌的作用而被使用。

治法方面,较新的进展可能是胸腔内灌注治疗恶性胸腔积液,2010 年的恶性胸腔积液治疗国际指南中没有出现胸膜腔内注射化疗药物的治疗方法,不过早在 1999 年就已经有针对应用顺铂、氟尿嘧啶胸腔内化疗治疗肺癌引起的恶性胸腔积液的小样本的临床观察,并证实其安全性、促进胸膜腔内肿瘤细胞凋亡、延长生存期。而现在,胸腔穿刺引流后灌注化疗药物已经是常用的方法;胸腔积液细胞检查呈阳性的患者常用铂类;而胸腔内灌注中药静脉制剂则特别推荐于晚期一般状况差或年老体弱不能耐受化疗的患者,且与化疗药物有协同作用。有专家根据经验建议根据患者具体情况辨证应用,如脾虚水泛者选用康莱特注射液(薏苡仁提取物)、湿毒热邪者选用复方苦参注射液、夏枯草注射液,瘀毒水饮者选用鸦胆子油注射液、榄香烯注射液(郁金提取物),本虚标实者选用艾迪注射液(含斑蝥、人参、黄芪、刺五加)、康艾注射液(含黄芪、人参、苦参)。

但不论是内服还是外治,治法和方药的多样和不统一也说明了目前胸腔积液与中医理法方药的系统挖掘仍不完善,有待进一步明确。

十、典型病例

曾某,男,18 岁,农民,1970 年 6 月 10 日初诊。主诉及病史:患者咳嗽气短 10 日余。咳嗽时牵引胸胁疼痛,左侧尤甚,躺卧只能向左侧,稍一动即感到短气而喘。查体:发育正常,营养一般,神志清楚,重病容,说话气短。胸部叩诊,左胸部上、中下均呈实音,心浊音界消失。听诊左胸呼吸音消失,心脏向右侧移位,在胸骨右侧心音可闻及,未闻及杂音。胸部 X 线:左侧渗出性胸膜炎,纵隔被迫右移。西医诊断:渗出性胸膜炎。中医诊察:口干但不欲多饮,食欲缺乏,大小便尚可。舌苔薄白,浅黄,脉象沉细数。辨证:据其咳嗽、胸胁痛、气短、咳唾引痛,口干不欲多饮,只能单一侧卧,知为胸、肺气机不畅,水饮停积于胸胁之证,脉象沉细而数,综观脉证,诊为悬饮。治法:以消饮逐水为主,但考虑患者短气而喘,语声气怯,脉象细数,不宜用十枣汤之峻剂。处方:椒目瓜蒌汤加减。川椒目 9g,全瓜蒌 30g,桑白皮 12g,葶苈子 9g,广橘红 9g,泽泻 12g,猪苓 15g,白茯苓 15g,车前子(布包)12g,杏仁 9g,炒枳壳 9g,水煎服,5 剂。并配合服用异烟肼每次 0.1g,每日 3 次。

6 月 15 日复诊:药后诸症略减轻。上方去橘红,加桂枝 4.5g,冬瓜皮 30g,再服 5 剂。继续服用异烟肼,并加服对氨水杨酸钠 2g,每日 4 次。

6 月 27 日三诊:患者服用上方后效果好,自行又服用 5 剂方来复诊。先已无咳喘,并能向两侧卧。精神转佳,饮食增加。走 1000～2000m 也不发咳喘。舌苔已无浅黄,脉细数。胸部左上部已能听到呼吸音,心音听诊区已经恢复至左侧。胸部 X 线:左侧胸腔积液已明显消退。仍投 6 月 15 日方,改桂枝为 3g,桑白皮 3g,泽泻 3g。服 4 剂。

7 月 1 日四诊:症状明显减轻,已近于消失。咳嗽胸痛均消失,现在行 1000～1500m 也无气短,曾试跑 20 多步未见喘;能够双侧自由侧卧,可以弯腰。饮食佳,口干感觉消失,饮水也已正常。舌苔薄白,脉滑偏数。自服 6 月 15 日方以来,小便明显增多。仍投 6 月 15 日方 5 剂。

7 月 6 日五诊:精神更好,已无自觉症状。脉已不数。左侧胸部叩诊,浊音区已经移到左乳下。改 6 月 15 日方中全瓜蒌为瓜蒌皮 18g,再投 5 剂。

8 月 11 日复查:无自觉症状,已在家中劳动,舌脉正常。胸部 X 线:左侧胸膜增厚,已无积液。病已痊愈,为巩固疗效,处方:瓜蒌 21g,枳壳 9g,茯苓 9g,川椒目 3g,桑白皮 9g,沙参 9g。10 剂,并继续服用异烟肼和对氨水杨酸钠 1 个月。

(摘自《焦树德临床经验辑要》)

按语:悬饮治法以消饮逐水为主,本案患者体质不实,难以承受十枣汤之峻剂,故予椒目瓜蒌汤加减以求平和,配合西药,缓缓图之而取效。

参 考 文 献

[1] 陈灏珠. 实用内科学. 14 版. 北京：人民卫生出版社，2013：1815-1830.

[2] 林江涛. 呼吸内科学科进展报告. 北京：人民卫生出版社，2014：307-328.

[3] 胡成平. 胸膜疾病. 西安：第四军医大学出版社，2008：107-111.

[4] 张伯臾. 中医内科. 上海：上海科学技术出版社，1985：77-89.

[5] 李佩文，崔慧娟. 实用中西医肿瘤内科学. 北京：中国中医药出版社，2007，9：68-73.

[6] Armin Eenst. 介入呼吸病学理论与实践. 李强译. 天津：天津科技翻译出版有限公司，
2017：487-601.

[7] 李铁军. 中医肺（系）病临床实践. 贵阳：贵州科技出版社，2005：313-315.

[8] 程志强. 中药消水Ⅱ号外敷治疗恶性胸水的临床与实验研究. 北京中医药大学，2002.

[9] 赵昆，孟波，吴连君，等. 尿胸一例报告并文献复习. 中国全科医学，2011，14（10）：
1147-1148.

[10] Roberts ME. Neville E, Berrisford RG. et al. Management of a malignant pleural effusion：
British Thoracic Society Pleural Disease Guideline 2010. Thorax，2010，65 Suppl 2：ii32-40.

[11] 姜淑娟. 肺炎旁胸腔积液与脓胸的诊断与治疗. 临床内科杂志，2015，32（10）：657-659.

[12] 伍燕兵，杜莹，逯勇，等. 胸腔积液病因分析. 中国呼吸与危重监护杂志，2017，16（5）：
490-494.

[13] Haas AR, Sterman DH. Novel intrapleural therapies for malignant diseases. Respiration，
2012，83（4）：277-292.

[14] 王涛，田彦卿，王岫峥，等. 加味升降散对饮停胸胁型结核性胸膜炎的疗效及对患者胸腔积
液 ADA，免疫功能，T 淋巴细胞及炎症因子水平的影响. 中国实验方剂学杂志，2018，24
（1）：169-173.

[15] 杨子庆，张琦，徐路，等. 温阳消饮法对胸腔积液大鼠小肠 AQP4 及 cAMP-PKA 信号通路
表达的影响. 中华中医药杂志，2016，31（7）：2765-2767.

[16] 樊讯，王阶，蒋跃文，等. 基于"方证相关"理论对慢性心力衰竭阳虚证大鼠的初步研究及证
型探讨. 中华中医药杂志，2015，30（12）：4275-4279.

[17] 李枚霜，李小兵，林柳青，等. 十枣汤对悬饮（胸腔积液）模型大鼠干预作用. 辽宁中医药大
学学报，2014，16（1）：38-40.

[18] 张靖轩，张伟，周华荣，等. 葶苈大枣泻肺汤对肺癌小鼠水通道蛋白 1 及恶性胸水的影响.
广州中医药大学学报，2013，30（4）：525-528，606.

[19] 施展，花宝金，刘瑞，等. 药物胸腔灌注治疗恶性胸腔积液研究述评. 中华中医药杂志，
2016，31（12）：4909-4911.

第二节 气 胸

一、概述

空气进入胸腔形成胸腔积气,称为气胸(pneumothorax)。根据气胸发生的原因不同可将气胸分为人工气胸、创伤性气胸、自发性气胸。人工气胸是为了诊疗需要,将过滤空气注入胸膜腔,如胸腔镜或促使肺结核空洞愈合;创伤性气胸是空气经外伤所致的胸膜撕裂处进入胸膜腔。航空、潜水作业而无适当防护,从高压环境突然进入低压环境,以及正压人工呼吸加压过高,均可发生气胸。自发性气胸(spontaneous pneumothorax,SP)是除去人为和创伤因素,脏层胸膜破裂导致气体进入,也是本节主要讨论的对象。

自发性气胸按原因可大致分为原发性气胸(PSP)和继发性气胸;而从脏层胸膜破裂情况及胸膜腔内压力的不同变化可分为闭合性气胸、交通性气胸、张力性气胸。张力性气胸引起是需要紧急处理的,否则导致死亡,故需先行排除。

二、病因病机

气胸发生时患者常突然感到一侧胸痛,呼吸困难、憋气、可有少量咳嗽,但痰少,这些症状并无特异性,故其尚无对应的中医病名,对病因病机的理解也有多种看法。但从中医角度,肺在胸中,呼吸清浊,肺脏受损浊气内犯清虚之地,造成肺气壅遏,清浊之气交混,闭阻胸阳,见胸痛短气咳嗽。

1. 病因

(1) 禀赋不足,宿疾伤肺:原发性气胸通常发生于瘦长体型10-30岁男性,其发病很可能与先天性病变有关,提示此病与禀赋不足有关。长期吸烟、衰老、肺基础疾病引起的肺气虚损,或虫蚀肺膜,虚弱则是继发性气胸的重要原因。

(2)环境、活动和精神因素:自发性气胸患者通常有持重物、屏气、剧烈运动、咳嗽、喷嚏、高声喊笑等诱发因素,而其中原发性气胸则常见于气候变化或季节交换时候,学生通常发生在期中或期末考试之前,有人报道听大声的音乐也是诱发PSP的原因。肝怒则气上、心喜则气缓,情绪影响气机、刀刃外伤、环境(气压气候)骤变、活动过猛机体牵拉,肺本为娇脏,平素若吸烟损伤,致使肺叶焦枯,则更难适应上述种种因素,以致损伤。

(3)外伤损害:见于人工气胸和创伤性气胸。

2. 病机

见中医治疗。

3. 病机转化

本病的初期急发者多责之肺,而肝主疏泄、心主血脉,与气机血行关系紧密,更易收到影响而致气滞血瘀,见胸痛憋气,心肺同归上焦,虚及心气心阳,血脉不畅,更加重气滞血瘀甚至出现心阳衰微征象;若起病缓慢,日久邪恋正损,肝木常克脾土,肺子常盗母气,也易出现脾虚痰湿等症状,呈虚实夹杂状态。

三、临床表现

1. 症状

气胸的临床表现取决于气胸形成的速度、肺受压迫的程度和原有疾病的严重程度。多数患者发病前可有用力咳嗽、运动或负重等诱因,但也有人提出多发病于休息,甚至睡眠状态。

典型症状为在气胸同侧胸部突然发生短暂的针刺样或刀割样胸痛,继以胸闷、气急、呼吸困难。较大量气胸患者呼吸困难,常不能平卧,患侧在上的卧位可减轻症状。

症状严重程度常与患者体质相关,如平素身体健康者,缓慢发生的气胸量即使高达 90%,静息下仍可无明显气急。而严重肺功能不全患者合并不易为普通胸片发现的少量气胸(X 线隐性气胸)仍可导致心肺功能严重恶化,甚至危及生命。

张力性气胸患者常表现精神高度紧张、烦躁不安、窒息感、发绀、血压增高、多汗、呼吸频率加快、半坐位,严重者出现脉搏细速、血压下降、皮肤湿冷等休克状态,甚至意识不清,若不及时抢救,往往导致死亡。

因胸膜血管撕破产生的血气胸,多数患者仅少量出血,但出血量大时也可见休克征象。

2. 体征

少量气胸体征不明显,但听诊呼吸音减弱具有重要意义,注意对比双侧胸部体征,部分患者可出现双肺哮鸣音,易误诊为哮喘发作,该哮鸣音在肺复张后可完全消失。左侧少量气胸时可听到左心缘处特殊的破裂音,与心搏一致。

较大量气胸者,多有患侧胸廓饱满,肋间隙膨隆,呼吸运动减弱,叩诊鼓音,心或肝浊音区消失,语音震颤及呼吸音均减弱或消失。

大量气胸时,可有气管和纵隔向健侧移位,张力性气胸可见病侧胸廓膨隆及血压升高。

四、辅助检查

1. 影像学检查

(1)胸部 X 线:通常情况下行直立的后前位胸部 X 线检查可以明确,是一个较好和准确的评估方法,在胸片上可以看见明确的气胸线,但气胸量少、肺气肿和胸片显露较差的情况下,胸片不能诊断,常规 X 线胸片确定胸膜下肺大疱较困难。另外,呼气相的 X 线胸片对原发性气胸是没有诊断价值的。

(2)胸部 CT:胸部 CT 能明显提高气胸的检出率,对<15%的气胸也能较好诊断,同时能提供肺部的细节情况,如肺大疱的数量、位置和大小,同时能发现胸膜下疾病。胸部 CT 同时还能预测气胸复发的危险性,高分辨率 CT 较 CT 更具有优势。

2. 其他检查

心电图、血常规、血气分析等,有助于判断患者心肺功能和基本状态。

五、诊断与鉴别诊断

(一)诊断要点

根据病史、临床症状、体征及影像检查,气胸诊断并不困难。

1. 自发性气胸类型

对于自发性气胸,还需要进一步诊断气胸类型,可通过临床表现和胸膜腔内测压来确定,用于选择治疗方法和评估预后。

(1)闭合性气胸:又称为单纯性气胸,由于胸膜破裂口小,随着肺脏萎缩可闭合,空气停止进入胸膜腔,故胸腔内压接近或略超过大气压(可正压可负压)。抽气后压力下降。

(2)开放性气胸:裂口较大,或因胸膜粘连妨碍肺脏回缩使裂口持续敞开,气体经裂口随呼吸而自由出入胸膜腔,故胸膜腔压力在 $0cmH_2O$ 上下波动,抽气后压力不变。

(3)张力性气胸:又称为单向活瓣性气胸或高压性气胸,由于裂口呈活塞作用,吸气时胸廓扩大,胸膜腔内压力变小,活瓣开放,空气进入胸膜腔;而呼气时胸廓变小,胸膜腔内压力升高,活瓣闭合。每次呼吸空气有进无出,胸膜腔内积气越来越多,肺受压,纵隔偏移,甚至影响心脏血液回流。此种气胸测量压力时常超过 $10cmH_2O$,甚至高达 $20cmH_2O$,抽气后压力可下降,但留针 2～3 分钟压力又迅速升高。

胸膜裂口可随病情而变化,故气胸类型也可以相互转移。气胸发病超过 3 个月,肺未能复张者称为慢性气胸,多由于裂口未闭,胸膜增厚或气道分泌物阻塞,阻碍了肺复张。

2. 气胸病因分类

主要可以分为原发性气胸、继发性气胸及特殊类型气胸。

(1)原发性气胸:又称为特发性气胸,是指肺部常规 X 线未能发现明显病变的气胸,好发于青年人,特别是体型瘦长的男性,左侧居多。原发性气胸起源于胸膜下大疱,其产生可能与非特异性炎症及弹性纤维发育缺陷等有关。

(2)继发性气胸:是在其他肺部疾病的基础上,如慢性阻塞性肺疾病、肺结核、肺癌、细支气管炎、结节病、肺纤维化、肺炎、肺梗死等形成肺大疱或直接损伤胸膜所致。

(3)特殊类型气胸:因在临床上少见,病情复杂,症状不典型,需要注意避免漏诊和误诊。

①月经性气胸:发生于女性经期,以反复发作和几乎均发生于右侧胸膜腔为特点。与子宫内膜异位有关,调节月经周期可控制其发生,胸腔镜下可发现和处理异位灶。

②妊娠合并气胸:机制不清,找不到明显诱因,并常与妊娠横膈上抬所致不适混淆。治疗以卧床休息、镇痛、镇咳抽气或导管闭式引流为主。

③老年人自发性气胸:可能因肺部基础病和衰老导致肺泡弹性降低有关。老年人的肺基础病常常容易掩盖气胸症状和体征,容易误诊、漏诊。张力性气胸发病率高、病情重、并发症多,病死率高。在遇到老年人突发呼吸困难或加重,原有病因不能解释或针对原有疾病治疗效果不明显时,应警惕气胸可能。

④双侧自发性气胸:占整个自发性气胸的 2%～6%,以继发性多见,常见基础病为严重的肺气肿、非破坏性病变如肺炎、结核、肺癌等。病情凶险,误诊漏诊率高,易致死亡,需要紧急处理,先行双侧胸腔闭式引流,解除张力型气胸,再行手术。

(二)鉴别诊断

1. 局限性或包裹性气胸与肺大疱

两者症状、体征和 X 线表现均类似,但若将肺大疱当成气胸行穿刺抽气处理,往往会造成医源性气胸,甚至死亡,故需要仔细鉴别:①肺大疱气腔位于肺野内,肺伤部肺大疱可见基底缘向下凹陷,而上胸部包裹性气胸其气影向外下方倾斜;②肺大疱若在下叶,则肋膈角圆钝,贴近胸壁处可见被挤压的肺组织或胸膜,气腔内无液平面,而气胸患者肋膈角可见液平。

2. 心肌梗死、肺梗死、慢性阻塞性肺疾病急性发作、支气管哮喘

突发症状相似,通过病史、心电图、X 线胸片及检验检查可鉴别,但有并发可能,需要注意。

3. 纵隔气肿

纵隔气肿也是张力性气胸的并发症,因胸膜破溃处气体压力大,气体沿肺间质(血管、支气管周围结构)经肺门达纵隔形成,非气胸患者常因食管、气管破裂导致。其临床表现有类似 SP 的呼吸困难,常合并皮下气肿(多从颈部皮下开始蔓延或仅限于颈部皮下)。胸片可提示纵隔内气体。

六、治疗

自发性气胸的治疗目的在于排出气体,缓解症状,促使肺复张,防止复发。

(一)中医治疗

1. 辨证用药

中医在治疗自发性气胸方面,有减轻症状、帮助肺复张和预防复发的作用,对少量气胸及恢复期效果较好,一般多以整体辨证,以邪实为主,从郁、瘀、痰、虚入手,治以宣肺疏肝、活血化瘀、泻肺逐饮、益气养阴。因病机混杂不单纯,临床常需斟酌合方,并注意先驱邪后扶正。

(1)浊气闭肺

临床表现:胸部窒闷剧痛,气促干咳,胸廓饱满,肋间隙增宽,大便燥结,或午后潮热,口唇、爪甲青紫,脉数。

治疗法则:肃肺降逆,通腑泻浊。

方药运用:桃核承气汤加味(桃仁、芒硝、桂枝、甘草、生大黄、青皮、沉香)。

临证指要:气滞者,可予柴胡枳桔汤;瘀象重者,加丹参、水蛭,或以血府逐瘀汤;而胸痛剧烈、口唇爪甲青紫重者,提示胸阳不振,可考虑瓜蒌薤白半夏汤、枳实薤白桂枝汤。

(2)湿热痰郁

临床表现:胸部窒闷,或刺痛不移,善太息,面色晦暗,体倦乏力,舌体胖大或有瘀斑,脉弦涩或滑数。

治疗法则:清化湿热,理气活血。

方药运用:龙胆泻肝汤(龙胆草、栀子、黄芩、柴胡、车前子、木通、甘草、当归)。

临证指要:痰热重者,可予柴胡陷胸汤、葶苈大黄汤;寒象明显者,可予定喘汤、三子养亲汤;痰湿阻肺者,可予葶苈大枣泻肺汤。

(3)肺虚气逆

临床表现:胸闷痛,心慌气短,干咳少痰,咳声无力,面色苍白,舌淡苔薄,脉细数。

治疗法则:补肺降逆。

方药运用:生脉散加味(人参、五味子、麦冬、紫苏子、蛤蚧)。

临证指要:肾不纳气者,加胡桃仁、山茱萸,或见气阴两虚者,可予生脉散合七味都气丸;咳嗽重者,加百部;脾虚乏力者,可合补中益气汤,白及补肺生肌,对气胸恢复有利,可斟酌加入。

2. 针灸治疗

患者浊气停胸,症状以咳嗽咳痰、胸痛胸闷憋气为主,故治疗可采用肺、肝、胆、心、心包经等相应经穴,如列缺、中府、太冲、章门、阳陵泉、期门、外关、内关等穴;虚证患者,着重采用相应脏腑的背俞穴及肝肾经穴位,如肺、心、肝、肾、三焦俞及气海、膏肓等穴,可用灸法。

(二)西医治疗

1. 一般治疗

15%气胸且不伴有呼吸困难的患者可单纯休息和观察。但 25%气胸量,患者不吸氧需要 20 日左右才能完全吸收,而持续高浓度氧疗(面罩呼吸,流量 3L/min)

时,气胸的气体吸收速度是不吸氧的 4 倍,肺完全复张的时间缩短至平均 5 日(3～7 日)。此外,发生气胸后可伴有通气/灌注比例失调,解剖分流和无效腔,而且在施行引流术后通气/灌注比例可暂时发生恶化,需 30～90 分钟后才改善,更强调吸氧治疗的必要性。因此,吸氧应成为气胸治疗的基本措施,并且强调休息,避免用力,保持大便通畅,减少破裂的胸膜再次破裂和破裂加重。

2. 单纯抽气

<15% 的原发性气胸复发风险是 20%～50%,>15% 的气胸可单纯细针抽气治疗或安置胸腔闭式引流。经局部消毒和麻醉后,在腋前线第 4、5 肋间置入 4 号导管,与三通接头相连接,进行抽气,直至不能抽出气体或发生突然咳嗽时停止。与气胸机连接抽气可进行胸腔测压,准确记录抽气量,当胸膜腔压力降至 2～4cmH$_2$O 时停止。术毕拔出导管。

凡是单侧气胸量>15% 的自发性气胸病例均可首先考虑施行这一治疗。其优点是简单和费用低廉。对原发和继发性气胸的成功率分别为 75% 和 37%。不足之处是不能防止气胸复发。抽气治疗失败者应安置胸管治疗。

3. 胸腔闭式引流

对于大量气胸、复发性气胸、单纯抽气后呼吸困难无缓解、张力性气胸应考虑胸腔闭式引流或外科干预。胸腔闭式引流对于 85%～90% 的第 1 次发生气胸的患者是有效的,但是对于再发性气胸的复发率达 50%,对第 3 次再发气胸的复发率达 85%。

闭式引流胸管的大小取决于若干因素,包括是否是张力性气胸、肺组织弹性的大小及是否行机械通气治疗。一般张力性气胸、肺组织有明显纤维化或者有机械通气可能的患者建议使用较大号的胸管,大号胸管气胸复张快,但可能刺激胸膜产生较多胸腔积液,加重患者的消耗,还可能因复张过快出现复张性肺水肿及心源性休克等并发症。安置闭式引流后若持续漏气而肺又未复张者,应给予负压吸引,负压为 10～20cmH$_2$O,负压吸引持续 12 小时后肺仍未复张,应考虑其他治疗方案和找原因。

4. 胸膜硬化治疗

对于胸腔闭式引流后气胸仍复张不完全的患者,可经引流管或胸腔镜用滑石粉给予胸膜固定术。目前常使用的介质是滑石粉、四环素、米诺环素和自体血等。临床工作中我们很少用,因为可能导致严重的疼痛和发热,一般用于持续漏气和高复发率的患者,如巨大肺大疱和多个肺大疱的患者。

5. 手术、胸腔镜治疗

对于同侧复发性气胸、具有职业风险的首次发作气胸和陈旧的双侧气胸需考虑外科治疗。外科治疗的时候可以切除肺大疱和肺间部的缝隙,建立胸膜腔闭合术预防气胸的再发。现在传统的开胸手术大多被微创的胸腔镜手术代替,临床证明胸腔镜或开胸的外科治疗是比较安全的,接近于零的死亡率和很低的并发症。术后并发症为5%～10%,通常较轻或可以自限,如少量漏气、胸膜渗液和渗血、伤口感染和血肿、肺炎和肺不张。

6. 针对病因治疗

对于原发性气胸,一般没必要抗生素治疗,但继发性气胸患者,尤其是慢性阻塞性肺疾病患者,多因感染加重慢性阻塞性肺疾病引起气胸,抗感染治疗很重要。其他肺炎、肺脓肿并发气胸者,也应紧急排脓和抽气,并选择有效的抗感染治疗。

七、预后与调护

自发性气胸的治疗与原发疾病、肺功能水平、气胸类型、并发症相关,早期及时处理预后良好。若无有效防护措施,5年内的原发性自发气胸为28%,继发性气胸为43%。故患者需要预防气胸,如避免剧烈咳嗽和用力屏气等动作,积极预防和治疗呼吸道感染,积极治疗原发病。

八、中医防治进展

历代中医文献中无气胸之病名,亦无专文对气胸进行阐述,但根据其发作症状的胸痛、胸闷、咳嗽、气短,归于中医之"胸痹""胁痛""咳嗽""喘证""肺胀"范畴。现代中医学认为,自发性气胸究其发病原因,有外邪乘肺,咳喘损肺,创伤肺膜及用力努责等,病位当在肺,总为气机升降失调所致。以往中医学在气胸的治疗上,多采用逐饮泻肺、通下平喘之葶苈大黄汤,或以活血化瘀止痛的血府逐瘀汤为主方,并根据寒热虚实化裁,临床上疗效可。

结合现代认知,气胸是胸膜破损引起,而胸膜从胚胎学角度来讲发生于中胚层,与肺脏的内胚层有别。从中医学角度来说,胸膜为膜,似与三焦、膜原等结构类似,故有医家提出从笔者从焦膜原理入手治疗自发性气胸,予木香流气饮(《太平惠民和剂局方》,半夏、陈皮、厚朴、青皮、甘草、香附、紫苏叶、人参、赤茯苓、木瓜、石菖蒲、白术、白芷、麦冬、草果仁、肉桂、蓬莪术、大腹皮、丁香皮、槟榔、木香、藿香叶、木通)化裁以快利三焦,在临床上亦取得满意疗效,不失为一种新思路,而三焦、膜原等理论亦有待中医人继续探寻。

九、典型病例

刘某,46岁,2016年4月25日初诊。主诉:反复气胸20年,右肺术后1个月。病史:患者1986年、1996年、2008年曾三次发作气胸,左右均有,自2014年始发作多次,医院就诊均予胸腔闭式引流缓解。2016年3月10日,患者无明显诱因再次出现气短,不伴发热及胸痛,自行休息无改善,往当地医院就诊,X线胸片示:右侧气胸,肺部压缩约50%,双肺多发肺大疱。2016年3月15日,患者于中日医院行胸腔闭式引流术,后于 2016 年 3 月 28 行全麻下右肺减容术,术中探查见多处肺大疱与胸壁粘连紧密,尤其以肺尖为重,予切除肺大疱并游离粘连,术中失血 500ml,予以输血、抗感染、镇痛、雾化、静脉营养、置管引流等治疗,于 4 月 10 日出院。2016 年 4 月 19 日,患者复查胸片示右胸术后改变,右侧包裹性液气胸,左上肺大疱。当日再次入院,并行胸腔穿刺置管引流,于 4 月 21 日出院,自觉气短仍明显,并严重乏力、眠差,遂来就诊。

中医诊察:患者体极瘦弱,舌淡红、苔薄黄,脉细数,前胸引流可见少量淡红色清稀液体。询问患者平素胃胀嗳气,纳谷不馨,大便稀溏,入睡困难,术后上述症状加重,并时有反酸,多日未排便,自汗、乏力明显,描述气短感为"气漂浮在嗓子眼,吸不到底"。辨病辨证:据其描述,当诊为喘证,患者平素体瘦不充,反复气胸,多次介入治疗,正虚、邪实并存,本次出院,虽邪气消除殆尽,然纵观脉证,知其气血大伤,略有浮热,若不扶正,恐其体虚再发,故当务之急应为从脾胃后天之本入手。补气生血生肌,并宣肺、润肾以调气机,兼以化瘀助药力,降气当以沉香为妙,因药房无药,以他药代之。处方:生黄芪 90g,生白术 10g,党参 30g,炒山药 30g,沙苑子 20g,山茱萸 30g,紫石英 30g,鸡内金 30g,焦神曲 30g,炙麻黄 10g,炒苦杏仁 10g,升麻 3g,蜂房 10g,桃仁 10g,红花 10g,炙水蛭 10g。7 剂,水煎服。

2016 年 5 月 3 日复诊:患者顺利撤管,自觉乏力、气短略改善,舌苔色转白,较前略厚。治以原法,加泽兰 10g,佩兰 10g,草果仁 5g,黄芩炭 10g,随证以祛湿。7 剂,水煎服。

期间复诊:患者下腹胀满并发凉,并略口干,以太子参 30g 代党参,并辅以麦冬 30g,淡竹叶 30g,随证,并予姜厚朴 10g,桔梗 5g,炒枳壳 10g,乌药 5g,炒小茴香 5g,肉桂 10g,黑顺片 5g、10g、20g,淫羊藿 20g,逐渐升级;补益方面以黄芪 60～120g,紫河车丸剂,以黄连 3g,降香、旋覆花、生赭石各 10g,生龙牡各 30g,煅紫贝齿 30g,随方交通心肾、降气、宁心、安眠;通过枳实 15g,肉苁蓉 20g,焦槟榔 10g,焦麦芽 10g,玄明粉 10g,调整大便。上述随证加减,服药 14 周。

2016 年 8 月 16 日复诊:患者诸症均明显改善,饮食、睡眠、二便可,予下方收功:生黄芪 60g,炒山药 30g,桃仁 10g,红花 10g,炙水蛭 3g,桔梗 3g,炒枳壳 10g,肉桂 5,黄连 3g,麦冬 30g,淫羊藿 20g,龙眼肉 10g,肉苁蓉 20g,郁李仁 20g,酸枣仁 30g,生磁石 30g,鸡血藤 30g,制巴戟天 20g,熟地黄 30g,百合 20g,配紫河车丸剂。患者续服至年底,症状基本消除后停药,后间断服用中药。

2018 年 5 月随访:患者无明显不适,气胸未再发作。

(整理自杨道文主任医师临床病案)

按语:本案患者气胸反复发作,情况较重,久病累及脾肾,出现了脾气虚弱、肾不纳气的征象。治疗着重于补气活血、降气、纳气,并随证加减处理。患者坚持调养近 1 年,终于改善。

参 考 文 献

［1］ 陈灏珠.实用内科学.14版.北京:人民卫生出版社,2013:1815-1830.

［2］ 武维屏.中西医临床呼吸病学.北京:中国中医药出版社,1998:288-289.

［3］ 韩明向.现代中医呼吸病学.北京:人民卫生出版社,2005:402-408.

［4］ 王华丽.自发性气胸治疗进展.国际呼吸杂志,2012,32(22):1756-1760.

［5］ 胡成平.胸膜疾病.西安:第四军医大学出版社,2008:72-99.

［6］ 谭旭宏.从三焦焦膜原理论治自发性气胸.中医药通报,2013,12(5):52-53.

第 15 章

睡眠呼吸暂停低通气综合征

一、概述

睡眠呼吸暂停低通气综合征(sleep apnea hypopnea syndrome,SAHS)是一种常见的睡眠呼吸紊乱疾病。睡眠呼吸暂停指睡眠过程中口鼻呼吸气流消失或明显减弱,包括阻塞性睡眠呼吸暂停低通气综合征(obstructive sleep apnea hypopnea syndrome,OSAHS)、中枢性睡眠呼吸暂停综合征(central sleep apnea syndrome,CSAS)和混合性睡眠呼吸暂停综合征(mixed sleep apnea syndrome,MSAS)。临床以 OSAHS 最为常见,主要表现是睡眠时打鼾并伴有呼吸暂停和呼吸表浅,夜间反复低氧血症、高碳酸血症和睡眠结构紊乱,导致白天嗜睡、困倦、记忆力下降、头痛、烦躁等。任何使咽腔负压增加或咽腔开放的肌肉张力减弱的因素,都会使咽壁软组织被动性塌陷,并可引发心脑肺血管并发症乃至多脏器损害,严重影响生活质量和寿命。国外资料显示,成年人中男性患病率达 4%～24%,女性达 2%～9%,肥胖者高达 50% 以上。CSAS 一般不超过呼吸暂停的 10%,起病隐匿,可出现与 OSAHS 相同的临床损害,危害较大。鉴于 SAHS 是多种全身性疾病独立危险因素,易发生夜间猝死,需高度重视和积极应对。中医学对该病没有专门论述,散见于风温、痰证、多寐、失眠等病症,多以"鼾眠证"等称之。

中医古籍对睡眠呼吸暂停综合征无专门记载,但其临床表现"睡眠时打鼾、白天嗜睡、乏力"等症状类似于中医学"鼻鼾""鼾证""鼾眠""嗜睡""但欲寐"等描述。

鼾症的描述首见于《素问·逆调论篇》:"不得卧而息有音者,是阳明之逆也,足三阳者下行,今逆而上行,故息有音也。"其意为阳明经经气上逆致鼾。《伤寒论》曰:"风温为病,脉阴阳俱浮,自汗出,身重,多眠睡,鼻息必鼾,语言难出。"说明风温热邪上壅官窍可形成鼾症。《诸病源候论·瘿瘤等病诸候》言:"鼾眠者,眠里喉咽间有声也。人喉咙,气上下也,气血若调,虽寤寐不妨宣畅;气有不和,则冲击喉咽而作声也。其有肥人眠作声者,但肥人气血沉浓,迫隘喉间,涩而不利,亦作声。"论述了鼾眠的定义与发病机制。

二、病因病机

1. 感受风温之邪

鼾证的发生时因"风气壅塞、卫气不利、引动痰湿",风温热邪壅塞机体官窍,神机不运,阴津亏伤所致。《伤寒论》曰:"风温为病,脉阴阳俱浮,自汗出,身重,多眠睡,鼻息必鼾,语言难出。"《证治准绳》曰:"风温则息鼾。"《医学衷中参西录》曰:"嗜睡无节,忽然昏倒鼾睡者,两尺洪滑有力,知其肾经实且热也。"

2. 饮食不节,嗜食肥甘

过食肥甘厚味或嗜烟酒无度,损伤脾胃,脾胃气阳虚弱,运化失司,聚湿生痰,痰浊结聚日久,脉络瘀阻则血运不畅,瘀血停聚,痰瘀互结气道致气流出入不利,冲击作声发为鼾证,痰浊瘀阻上蒙清窍则脑失荣养。《景岳全书》曰:"中气内虚、疼痛外逼,多致元阳飞越……以致声如鼾睡,痰如拽锯。"

3. 素体脾气虚弱

土不生金,肺脾气虚,日久肾气虚弱,气血生化无源,聚津生痰,无以充养肌肉,咽部肌肉失养萎弱无力,软弱塌陷,致气道狭窄,气流受阻而发为鼾证。

4. 先天禀赋异常

先天性鼻中隔偏曲、小颌畸形等上气道解剖结构异常等。

总体来说,睡眠呼吸暂停综合征主要病机为虚实兼夹,病性本虚标实,虚为肺、脾、肾气虚或阳虚,实为痰浊、瘀血,虚实可相互转化。肺气不利,脾失健运是关键。肺气虚弱,肺失宣降,不能布散津液,脾不能运化水谷精微,肾不能蒸化水液,致津液气化失职,痰浊内生,进一步阻滞气机,气滞血瘀,血运不畅而致瘀血,痰浊、瘀血是肺脾肾气化不利的病理产物,同时也是主要的致病因素。日久终致痰瘀互结,阻滞气道,形成鼾证。

三、临床表现

1. 症状与体征

(1)OSAHS患者睡眠打鼾,打鼾与呼吸暂停间歇交替发作,严重时出现窒息后憋醒、心慌、胸闷或心前区不适,白天嗜睡和困倦。夜间出现反复的呼吸暂停及低氧血症,久而久之,可影响脏器功能,出现与全身各脏器功能损害有关的各种远期并发症,如肺动脉高压、肺心病、心律失常、高血压、心肌梗死、脑栓塞、红细胞增多症、肾功能损害、代谢紊乱和性欲减退。

(2)CSAS主要为夜间无打鼾或不典型打鼾,起病隐匿,严重者夜间可出现全身发绀。夜间反复低氧血症、高碳酸血症、觉醒和微觉醒,出现失眠、睡眠不安和频繁觉醒,晨起头痛、困乏或白天嗜睡。长久出现慢性疲劳、记忆力下降及认知功能下降,部分出现抑郁症。由于个体差异,CSAS的临床表现各不相同,高碳酸血症型和非高碳酸血症型也存在一定差异。由于 CSAS 好发于心力衰竭，在导致心力衰竭临床症状加剧的同时，还会引起各种严重并发症，入脑血管意外、肺动脉高压、呼吸衰竭、高血压和心律失常等。

2. 并发症

近年来，逐渐认识到本病是一种全身性疾病，可以引起多种靶器官损害，即引发心脑肺血管并发症等。

(1)OSAHS 与高血压：多项大规模人群调查显示，OSAHS 与高血压相关，甚至是因果关系。约 50% 的 OSAHS 患者患有高血压，至少 30% 的高血压患者伴有OSAHS。高血压的发生与睡眠呼吸紊乱严重程度密切相关。顽固性高血压患者中 83% 为 OSAHS 患者，这种高血压与 OSAHS 关系更为密切。很大比例 OSA患者呈现夜间和晨起高血压，即血压昼夜节律呈反杓形。与"杓形"血压节律人群比较，非"杓形"血压节律者存活率明显减低，患者发生靶器官损害的危险性显著增加。2003 年，美国高血压评价和防治委员会第七次报告中已明确将 OSAHS 列为继发性高血压主要病因之一。

(2)OSAHS 与冠心病：OSAHS 合并冠心病常常表现为夜间心绞痛或夜间发生急性心肌梗死。OSAHS 患者冠心病患病率为 20%～30%，睡眠心脏健康研究(SHHS)中大样本多中心研究结果进一步证实了 OSAHS 与冠心病和心肌梗死显著相关。相应治疗 OSAHS 对冠心病也有良好的作用，主要表现为心血管事件减少，病死率下降。

(3)OSAHS 与心律失常：心率快-慢交替时 OSAHS 患者睡眠时最典型的心电图改变。严重 OSAHS 患者发现夜间复杂性心律失常风险是非 OSAHS 患者的2～4 倍。OSAHS 本身是导致夜间心律失常的原因之一。80% 以上的患者在呼吸暂停期间有明显的窦性心动过缓，一半以上重度 OSAHS 患者出现窦性停搏、二度房室传导阻滞、频发室性期前收缩及短阵室性心动过速等各种心律失常。目前认为，对于传导功能正常的 OSA 患者治疗 OSA 应成为缓慢性心律失常一线治疗的重要部分。

(4)OSAHS 与 2 型糖尿病：OSAHS 患者中糖尿病的患病率＞40%，而糖尿病患者中 OSAHS 患病率可达 23% 以上。Wisconsin 睡眠系列研究发现，不同程度的 OSAHS 由轻到重 OSAHS 者均与 2 型糖尿病相关。两项大规模的研究发现，打鼾是 10 年后发展为糖尿病的独立危险因素，OSAHS 不论病程长短，均与糖尿病的发生有关。持续正压通气可改善胰岛素敏感性，有助于控制血糖和降低糖化血红蛋白。

(5)OSAHS 与脑卒中：低氧时血小板聚集性增强，加之夜间脑血流缓慢，易发生夜间缺血性脑卒中。OSA 患者夜间血压升高，颅内压增高出现脑出血。

(6)OSAHS 与肺心病：OSAHS 患者肺动脉压升高，肺功能、肺动脉高压与

PaO_2 和 $PaCO_2$ 显著相关,长期肺动脉高压可引起右心室肥厚而致肺心病。

四、辅助检查

1. 体检和常规检查项目

(1)身高、体重:计算 BMI=体重(kg)/身高(m^2),注意体脂分布特点。

(2)体格检查:包括血压、颈围、腰围、颌面形态、鼻腔、咽喉部检查;特别注意有无鼻甲肥大、鼻中隔偏曲、下颌后缩、小颌畸形、咽腔狭窄、扁桃体肥大、腺样体肥大及舌体肥大;心、脑、肺、神经系统检查等;必要时行 24 小时动态血压监测。

2. 血细胞计数

特别是红细胞计数、血细胞比容(HCT)、红细胞评价体积(MCV)、红细胞平均血红蛋白浓度(MCHC)。

3. 功能检查

(1)动脉血气分析:往往检查时患者清醒,多在正常范围。

(2)肺功能检查:无特殊。

4. 影像学检查

(1)头颈部 X 线:可发现下颌畸形/缺陷、舌骨下移、软腭低垂、悬雍垂粗长等所致的上气道狭窄。

(2)多层螺旋 CT 气道三维重建:可测量上气道的横断面积、气道周围结构,以及呼吸周期中上气道的动态变化,对狭窄部位和范围进行定位,主要用于 OSAHS 辅助诊断,也可用于 OSAHS 和 CSAS 的鉴别诊断。

5. 睡眠呼吸监护适应证

(1)夜间反复打鼾,睡眠不宁,清晨头痛,白天嗜睡,易疲劳者。

(2)肥胖,睡眠时伴有明显低氧血症和心律失常者。

(3)打鼾伴有药物难于控制的顽固性高血压或不明原因的胸闷者;打鼾伴有不明原因的蛋白尿和糖尿病者。

(4)与脊柱后侧凸、肌肉萎缩有关的膈肌或胸廓损害者。

(5)通气/血流比例和弥散严重受损的肺疾病,如患肺纤维化、囊性纤维化、纤维化性肺结核者。

(6)影响呼吸中枢的疾病患者。

(7)肥胖低通气综合征。

(8)慢性高山病、夜间低氧血症者。

(9)长期服用强效利尿药,出现代谢性碱中毒影响通气功能者。

6. 睡眠呼吸监护方法

标准多导睡眠图(polysomnography,PSG)可监测脑电图、肌电图、心电图、口鼻气流及胸腹部呼吸运动。监测内容主要有直接或间接测定 PaO_2、$PaCO_2$、SaO_2。

五、诊断与鉴别诊断

1. 诊断标准

OSAHS 与 CSAS 主要区别在于是否存在夜间打鼾，OSAHS 有典型的夜间打鼾及呼吸不规则、白天过度嗜睡、经 PSG 监测显示夜间 7 小时睡眠中呼吸暂停及低通气反复发作＞30 次，或低通气指数（每小时呼吸暂停＋低通气次数）≥5 次/小时。判断呼吸暂停的依据是口鼻气流较基线幅度下降≥90％，持续时间≥10 秒。

2. 鉴别诊断

（1）原发性肺泡低通气（primary alveolar hypoventilation，PAH）：患者存在慢性呼吸性酸中毒而没有呼吸肌力不足或通气机制障碍证据。

（2）低通气综合征和其他原因低通气：低通气指睡眠过程中口鼻气流较基线水平降低≥30％，并伴有 SaO_2 下降≥4％，持续时间≥10 秒；或者口鼻气流较基线水平降低≥50％，并伴 SaO_2 下降≥3％，持续时间≥10 秒。综合临床表现、神经肌肉疾病、肺功能和 PSG 检测等资料进行鉴别。需要注意肥胖低通气综合征常和 OSAHS 并存。

（3）原发性鼾证和上气道阻力综合征：严重打鼾，但无呼吸暂停和血氧饱和度降低。

（4）病情严重程度判断：可根据临床症状、受累器官多少及严重程度、睡眠呼吸暂停低通气指数（AHI）及夜间低氧血症等综合评判。AHI 分级：轻度 5～15 次/小时，中度 15～30 次/小时，中度＞30 次/小时；夜间最低 SaO_2 分级：轻度 85％～90％，中度 80％～85％，重度＜80％。

六、治疗

（一）中医辨证论治

1. 肺脾气虚、痰湿内阻型

临床表现：日间精神差，倦怠乏力，肥胖，纳呆，脘腹胀满，多痰，大便溏，舌红，苔白腻，脉细濡。

证机概要：饮食不节，嗜食肥甘，日久伤脾，土不生金，肺脾气虚，津液不布，痰湿内阻，壅塞气道。

治疗原则：健脾化痰，顺气开窍。

方药运用：参苓白术散合二陈汤加减（党参、白术、茯苓、白扁豆、陈皮、莲子心、山药、砂仁、薏苡仁、桔梗、半夏、炙甘草）。

2. 痰浊壅塞，气滞血瘀型

临床表现：日间精神差，头身困重，胸闷胸痛，纳呆，乏力，口唇紫暗，舌有瘀斑，苔白腻，脉弦滑或涩。

证机概要:肺脾气虚,痰浊壅塞,痰浊阻滞气机,气滞血瘀,日久痰瘀互结。

治疗原则:理气化痰,活血开窍。

方药运用:涤痰汤、血府逐瘀汤加减(半夏、枳实、茯苓、橘红、胆南星、石菖蒲、党参、竹茹、当归、生地黄、桃仁、红花、枳壳、赤芍、柴胡、川芎、桔梗、牛膝、炙甘草)。

(二)西医治疗

1.一般措施

(1)运动和控制饮食等减肥措施对患者有益。

(2)单纯氧疗无效,因氧疗使缺氧时外周化学感受器的刺激消失,患者觉醒减弱,应联合呼吸机治疗。

(3)戒烟酒和避免应用镇静药。

(4)采用合适的体位如侧卧睡眠对于减轻鼾证及 OSAHS 有一定的帮助。

2.呼吸机治疗

经鼻持续气道正压呼吸(CPAP)保证上气道通畅,疗效达 90%～95%;自动调节 CPAP 呼吸机有利于提高依从性。对于重叠综合征、OSAHS 病情严重且 CPAP 压力较高及 CPAP 耐受性较差的患者可以选用双相气道正压通气(BiPAP)和伺服通气。BiPAP(S/T 模式)和自适应支持通气(ASV)是 CSAS 更好的治疗方案,伺服通气治疗复杂性 CSAS 效果更好。

3.手术治疗

鼻甲肥大、鼻息肉、扁桃体和增殖体肥大等可采用激光和手术治疗。悬雍垂腭咽成形术(UPPP)对单纯性口咽部阻塞有一定疗效;UPPP 手术近期疗效较好,远期(3～5 年)易复发,总有效率为 50%～60%。病情严重且危及生命时如无法适应呼吸机治疗或不适宜 UPPP 时,可行气管切开。

七、预后与调护

运动和控制饮食等减肥措施对本病有益。戒烟酒和避免应用镇静药。采用合适的体位(如侧卧睡眠)对于减轻鼾证及 OSAHS 有一定的帮助。SAHS 病程长,全身各器官及组织受累的严重程度及病程差异较大,需要医务人员对病情及接受的治疗方法进行长程的、定期的监测和随访。

八、中医防治进展

近年来,随着对睡眠呼吸暂停综合征病理生理的逐渐清晰,其并发症对身体功能和生活质量的影响越来越受到关注,中医擅长整体观念、辨证论治,重视患者症状、生活质量,多靶点、多器官调理本病有很大优势。其中应用的中医方法包括中医复方汤剂的辨证论治,中医外治法,如针刺、推拿、耳穴、贴敷、埋线疗法等。有临床资料表明，中医疗法可主动调节 OSAHS 患者睡眠时咽部扩张肌的神经肌肉兴奋性，提高肌张力，开放咽气道等，该方面有很大的探索空间。

九、典型病例

程某，男，个体户，48 岁，2017 年 2 月 19 日就诊。诉睡眠打鼾 6 年余，肥胖，时有胸闷憋气，日间精神差，倦怠乏力，酒后上述症状加重，排便不成形，每日 2 次，小便可，舌质红，苔黄燥中有剥脱，脉细濡。2016 年行睡眠监测检查提示中度阻塞。辨证：肺脾气虚，痰湿内阻。治则：健脾化痰，顺气开窍。处方：桔梗 30g，炒苦杏仁 10g，诃子肉 10g，石菖蒲 10g，麸炒白术 15g，炒薏苡仁 30g，砂仁 6g，莲子心 15g，炒山药 30g，炒扁豆 10g，酸枣仁 15g，辛夷 10g，化橘红 6g，炙水蛭 10g。14 剂，水煎服。

二诊：患者自诉服药后鼾声减轻，精神较前好转，乏力减轻，仍有大便不成形，舌淡红，苔薄白，脉弦细。处方：桔梗 30g，炒苦杏仁 10g，诃子肉 10g，石菖蒲 10g，麸炒白术 30g，炒薏苡仁 30g，砂仁 6g，莲子心 15g，炒山药 30g，炒扁豆 10g，酸枣仁 15g，辛夷 10g，化橘红 6g，炙水蛭 10g。14 剂，水煎服。

三诊：服药后鼾声较前减轻，睡眠呼吸暂停次数减少，日间精神及倦怠乏力好转，记忆力增强，白天犯困症状好转，排便成形，每日 1 次。

（摘自中日医院中医呼吸科张纾难教授门诊病例）

按语：患者平素嗜食肥甘厚味，饮食不规律，日久伤及脾胃，脾胃失运，痰湿内生。痰湿上壅于咽喉，阻塞气道，发为鼾证，用药桔梗、杏仁、诃子、石菖蒲畅通气道，炒白术、炒山药益气健脾；炒薏米、砂仁、炒扁豆、化橘红燥湿化痰；莲子心、酸枣仁安神定志；辛夷通塞利窍，诸药共奏健脾化痰，顺气开窍之功。

参 考 文 献

［1］ 中华医学会呼吸病分会睡眠呼吸疾病学组.阻塞性睡眠呼吸暂停低通气综合征诊治指南（2011 年修订版）.中华结核和呼吸杂志,2012,35(1):9-12.

［2］ 何权瀛,陈宝元.睡眠呼吸病学.北京:人民卫生出版社,2009:89,103,119,131,148,270,281.

［3］ 睡眠呼吸暂停与心血管疾病专家共识写作组.睡眠呼吸暂停与心血管疾病专家共识.中华结核和呼吸杂志,2009,32(11):812-820.

［4］ 中华医学会呼吸病分会睡眠学组,中华医学会糖尿病分会.阻塞性睡眠呼吸暂停与糖尿病共识.中华结核和呼吸杂志,2010,33(5):326-330.

［5］ 钟南山,刘又宁.呼吸病学.北京:人民卫生出版社,2003:765-774.

［6］ 陈灏珠,林果为,王吉耀.实用内科学.北京:人民卫生出版社,2013:1848-1850.

［7］ 李建委.中医对阻塞性睡眠呼吸暂停低通气综合征的认识与治疗进展.中国实用医药，
     2008(28):185-187.

［8］ 李际强,谷孝芝,黄颖,等.睡眠呼吸暂停综合征的中医药治疗进展.云南中医学院学报，
     2016,39(02):99-102.

第16章

呼吸衰竭

第一节　急性呼吸衰竭

一、概述

呼吸衰竭是一组临床综合征,是指由于肺内、肺外的各种原因导致肺通气或换气功能障碍,引起气体交换失常,在静息状态或海平面大气压强下出现严重缺氧,伴或不伴有二氧化碳潴留。临床上呼吸衰竭可分型如下:按病程可分为急性呼吸衰竭及慢性呼吸衰竭;按动脉血气分析结果可分为Ⅰ型呼吸衰竭(低氧血症型呼吸衰竭)及Ⅱ型呼吸衰竭(高碳酸血症型呼吸衰竭);按病理生理可分为肺衰竭及泵衰竭。国外一项研究提示,急性呼吸衰竭在重症监护室的患病率为57%,并且48%的急性呼吸衰竭患者在重症监护室住院期间死亡,而死亡的独立预后因素主要包括:年龄>64岁、血液系统恶性肿瘤史或艾滋病史、急性肺损伤、疾病的严重程度等。呼吸衰竭的病理生理过程主要包括:①通气/血流灌注比例(V/Q)失调:即每分钟肺泡通气量与每分钟肺血流量的比值失调,正常情况下 V/Q≈0.8,V/Q>0.8 常见于肺栓塞、右心衰竭等导致肺血流量减少,V/Q<0.8 常见于肺气肿、慢性阻塞性肺疾病、中枢神经系统疾病、神经肌肉疾病等引起的通气功能障碍,V/Q 比值失调主要见于Ⅰ型呼吸衰竭,CO_2 升高多不明显;②肺泡通气不足:指单位时间内进入肺泡的新鲜气体不足,导致低氧血症及二氧化碳潴留,是Ⅱ型呼吸衰竭的主要原因;③弥散障碍:气体交换通过肺泡-毛细血管膜的弥散来完成的,肺泡膜增厚、气体弥散面积减少、气体与血液接触的时间变短等均会影响到氧气的交换,出现低氧血症。

二、病因病机

急性呼吸衰竭是先天禀赋不足,或因气血虚衰,外感六淫邪气及温热毒邪,或中风中脏腑时出现闭证或脱证,或伤损、产后瘀血留滞,电击、溺水、烧伤、烫伤,疮毒内攻及水湿犯肺等,导致肺气郁闭,宣降失常所致。

(一)病因

1. 外感邪气

肺在脏腑中其位最高,为五脏六腑之华盖,当外感风、寒、暑、湿、燥、火之邪气,或疫疠之气时,即可发为咳嗽、喘憋等症。尤其以疫疠之气是一种具有强烈传染性的致病邪气,最易导致本病,吴又可《温疫论》所说"非风、非寒、非暑、非湿,乃天地间别有一种杂气所感";此气"无形可求,无象可见,况无声非无臭"。如《诸病源候论》所说:"人感乖疠之气而生病,则病气转相染易,乃至灭门。"触之者多通过口鼻进入肺内,发病急骤、来势凶猛、病情险恶、变化多端、传变迅速、病死率高等特点,可在人群中广为流行。

2. 瘀血停滞

严重跌仆损伤、沸水烫伤、火焰烧伤,以及产后等,均可导致瘀血留滞,气机逆乱,上干于肺,可致喘促。

3. 痰浊壅滞

肺、脾、肾三脏的气机失调均可引起痰饮内生,痰浊致病广泛,变幻多端,阻于气道则肺气不利,可见咳嗽、咳痰、喘促,久而化热,痰热内扰心神,则见神昏、谵语等。

4. 内伤

内伤七情、饮食失宜或劳逸过度均可影响肺脏气机,如过怒伤肝,肝气犯肺,出现咳嗽、喘憋,同时怒则气上,阳气暴涨,上扰清空,出现中风中脏腑,亦可出现急性呼吸衰竭之象。饮食不节,伤及脾胃,脾气不足,痰浊内生,贮于肺脏,可见咳喘诸症。劳力过度、劳神过度和房劳过度均可伤及正气,正气虚弱则易感外邪。

(二)病机

1. 外邪犯肺,肺失宣降

外感六淫之邪或疫疠之气时,邪蕴于肺,邪热壅肺,则肺气不得宣降,因而上逆作喘。若毒热过盛,正不胜邪,易致毒热内陷,毒热酿痰,痰热壅肺,肺失宣降而作喘。热传阳明,则热结胃肠,腑气不通,浊气上逆导致肺气不降而作喘。

2. 痰浊犯肺,肺气壅滞

饮食不当,恣食生冷、肥甘,或嗜酒伤中,脾失健运,痰浊内生;或多种疾病影响于肺,致肺气受阻,气津失布,津凝痰生,痰浊内蕴,上阻肺气,肃降失常,肺气壅滞,发为喘促。

3. 本虚标实,相互转化

肺气虚损可累及脾肾,脾失健运,气血化生无源,肾虚摄纳失常,气不归元,气逆于肺则喘促。肺主通调,脾主转输,肾司开阖,肺、脾、肾俱虚,则三焦决渎失职,水湿泛溢,致全身水肿,水气凌心则心悸气喘。肺虚不能治理调节心血运行,血脉瘀阻,必累及于心。心气亏虚,不能帅血运行,血行瘀滞则心悸,喘促加重。

(三)病机转化

急性呼吸衰竭发病迅即,变化较快,初起邪壅肺气,气机逆乱,出现暴喘,如失治误治,毒火弥漫,气机逆乱,内传营血,血热搏结,热扰心神,以致烦躁不安,甚则热入心包,神志被蒙,出现神昏、谵语,若迫血妄行,则发衄血。后期累及于肾,加之毒热为阳邪,最易耗气伤阴,轻则气阴两伤,重则气阴两竭,甚至因正虚邪盛,最终则出现气阴衰败、亡阴亡阳之垂危证候。

三、临床表现

1. 临床症状

急性呼吸衰竭的临床症状主要包括如下 4 个方面。

(1)原发病表现:导致呼吸衰竭的原发疾病种类繁多,如头部疾病:脑血管疾病、颅内感染、颅内占位、外伤等,可有头痛、恶心、呕吐、意识障碍、肢体活动不利等症状及相应的体征。肺部疾病:肺部感染、支气管哮喘、间质性肺疾病、急性呼吸窘迫综合征等,可有发热、咳嗽、咳痰、呼吸困难等症状。

(2)低氧血症表现:根据缺氧轻重,主要表现为活动后气短、注意力不能集中、定向障碍、呼吸困难、发绀、烦躁、神志异常、昏迷等。

(3)高碳酸血症表现:可有头晕、头痛、多汗、肌肉震颤、球结膜充血水肿、呼吸深快或浅慢、表情淡漠、昏睡、昏迷。

(4)并发症的表现:急性呼吸衰竭可导致全身多个系统的并发症而有相应临床症状,如心悸、胸闷、水肿、腹胀、腹痛、呕血、黑粪、少尿、无尿、凝血功能障碍等。

2. 体征

皮肤红润、温暖多汗,末梢发绀,球结膜充血、水肿,瞳孔常缩小,眼底检查可见血管扩张或视盘水肿,鼻翼扇动,口唇和口腔黏膜发绀,吸气三凹征,颈静脉充盈或怒张,双肺闻及干和湿啰音,心率增快,严重二氧化碳潴留可出现腱反射减弱或消失,锥体束征阳性等。

四、辅助检查

1. 一般检查

血常规、尿常规、便常规、肝功能、肾功能、凝血功能、C 反应蛋白、降钙素原、痰涂片、痰培养、心电图、胸部 X 线片、腹部超声等。为明确呼吸衰竭诊断,必须完善动脉血气分析。

2. 特殊检查

由于导致急性呼吸衰竭病因较多,为明确原发病,需完善多种检查,如考虑会咽炎、气管狭窄、声带麻痹、喉癌等上呼吸道疾病,需行喉镜、颈部 CT 或 MRI 等检查;气胸、血胸、大量胸腔积液等胸廓或胸膜疾病,需行胸部 X 线片或 CT 检查;肺部感染、支气管哮喘、肺部占位、间质性肺疾病、急性呼吸窘迫综合征、肺栓塞等肺部疾病,需完善胸部 X 线片、胸部 CT、痰病原学、血浆 D-二聚体、肺通气灌注扫描、肺动脉 CTA、支气管镜等检查;如怀疑急性脑血管病、颅内感染、颅内占位、脑外伤等脑部疾病,需完善头部 CT、头部 MRI、腰椎穿刺术等检查;有机磷中毒、低钾性周期麻痹、低磷血症、膈肌麻痹、重症肌无力、进行性肌营养不良等神经肌肉疾病,需要完善血生化、新斯的明试验、肌电图及肌肉活检等检查。

五、诊断与鉴别诊断

1. 诊断要点

急性呼吸衰竭诊断要点主要包括:有引起急性呼吸衰竭的基础病病史及此次发病的诱因;有低氧血症伴或不伴有高碳酸血症的临床症状及体征;明确诊断急性呼吸衰竭,需要动脉血气分析,在海平面大气压下及呼吸空气时,动脉血 $PaO_2 <$ 60mmHg,$PaCO_2$ 正常或偏低(<35mmHg)可诊断为 I 型呼吸衰竭;如动脉血 $PaO_2 <$ 60mmHg,伴有 $PaCO_2 >$ 50mmHg,则可诊断为 II 型呼吸衰竭。

2. 鉴别诊断

(1)心源性肺水肿:心源性肺水肿导致的呼吸困难与体位有关,肺水肿的啰音多在肺底部,咳粉红色泡沫样痰,用利尿药、扩张血管药、强心药物治疗效果较好。

(2)自发性气胸:自发性气胸出现呼吸困难症状常突然发作,伴一侧胸痛,患者紧张,胸闷,甚至心率增快、心律失常,强迫坐位,发绀,大汗,意识不清等。患侧局部隆起,呼吸运动和语颤减弱,叩诊呈鼓音,听诊呼吸音减弱或消失。

六、治疗

本病起病急骤,病情发展迅速,须及时抢救方能挽救生命。西医治疗包括祛除病因、保持呼吸道通畅、促进氧气摄取和二氧化碳排出、纠正酸碱失衡及电解质紊乱、维持重要器官(心、脑、肺、肾)的功能及抗感染等。中医治疗本病根据"急则治其标"的原则,以清热解毒、化痰平喘、开窍醒神、益气、回阳、固脱为先。

(一)中医治疗

1. 辨证用药

(1)邪毒炽盛证

临床表现:气息喘促,张口抬肩,痰涎壅盛,口唇青紫,口渴便秘,高热,烦躁不安,甚则神昏谵语,舌质红绛,苔黄,脉滑数。

证机概要:热邪袭肺,痰浊阻滞,肺气不降。

治疗法则:清热解毒。

方药运用:清瘟败毒饮(生石膏、生地黄、水牛角、黄连、生栀子、桔梗、黄芩、知母、赤芍、玄参、连翘、鲜竹叶、甘草、牡丹皮）。若有脓痰者,加鱼腥草、败酱草、金荞麦、蒲公英、紫花地丁等清化热痰;若饮邪郁而化热,兼外有表邪,咳喘上逆者,可选用越婢加半夏汤解表清里;热甚而闭者,予紫雪丹、安宫牛黄丸开窍醒神。

临证指要:此证为急性呼吸衰竭常见证型,尤其是感受时疫之邪时,邪毒犯于肺卫,传变最速,内陷营血则出现神昏谵语,治疗时当清气凉营解毒,以截断病势。

（2）腑实气逆证

临床表现:痰涎壅盛,喘促不宁,发热不恶寒,腹满便秘,烦躁不安,舌红,苔黄腻,脉滑数或沉滑数,右寸脉实大。

证机概要:痰热蕴结,腑气不通。

治疗法则:清热泻火、通腑降逆。

方药运用:陷胸承气汤加减（瓜蒌仁、枳实、生大黄、半夏、黄连、芒硝）。痰多黄黏者,酌加鱼腥草、连翘、金荞麦、冬瓜子清热化痰;喘甚者,可加炙麻黄、杏仁、葶苈子、厚朴以宣肺降逆平喘;热邪较盛者,加黄芩、石膏、寒水石、知母以清热泻火。

临证指要:肺与大肠表里同气,肺气化精,滋灌大肠,若痰火结闭,肺气失降,大肠之气痹,胸膈痞满而痛,甚则神昏谵语,腹满便闭,当通腑泄热,腑气得通,则肺气自降,喘促得宁。

（3）痰热壅肺证

临床表现:喘咳气涌,动则喘甚,咳嗽,痰多色黄,质黏稠,胸闷,发热,口渴,大便秘结,尿赤,舌质红,舌苔黄腻,脉滑数。

证机概要:邪热犯肺,灼津成痰,痰热阻肺,肺失宣肃。

治疗法则:清热泻肺,化痰平喘。

方药运用:桑白皮汤（桑白皮、黄芩、黄连、栀子、紫苏子、杏仁、贝母、半夏）。若热盛者,可加用生石膏、金荞麦、鱼腥草以清肺热;痰多质稠者,加瓜蒌、竹茹、胆南星、冬瓜子以清化热痰;大便秘结,喘促较盛者,加葶苈子、瓜蒌子、厚朴、莱菔子、大黄、芒硝以降气化痰通腑。若瘀血较重者,加用桃仁、红花、炙水蛭、三棱、莪术等以加强活血通脉之力。

临证指要:本证是痰热互结,壅闭于肺,致使肺失宣降而表现的实证,治疗时当以清热化痰,以恢复肺气宣发肃降功能为要务,宣肃如常则咳喘可平。

（4）热瘀伤络证

临床表现:咳喘,身热谵语,面及四肢发绀,皮下瘀血,紫斑,或呕血,便血,脉细数,舌红绛少苔。

证机概要:热毒炽盛,迫血妄行。

治疗法则:清热解毒,凉血散瘀。

方药运用:犀角地黄汤（水牛角、生地黄、芍药、牡丹皮）。若见蓄血,喜忘如狂者,邪热与血瘀互结,加大黄、黄芩以清热逐瘀,凉血散瘀;热伤血络,破血妄行之出血,加白茅根、侧柏炭、小蓟以凉血止血。

临证指要:热入血分,迫血妄行为本方的主证,离经之血,留而为瘀,或热与血结成瘀,相当于急性呼吸衰竭并发弥散性血管内凝血阶段,故当以清热解毒,凉血散瘀为法。

(5)水气凌心证

临床表现:咳喘,胸闷,心悸,肢体水肿,尿少,面颊及四肢末端发绀,脉沉弦或结代,舌质暗红或淡紫,苔薄白微黄。

证机概要:肾阳虚衰,不能制水,水饮凌心射肺。

治疗法则:温阳利水,泻肺平喘。

方药运用:真武汤合葶苈大枣泻肺汤(黑顺片、茯苓、白术、白芍、生姜、葶苈子、大枣)。胸闷、心悸、喘促较重者,可加用桂枝、细辛温阳化气;水肿明显者,酌加生黄芪、茯苓皮、冬瓜皮、大腹皮、防己以利水消肿,严重者可予牵牛子、甘遂以攻逐水饮。

临证指要:本证为虚实夹杂之证,肾不主水,水饮内停,治疗时攻补兼施,以葶苈大枣泻肺汤下气行水,真武汤补益肾中元阳。

(6)气阴两虚证

临床表现:喘促短气,气怯声低,咳声低弱,咳痰稀薄,自汗,畏风,或咳呛,痰少、质黏,烦热口干,咽喉不利,面部潮红,舌质淡或舌红苔剥,脉软弱或细数。

证机概要:元气耗伤,阴液亏损。

治疗法则:益气养阴。

方药运用:补肺汤合生脉散(人参、黄芪、桑白皮、熟地黄、紫菀、五味子、麦冬)。若阴虚较重者,可加沙参、玉竹、石斛、百合等养阴生津;咳痰黏稠者,加瓜蒌、杏仁、梨皮以润肺化痰;邪热未清者,可予以竹叶石膏汤加减。

临证指要:热病后期,邪气已衰,但气阴耗伤,故治当以益气养阴为主。此外,急性呼吸衰竭患者行机械通气时因呼吸肌无力,导致脱机困难,也多表现为气虚为主,或兼有阴虚之象,而气虚以肺气、脾气不足为主,少数疾病(如糖原贮积病者)可表现为先天肾气不足。

(7)阳微欲绝证

临床表现:呼吸浅表,气不得续,或时断时续,汗出如珠,四肢逆冷,烦躁不安,怯寒畏冷,面色苍白或紫暗,舌紫暗,苔薄白少津,脉沉细无力或脉微欲绝。

证机概要:邪胜正衰,阳气极度衰疲。

治疗法则:回阳救逆。

方药运用:参附汤[红参(另炖)、附子(先煎)]。

临证指要:元气大亏,阳气暴脱,为临终前常见病证,随时可出现呼吸停止,须予以中西医结合积极抢救。兼痰涌气阻,痰稠量多,喉间痰鸣者,少兼以化痰,或兼血瘀不行，唇面青紫者，亦可化瘀，但需以益气回阳、固脱救肺为主。

2. 成药制剂

（1）清开灵注射液：每日 2～4 支（20～40ml），以 10% 葡萄糖注射液 200ml 或氯化钠注射液 100ml 稀释后静脉滴注。清热解毒，化痰通络，醒神开窍。适用于热毒犯肺证。

（2）礞石滚痰丸：每次 9g，每日 2 次，口服。清热化痰。适用于痰热内盛证。

（3）猴枣散：每次 0.3g，每日 2 次，口服。清热化痰。适用于痰热内盛证。

（4）苏合香丸：每次 1 丸，口服，每日 2 次。芳香化浊，开窍醒神。适用于痰蒙神窍证。

（5）黑锡丹：每次 1.5g，每日 1～2 次，淡盐汤送服。升降阴阳，坠痰定喘。适用于阴盛阳衰、上盛下虚证。

（6）参附注射液：每次 20～100ml，5%～10% 葡萄糖注射液 250～500ml，静脉滴注；或每次 5～20ml，5%～10% 葡萄糖注射液 20ml，静脉推注。回阳救逆，益气固脱。适用于阳微欲绝证。

3. 针灸疗法

（1）急性呼吸衰竭进行机械通气时会出现不同程度胃肠道功能紊乱，重症患者还会出现腹腔高压，甚至腹腔间隔室综合征，可选取中脘、内关、足三里、天枢、上巨虚、下巨虚等穴进行针刺，以达到行气消胀的目的。

（2）对于危重症多发神经病、重症肌无力、进行性肌营养不良等多种疾病所致呼吸肌无力，以至于撤机困难的患者，可从"治痿独取阳明"观点出发，由于胃为水谷之海、气血生化之源，需补益中焦脾胃，可针刺中脘、足三里、脾俞、胃俞等穴。

（3）急性呼吸衰竭患者行机械通气过程中出现人机对抗时，在镇静药物基础上加用针刺"四关穴"（双侧合谷、双侧太冲），可起到镇静安神，减少镇静药物用量的功效。

（二）西医治疗

1. 保持气道通畅

根据患者具体情况可吸出口腔分泌物、咽喉部位分泌物及胃内反流物，鼓励患者咳痰，指导患者有效咳嗽咳痰，可用纤维支气管镜吸出呼吸道分泌物，必要时需机械通气。

2. 氧疗

各种原因引起的急性 Ⅰ 型呼吸衰竭及 Ⅱ 型呼吸衰竭均需要进行氧疗以纠正缺氧状态，可通过鼻导管、鼻塞、面罩及机械通气等方式给氧，使 $PaO_2 > 60mmHg$，$SpO_2 > 90\%$。Ⅱ 型呼吸衰竭患者，给予持续低流量吸氧，即吸入氧浓度 FiO_2（$0.21 + 0.04 \times$ 氧流量）为 28%～30%，高浓度给氧有可能加重二氧化碳潴留。

3. 机械通气

包括无创机械通气及有创机械通气，通过机械通气可提供一定水平的分钟通气量以改善肺泡通气,改善氧合,纠正呼吸性酸中毒,对气道阻力较高和肺顺应性较低者,机械通气可降低呼吸功耗,缓解呼吸肌疲劳。急性呼吸衰竭时,对于神志清楚、气道分泌物不多、呼吸规整的患者,可给予无创机械通气。经积极治疗后病情仍继续恶化、出现意识障碍,呼吸形式严重异常:如呼吸>40 次/分或<6 次/分,节律异常,自主呼吸微弱或消失,血气分析严重通气和氧合障碍,尤其是充分氧疗后仍然 $PaO_2 < 50mmHg$,$PaCO_2$ 进行性升高,pH 值进行性下降时应当建立人工气道,给予有创机械通气。对于严重呼吸衰竭,有条件的医院可应用体外膜肺氧合(ECMO)。

4. 抗感染

呼吸道感染及肺部感染是急性呼吸衰竭最常见诱因及加重因素,且急性呼吸衰竭亦会继发呼吸系统感染,机械通气过程中常常引起呼吸机相关肺炎,因此抗感染治疗在急性呼吸衰竭时非常重要,多根据气道分泌物培养及药敏结果调整抗感染方案。

5. 纠正酸碱平衡紊乱及电解质紊乱

急性呼吸衰竭时容易出现呼吸性酸中毒、碱中毒,代谢性酸中毒及碱中毒,以及混合性酸碱平衡紊乱,以及电解质紊乱,需要及时纠正。

6. 并发症防治

急性呼吸衰竭可引起多个系统的并发症,如应激性溃疡、心功能不全、肝肾功能障碍、气胸等,应注意防治。

7. 营养支持

患者发生急性呼吸衰竭时,能量消耗较平时增大,故需要给予营养支持治疗,目的是减轻呼吸负荷、提高机体抵抗力和恢复体力,根据患者情况选择肠外或肠内营养。

七、预后与调护

急性呼吸衰竭病死率高低与能否早期诊断,合理治疗有密切关系,开始抢救的时间直接影响预后。急性呼吸衰竭的病程视原发病而定,严重者可于数小时内死亡,也可持续数天至数周,演变成慢性呼吸衰竭。研究显示,急性呼吸衰竭患者行机械通气治疗时,早期接受低剂量肠内营养与标准剂量肠内营养有利于降低高血糖发生率,且患者胃肠道耐受情况较好,而高血糖是急性呼吸衰竭患者出现死亡的独立危险因素之一。

八、中医防治进展

中医学无急性呼吸衰竭这一病名,结合其临床表现,可归属于"喘证""暴喘""痰饮""肺胀""心悸""惊厥""闭证""脱证"等疾病范畴,姜良铎主编的《中医急诊学》中将急性和慢性呼吸衰竭概括为"肺衰病"。

现代中医学家对急性呼吸衰竭的论述并不多,洪广祥认为急性呼吸衰竭多因感受了暑温、火毒之邪,发病迅猛,具有"火性急迫"的特点,初起时气分热盛,进而出现神昏、谵语等热入营分之象,或初起即表现为气营两燔。洪氏将急性呼吸衰竭分为如下七个证型:热毒犯肺、痰火壅肺、腑结肺痹、气阴两竭、痰瘀阻肺、水凌心肺、喘脱。

国医大师刘尚义教授认为,肺衰病之病性为肺气不利、痰浊(热)内阻,由浅入深,积久骤变,形成痰瘀壅肺,气不肃降,后期多见肺胃阴伤,余邪未去,而气机不利贯穿于肺衰病的整个病程之中,治疗以宣畅肺气、祛湿化痰为总则,调畅气机是特点,力能恢复肺宣发、肃降功能,创立了"保金立甦汤"用于痰热壅肺证。全方由海浮石、炙麻黄、葶苈子、桔梗、冬凌草、萆草、紫菀、百部、川芎组成。并提出"甘寒生津""咸寒育阴""大补元阴"等"养阴三法"用于肺衰病后期。王维益等通过对急性脑血管意外所致中枢性呼吸衰竭进行临床特点回顾性分析得出:中医证型分布为痰热腑实＞痰蒙神窍证＞痰浊瘀闭证＞痰火瘀闭证＞热入心包证,痰＞热(火)＞瘀,这与其中风中脏腑的基础疾病有关。

作为以中医药理论为指导,采用现代科学技术和方法提取有效物质制成的中成药注射剂,在治疗急性呼吸衰竭方面主要有痰热清注射液及血必净注射液。研究显示,痰热清注射液治疗急性呼吸衰竭时,可改善呼吸困难症状,减轻低氧血症。吴静华通过对老年重症肺炎并发急性呼吸衰竭患者进行研究,在常规西医治疗基础上加用血必净注射液(红花、赤芍、川芎、丹参、当归等)静脉滴注,可明显改善氧合,降低急性生理与慢性健康评分(APACHE Ⅱ 评分),并能下调全身炎症因子水平。

九、典型病例

病例 1

陶某,女,85 岁。2012 年 8 月 25 日主因"双下肢发凉、疼痛 20 余小时"于北京宣武医院血管外科住院治疗。入院后急诊行"右股动脉切开取栓术＋右小腿肌筋膜切开减张术",术后出现喘憋、呼吸困难、低氧血症。2012 年 9 月 17 日转入 ICU治疗,考虑肺部感染,予抗感染、雾化排痰治疗无缓解。2012 年 9 月 20 日查动脉血气示:pH 7.168,$PaCO_2$ 80mmHg,给予气管插管接呼吸机辅助通气。2012 年 10月 19 日出现感染性休克,予亚胺培南西司他丁钠、替考拉宁、舒他西林、氟康唑、米诺环素等抗感染治疗,同时予血管活性药物维持血压。2012 年 10 月 23 日痰培养鲍曼不动杆菌(多重耐药菌);尿培养白假丝酵母菌;降钙素原 1.44ng/ml。西医诊断:①感染性休克(肺部感染、泌尿系感染);②多脏器功能衰竭(急性呼吸衰竭、急性肾衰竭);③右下肢动脉栓塞;④抗生素相关性腹泻;⑤心房颤动;⑥陈旧性脑梗死;⑦肥厚性心肌病(梗阻型)。患者多重耐药菌感染,气管切开呼吸机辅助呼吸(PS 14cmH$_2$O,PEEP 4cmH$_2$O,FiO$_2$ 40%,SpO$_2$ 98%),脱机困难,急性肾衰竭(血肌酐 323μmol/L),家属不同意行床旁血滤,于 2012 年 10 月 25 日请杨道文主任医师会诊。诊察:患者可自主睁眼,四肢可活动,但无遵嘱动作,体温正常,鼻饲饮食,神志欠清,有痰,色白质黏,腹胀,四肢水肿明显,时有头摇,大便溏泄次数多,舌质红,无苔,舌下瘀,脉沉滑。辨证:肺衰病 气阴双亏,湿瘀内阻证。治法:益气养阴、健脾利水、活血祛瘀。处方:生黄芪 120g,百合 20g,麦冬 60g,西洋参 30g,楮实子 30g,防己 10g,川椒目 10g,茯苓皮 30g,伏龙肝 60g,干姜炭 10g,大腹皮 10g,炒白术 10g,车前草 10g,黄芩炭 20g,神曲 30g,生鸡内金 30g,川贝母 5g,浙贝母 10g,水蛭 10g。7 剂,每日 1 剂,浓煎 100ml,早晚分服。

二诊:神志好转,痰色白,量减少,肢肿大减,腹泻已停,头部震颤,时有肌肉抽搐,尿量可,舌淡红,苔白,脉沉。效不更方,在益气养阴、化瘀活血的基础上,佐以搜风通络、开窍止痉之品。处方:生黄芪 120g,生白术 10g,麦冬 60g,太子参 60g,石斛 10g,百合 10g,生侧柏 10g,赤芍 30g,浙贝母 10g,川贝母 10g,蜈蚣 3 条,全蝎 10g,水蛭 3g,石菖蒲 10g,远志 10g,炒神曲 30g,生鸡内金 30g,炒麦芽 10g,鳖甲 20g,体外培育牛黄(冲服)0.3g。6 剂,每日 1 剂,浓煎 100ml。

三诊:体温正常,神志清,可遵嘱张口视舌,头部震颤消失,上肢时有抽搐,痰色黄,质稀,下肢不肿,双上肢轻度水肿,无腹泻,尿量可,舌淡红,苔白乏津,脉沉。仍以益气养阴、化痰活血健中为法。处方:生黄芪 120g,炒白术 10g,炒山药 20g,太子参 60g,百合 20g,生侧柏 10g,金荞麦 30g,浙贝母 10g,川贝母 10g,全蝎 10g,蜈蚣 3 条,焦神曲 30g,焦麦芽 20g,焦山楂 10g,鸡内金 30g,焦槟榔 10g,水蛭 10g,赤芍 30g。6 剂,每日 1 剂,浓煎 100ml。

四诊:已成功脱机,鼻饲管畅,有痰、色白量少,大便每日 2 次、呈糊状,体瘦,四肢肌肉脱失,无腹胀,头部及四肢震颤消失,舌淡苔白,脉沉滑。治以益气健脾化痰为法。处方:生黄芪 120g,炒白术 10g,炒山药 30g,陈皮 10g,姜半夏 10g,茯苓 30g,厚朴 10g,紫苏子 20g,白芥子 10g,莱菔子 30g,百合 10g,麦冬 30g,炒神曲 30g,鸡内金 30g,浙贝母 10g,黄芩炭 15g。10 剂,用法同前。上方服用后病情进一步好转,并转普通病房治疗。

按语:本案患者因年老体衰,手术后损伤气血导致肺部感染,且为多重耐药菌感染,病情进一步进展引起多脏器功能衰竭,病情凶险。而中医治疗此类急症、重症时,需透过现象看到疾病本质,即"病机为本,证候为象"。经中医益气养阴、健脾利水、活血祛瘀治疗后,病情好转,可谓效如桴鼓。本案剂量均较常规用量为大,恰如蒲辅周在《论"保胃气"诸法》中所言"病重药轻如隔靴搔痒,只能养患耳"。只要辨证准确,大可放胆用之,也说明辨证准确,紧扣病机,审机论治乃中医临证取效的要旨。

病例 2

许某,女,16 岁。主因"活动耐力下降 10 余年,加重伴呼吸困难、双下肢水肿 1 月余"以呼吸衰竭入院。患者于 10 余年前无明显诱因出现活动耐力下降,主要表现为体育活动能力差,跑步较同龄儿童慢,不能完成仰卧起坐动作,体重不升。1 个月前加重,并出现口唇、甲床发绀,活动后呼吸困难,双下肢水肿,就诊于锦州医科大学附属第一医院,给予呼吸兴奋药、扩张血管药及利尿药等对症治疗,效差,转入中日友好医院急诊治疗期间症状继续加重,出现意识丧失。血气分析示:pH6.93,PaCO$_2$ 测不出,PaO$_2$ 61mmHg,乳酸 0.4mmol/L,碱剩余测不出,予气管插管接有创呼吸机辅助通气后转入呼吸与危重医学科四部。查体:体温 38.0℃,脉搏 96 次/分,呼吸 24 次/分,血压 89/48mmHg。镇静未醒,经口气管插管,右肺可闻及干啰音,左肺呼吸音低,心律齐,未闻及病理性杂音,双下肢无水肿。辅助检查:协和医院送检:α-葡萄糖苷酶 5.4nmol/(h·mg)(参考值 62.3～301.7),明显低于正常。肌电图:右侧胫前肌 MUP 多相波增多,可见肌强直样放电,右侧股四头肌 MUP 卫星电位增多,可见大量肌强直样放电。肌活检 HE 染色肌纤维直径变异增加,肌纤维内出现大小不等空泡,PAS 染色部分肌纤维糖原增多,部分糖原流失形成空泡,经多学科会诊,明确诊断Ⅱ型糖原贮积病。西医诊断:①糖原贮积病(Ⅱ型),Ⅱ型呼吸衰竭,肺动脉高压,三尖瓣关闭不全;②肺部感染;③肝功能异常。此病治疗方案为 α-重组阿葡糖苷酶替代,但该药国内未上市,且价格昂贵,余治疗以呼吸支持为主,由于患者脱机困难,2016 年 11 月 17 日请杨道文主任医师会诊加用中药治疗。诊察:患者软软无力,气怯,腹胀,排气可,常腹泻,幼年出现五软五迟情况,月经量少,脉细无力。舌苔无法观察。辨证:痿证,肺脾肾虚,兼有气滞、湿邪。治以补肺益肾,健脾化湿行气。处方:生黄芪 60g,炒白术 10g,防风 3g,炙麻黄 10g,杏仁 10g,炙枇杷叶 10g,炙百部 10g,厚朴 10g,木香 5g,枳壳 5g,炒山药 30g,炒芡实 30g,车前草 10g,鸡内金 30g,焦神曲 30g,炮穿山甲 5g,骨碎补 10g,补骨脂 10g,川续断 10g,桑寄生 10g,太子参 10g,紫河车 10g。4 剂,鼻饲,每日 1 剂。

二诊:药后体温正常,大便溏,纳差,腹胀,排气则舒,舌淡红,苔白腻,脉沉。处方:生黄芪 90g,炒白术 10g,蜂房 10g,炒山药 30g,芡实 30g,木香 10g,砂仁 10g,陈皮 10g,姜半夏 10g,厚朴 5g,枳实 5g,莱菔子 30g,鸡内金 30g,焦神曲 30g,焦槟榔 10g,焦山楂 10g,焦麦芽 10。7 剂,鼻饲,每日 1 剂。

三诊:已经脱机拔管,无创呼吸机 S/T 模式辅助通气,痰量少,腹胀,时腹泻,纳差,乏力,四肢瘦削,下肢无水肿,舌质淡红,中见白腻苔。处方:生黄芪 45g,炒白术 10g,炒山药 30g,芡实 30g,炒薏苡仁 30g,车前草 10g,鸡内金 30g,焦神曲 30g,焦麦芽 10g,焦山楂 10g,焦槟榔 10g,麦冬 10g。7 剂,浓煎 100ml。

四诊:出现右侧气胸,已给予胸腔闭式引流,目前仍予无创呼吸机辅助呼吸,模式同前,动则汗出,纳差,腹泻,肌肉瘦削,月经 3 个月未至,舌质淡红,苔白,脉沉无力。处方:生黄芪 60g,炒白术 10g,炒山药 30g,炒芡实 30g,党参 30g,车前草 10g,垂盆草 10g,马鞭草 10g,鳖甲 30g,桃仁 10g,红花 10g,水蛭 3g,炮穿山甲 5g,三棱 10g,莪术 10g,焦神曲 30g,鸡内金 30g,焦麦芽 10g,太子参 30g,麦冬 30g,升麻 3g。7 剂,水煎服。

五诊:胸腔引流管仍有气泡逸出,无创呼吸机 S/T 模式辅助通气,自觉乏力好转,汗出减少,大便已经成形,纳可,无腹胀,家属诉体重有所增加,舌淡红,苔白,脉沉细。处方:生黄芪 90g,炒白术 10g,炒山药 30g,炒芡实 30g,党参 30g,车前草 10g,垂盆草 10g,马鞭草 10g,桃仁 10g,红花 10g,水蛭 3g,穿山甲珠 5g,三棱 10g,莪术 10g,焦神曲 30g,鸡内金 30g,焦麦芽 10g,太子参 30g,麦冬 30g,升麻 3g,伏龙肝 30g,黄芩炭 5g。7 剂,水煎服。

六诊:目前无气泡逸出,纳可,腹胀仍存,大便已成形,乏力减轻,月经 3 个月未至,咽喉不利,睡眠时汗出明显,舌淡红,苔白,脉沉。处方:生黄芪 60g,炒白术 10g,炒山药 30g,芡实 30g,厚朴 5g,木香 5g,砂仁 5g,鸡内金 30g,焦神曲 30g,焦山楂 10g,焦麦芽 10g,穿山甲珠 5g,生龙骨 30g,生牡蛎 30g,浮小麦 30g,鳖甲 30g,太子参 30g,麦冬 30g。7 剂,水煎服。

七诊:气胸已愈,引流管已拔除,食纳可,大便正常,腹胀明显,舌质淡红,苔白腻,脉沉。处方:生黄芪 90g,炒白术 10g,炒山药 30g,炒芡实 30g,木香 5g,砂仁 5g,焦神曲 30g,焦槟榔 10g,鸡内金 30g,穿山甲 10g,骨碎补 10g,补骨脂 10g,紫河车 5g,太子参 30g,麦冬 30g。7 剂,水煎服。患者病情较前好转,间断使用无创呼吸机,转回当地医院继续治疗。

按语:肌糖原贮积病是糖酵解关键酶突变,致糖原分解或合成代谢障碍累及肌肉或其他组织的遗传代谢性疾病,西医以 α-重组阿葡糖苷酶替代治疗及对症支持治疗为主,该患者表现为持续、进行性加重的肌无力,并逐渐累及呼吸肌,导致呼吸肌无力,脱机困难,病情凶险。此病可归属于中医痿证、五迟、五软等范畴,乃因素体禀赋不足,肾气不充,致使肝、脾、肺诸脏亏虚所致。肾主骨生髓,为生长发育之本,肝主筋、藏血,肝肾亏虚,则筋骨痿软,脾主肌肉、运化,脾气不足,则气血亏损,不能营养四肢百骸,不仅神疲乏力,纳差、腹胀、便溏,且发育迟缓,全身肌肉均无以充养,软弱无力。故治疗上当先后天同补,通过近 3 个月的中西医治疗方得脱机好转出院。

病例 3

吕某某,男,66 岁。主因"进行性呼吸困难 1 月余,加重伴意识障碍 10 余天"入住中日友好医院呼吸与危重症医学科四部。患者 2017 年 3 月 3 日于北京大学肿瘤医院行"右肺下叶切除术",术后病理提示"右肺腺癌Ⅰa 期",术后于无明显诱因出现干咳、呼吸困难,血气分析:PaO_2 46mmHg,胸部 CT 及 CTA 提示"双肺弥漫性病变,左肺明显,肺血管未见明显异常",给予甲泼尼龙静脉滴注数天后突发意识障碍,血气分析示 $PaCO_2$ 108mmHg,予以气管插管,后行气管切开接呼吸机辅助呼吸,肺泡灌洗液示恶臭假单胞菌、巨细胞病毒阳性,2017 年 4 月 27 日转入中日友好医院呼吸与危重症医学科四部。查体:体温 36.0℃,脉搏 118 次/分,呼吸 33 次/分,血压 170/70mmHg。神清,气管切开状态,双肺呼吸音低,可闻及细湿啰音,腹膨隆,无明显压痛及反跳痛,四肢肌力减退(约 2 级),双下肢无明显水肿。辅助检查:腰穿,蛋白细胞分离。肌电图示,弥漫性感觉运动传导波幅减低,外院副肿瘤抗体、神经节苷脂抗体,寡克隆区带(一),支气管肺泡灌洗液细菌培养为铜绿假单胞菌,导管头细菌培养为葡萄球菌。西医诊断:①急性间质性肺炎合并感染;②巨细胞病毒性肺炎;③急性呼吸衰竭(Ⅱ型);④急性吉兰-巴雷综合征;⑤右肺腺癌切除术后。因患者吉兰-巴雷综合征累及呼吸肌,呼吸肌无力,脱机困难,于 2017 年 5 月 22 日请杨道文主任医师会诊。在西医呼吸支持、抗感染、静脉滴注丙种球蛋白、物理康复等基础上加用中药治疗。诊察:体温正常,有痰色白,鼻饲饮食,腹胀,大便可,肌肉瘦削,舌质淡红,苔白厚而剥,脉沉细。辨证:喘证,脾肺气虚、风痰瘀阻证。处方:生黄芪 90g,生白术 30g,蜂房 10g,炙麻黄 10g,杏仁 10g,炙枇杷叶 15g,炙百部 15g,僵蚕 10g,蝉蜕 10g,矮地茶 10g,桃仁 10g,红花 10g,苏木 10g,水蛭 10g,土鳖虫 10g,川牛膝 60g,生薏苡仁 30g,仙鹤草 30g,鸡内金 30g,焦神曲 30g,焦槟榔 10g,焦麦芽 10g,淫羊藿 20g,紫河车 20g。7 剂,水煎鼻饲。

二诊:间断脱机,四肢肌力较前有恢复,体温正常,无汗,尺肤尚润泽,鼻饲饮食,腹胀,叩诊鼓音,大便干,痰色白量多,舌质暗苔白,尖部剥脱,余白腻。脉沉细数。处方:生黄芪 120g,生白术 30g,蜂房 10g,炙麻黄 10g,杏仁 10g,炙枇杷叶 15g,炙百部 15g,紫苏子 20g,莱菔子 30g,葶苈子 30g,瓜蒌子 45g,厚朴 10g,枳实 10g,桃仁 10g,红花 10g,水蛭 3g,鸡内金 30g,焦神曲 30g,焦槟榔 10g,焦麦芽 10g,太子参 30g。7 剂,水煎鼻饲。

三诊:患者已拔管,现无创呼吸机辅助呼吸,动脉血气(FiO_2 0.45):pH 7.45,$PaCO_2$ 59mmHg,PaO_2 64.2mmHg,体温正常,痰多色白,肌肉瘦削,纳差,时腹胀,大便溏,无水肿,舌质淡红,苔白尖剥,脉沉。处方:生黄芪 90g,党参 30g,炒白术 10g,炒山药 30g,芡实 30g,陈皮 10g,化橘红 10g,姜半夏 10g,厚朴 10g,焦神曲 30g,鸡内金 30g,焦麦芽 10g,焦山楂 10g,焦槟榔 10g。7 剂,水煎鼻饲。

四诊:3 天前因发热、呼吸困难,再次经气管切开,置入气管插管,接呼吸机辅助通气,目前痰多色白,腹胀,排便不畅,舌质淡红苔少,有多处口腔溃疡,色淡,疼痛明显,脉沉细。处方:生黄芪 90g,麦冬 45g,百合 20g,炙麻黄 10g,杏仁 10g,陈皮 10g,姜半夏 10g,厚朴 10g,枳实 10g,赤芍 45g,紫苏子 20g,莱菔子 30g,葶苈子 30g,瓜蒌子 45g,淡竹叶 30g,车前草 10g,桂枝 20g,黄连 3g。7 剂,水煎鼻饲。

以上方加减治疗数月,病情好转,无发热,食纳改善,无腹胀,大便可,痰色白,量减,十诊后好转出院并转回当地医院继续治疗。

按语:急性间质性肺炎为一种罕见的发展迅速的暴发性肺损伤,为肺的急性损伤性病变,起病急剧(数日至数周内),病死率极高,加之本案患者合并急性吉兰-巴雷综合征,病情危殆。患者肺癌术后,气血失和,外感邪气,导致肺气失宣,为虚实夹杂之证。《素问·痿论》:"脾主身之肌肉。"脾气健运,则肌肉丰盈而有力,脾气弱则肌肉痿缩不用。《素问·太阴阳明论》:"脾病……筋骨肌肉皆无气以生,故不用焉。"而肺主呼吸,又主一身之气,故治当从补益脾肺入手,迭经中西医综合治疗数月,病情方有好转。

参 考 文 献

[1] 钟南山,刘又宁.呼吸病学.2版.北京:人民卫生出版社,2012:874-880.

[2] Franca S A,Toufen J C,Hovnanian A L,et al. The epidemiology of acute respiratory failure in hospitalized patients:a Brazilian prospective cohort study. J Crit Care,2011,26(3):330.

[3] 洪广祥.中医药论治呼吸衰竭.中医药通报,2007,6(4):6-11.

[4] 庞辉群,熊旭东.呼吸衰竭的中医病因病机认识.中国中医急症,2005,14(4):336-337.

[5] 刘毅,李桂伟.针刺对机械通气伴腹腔高压患者治疗的临床观察.天津中医药,2014,31(6):340-342.

[6] 李寅,李燕,张武臣,等.针刺四关穴对呼吸衰竭患者机械通气期间人机对抗的影响.中国中西医结合杂志,2006,26(10):930-932.

[7] 刘相德.体外膜肺氧合治疗在成人急性呼吸衰竭中应用.创伤与急危重病医学,2015,3(1):1-3.

[8] 高健婷,王秋雁.早期接受不同剂量肠内营养对急性呼吸衰竭患者预后的影响.中华危重病急救医学,2017,29(11):1010-1014.

[9] 白金娥,林小艳,杨瑞,等.血糖水平对机械通气的急性呼吸衰竭患者预后的影响.中国呼吸与危重监护杂志,2017,16(4):371-374.

[10] 姜良铎.中医急诊学.北京:中国中医药出版社,2003:73-78.

[11] 李兰,杨柱.国医大师刘尚义治疗肺衰病经验.时珍国医国药,2017,28(5):1227-1228.

[12] 王维益,刘建博,褚庆民,等.70例急性脑血管意外致中枢性呼吸衰竭患者中医证候要素及证型分布探析.江苏中医药,2013,45(1):32-33.

[13] 徐杰.痰热清注射液治疗急性呼吸衰竭疗效观察.中国医药科学,2014,4(18):61-62.

[14] 吴静华.血必净注射液佐治老年重症肺炎并呼吸衰竭的临床疗效及对炎性因子的影响.医学综述,2015,21(22):4166-4168.

[15] 熊倩倩,漆学良.糖原累积病的诊疗进展.中风与神经疾病,2017,34(10):957-960.

第二节　慢性呼吸衰竭

一、概述

前文已述呼吸衰竭按照病程可分为急性及慢性呼吸衰竭，主要由于多种呼吸系统疾病或神经肌肉病变，逐渐损害患者呼吸功能，进而发展为呼吸衰竭，称为慢性呼吸衰竭。急性呼吸衰竭多发生在既往没有慢性肺部疾病，因各种急性因素导致呼吸功能障碍，而慢性呼吸衰竭则是在有慢性肺部疾病基础上造成的慢性呼吸功能不全。慢性阻塞性肺疾病、间质性肺疾病、支气管扩张、支气管哮喘等呼吸系统疾病及重症肌无力、肌萎缩侧索硬化症等疾病均可导致慢性呼吸衰竭，其中慢性阻塞性肺疾病是我国导致慢性呼吸衰竭最常见原因。

慢性呼吸衰竭对人体各器官影响与急性呼吸衰竭不尽相同，如严重急性呼吸衰竭多导致心室颤动及心搏骤停，而慢性呼吸衰竭则多引起心肌纤维化，肺小动脉收缩而增加肺循环阻力，进而出现肺动脉高压、右心室肥厚扩大、右心功能不全，导致慢性肺源性心脏病。急性Ⅱ型呼吸衰竭可使 pH 值明显下降引起呼吸性酸中毒，而慢性Ⅱ型呼吸衰竭患者由于肾脏代偿性减少 HCO_3^- 排除，pH 值多轻度下降或正常范围。急性呼吸衰竭时，由于缺氧引起交感神经兴奋，内脏血管收缩，肝脾储存血释放引起红细胞轻度增多；而慢性呼吸衰竭时，刺激肾小管间质细胞增加促红细胞生成素的分泌，刺激骨髓造血以代偿低氧血症。

二、病因病机

慢性呼吸衰竭可归属于中医"喘证""痰饮""肺痿""肺胀"等范畴，属本虚标实之证，多因感受外邪，饮食劳倦，素嗜烟酒，工作环境不良，导致咳嗽、喘证、肺痿、肺胀等多种慢性肺系疾病。迁延失治，痰瘀稽留，损伤正气，正虚卫外不固，外邪易反复侵袭，诱使本病反复发作。

(一)病因

1. 外邪侵袭

肺为娇脏，久病肺虚，卫外不固，肺外合皮毛，六淫之邪袭表，如感受风寒、风热、风燥、暑湿等，当时发病或过时而发，均可致肺失宣降、清肃则发为咳嗽、气逆、喘憋。

2. 饮食失宜

多因嗜食肥甘厚味，或饮酒过度，或饥饱失宜，损伤脾胃，脾失健运，痰湿内生，郁久化热，痰热互结，循经上犯于肺，发为咳喘。

3. 瘀血

久病肺虚，气为血之帅，气能行血又能摄血，肺气虚则不能助心行血，导致血行迟缓涩滞形成瘀血。同时肺气壅滞也可导致瘀血形成。

4. 痰饮

肺病日久,损及脾肾,肺失宣肃,津液不化,脾胃受伤,运化无权,肾阳不足,开阖不利,致水液代谢失常,均可形成痰饮。水流胁下者为悬饮,饮溢肢体者为溢饮,侵犯胸肺者为支饮,或痰饮阻于气道均可出现咳、痰、喘等症。

(二)病机

1. 病邪侵袭,肺失宣肃

肺主气,司呼吸,与大气相通,肺为五脏六腑之藩篱,六淫之邪袭表,上干于肺,肺失肃降,呼吸出纳失常,致肺失宣肃则发为咳嗽、气逆。

2. 痰瘀阻肺,肺气壅滞

痰浊、瘀血既是病理产物,又是致病因素,肺失布津、脾失健运、肾失蒸化皆可致水湿停聚成痰,痰贮于肺,深痼于肺,伏藏既深,则发咳喘。而导致慢性呼吸衰竭的多种疾病均有痰饮之象,且每于冬春症状加重。正如《医宗金鉴·订正仲景全书金匮要略注》曰:"伏饮者,乃饮留膈上伏而不出,发作有时者也,即今之或值秋寒,或感春风,发则必喘满咳吐痰盛。"肺之气机不畅,肺气壅滞,百脉皆瘀,进而损及心阳,血脉凝滞,瘀阻于胸内,心肺气机不畅,进一步加重咳喘之症。

3. 久病肺虚,渐及心肾

本病病位在肺,但日久必及他脏。咳喘日久,久患痨瘵,或痰饮久羁,或水饮内停,皆能进一步伤及肺气,加重肺气虚衰。肺气不足,无力推动血液运行,心气虚衰,心脉瘀阻,发为心悸、气短、颈筋暴露、面唇青紫诸症。肺虚日久,子耗母气,子病及母,或先有脾气虚弱,母病及子,互为因果,脾失健运,聚湿成痰,痰贮于肺则咳嗽痰多。肺为肾母,肺虚则母不荫子,肺虚及肾而成肺肾两虚,肾为生痰之本,肾虚则水泛为痰,肾主纳气,助肺呼吸,肾虚则呼多吸少,而成咳喘之症。

(三)病机转化

慢性呼吸衰竭为慢性起病,病程较长,病机多为本虚标实,虚实夹杂,初起病变在肺,咳喘不已,进而影响及心、肾、脾,肺、肾、心、脾俱虚为产生本病的主要原因,复感外邪,正虚邪盛,水湿、瘀血、痰浊内生,痰、瘀互结于内,阻遏气机,郁闭肺气,凌侮心火,水湿不行,壅塞气道。正虚邪盛,病情恶化,可见痰浊或痰瘀蒙蔽心窍,或引动肝风,最后可致心肾阳衰,肺气欲绝,阴阳离决。但在不同阶段,虚实会有所侧重,或可相互转化,虚实夹杂贯穿于慢性呼吸衰竭的整个发病过程。

三、临床表现

慢性呼吸衰竭与急性呼吸衰竭临床表现相似,也包括原发病表现、二氧化碳潴留及缺氧表现及并发症表现,而症状的轻重与缺氧或二氧化碳潴留程度、发生速度及持续时间有关。慢性呼吸衰竭因机体有一定的代偿能力,虽有低氧血症和

(或)二氧化碳潴留,仍能维持一定程度的日常生活活动,无严重症状,称为慢性呼吸衰竭代偿期;因种种诱因导致呼吸功能障碍进一步加重,出现危重症状,称为慢性呼吸衰竭急性加重期或失代偿期。慢性呼吸衰竭的呼吸困难症状较轻时表现为呼吸费力伴呼气延长,严重时发展成浅快呼吸,若并发高碳酸血症,$PaCO_2$升高过快或显著升高以致发生二氧化碳麻醉时,患者可由呼吸过速转为浅慢呼吸或潮式呼吸。在精神神经症状方面,慢性呼吸衰竭伴二氧化碳潴留时,随$PaCO_2$升高可表现为先兴奋后抑制现象,出现兴奋症状及失眠时切忌使用镇静催眠药,以免引起呼吸抑制而加重二氧化碳潴留,发生肺性脑病,危及生命。在循环系统表现上,由于二氧化碳潴留使体表静脉充盈、皮肤充血、温暖多汗、血压升高、心排血量增多而致脉搏洪大,同时脑血管扩张容易产生搏动性头痛。

四、辅助检查

1. 一般检查

血常规、尿常规、便常规、肝功能、肾功能、凝血功能、痰涂片、痰培养、心电图、胸部X线片、腹部超声、超声心动图等。为明确慢性呼吸衰竭诊断,必须完善动脉血气分析。

2. 特殊检查

慢性阻塞性肺疾病、支气管哮喘、支气管扩张、肺部占位、间质性肺疾病等肺部疾病是慢性呼吸衰竭常见原因,需完善胸部X线片、胸部CT、支气管镜、肺功能等检查。

五、诊断与鉴别诊断

1. 诊断要点

有引起慢性呼吸衰竭的原发病病史,除根据原发疾病症状、体征及缺氧及二氧化碳潴留的表现外,动脉血气分析是确诊慢性呼吸衰竭的重要依据,慢性呼吸衰竭典型的动脉血气改变是$PaO_2 < 60mmHg$,伴或不伴$PaCO_2 > 50mmHg$,临床上以伴有$PaCO_2 > 50mmHg$(Ⅱ型呼衰)常见。

2. 鉴别诊断

慢性呼吸衰竭除需鉴别原发病以外,尚需与以下疾病相鉴别。

(1)心源性呼吸困难:由于心脏功能异常,导致循环功能障碍,尤其在肺循环障碍时,换气受到影响,氧气和二氧化碳的吸入和排出紊乱,造成混合性呼吸困难,可见于心力衰竭、心肌炎、心包炎和心内膜炎等疾病,患者多有心血管系统基础病。

(2)功能性呼吸困难:患者常有突出的呼吸困难症状,经过系统检查却找不出器质性病因,常见于焦虑障碍、躯体化障碍、抑郁症、癔症等神经症。

(3)急性呼吸衰竭:急性呼吸衰竭常因呼吸系统感染、肺栓塞、急性脑血管病、电击、中毒等疾病引起,急性发作,而慢性呼吸衰竭常因支气管-肺疾病加重引起,慢性病程,临床上当有原发病病史与体征。

六、治疗

慢性呼吸衰竭的治疗原则主要包括原发病治疗,保证呼吸道通畅情况下改善缺氧,纠正二氧化碳潴留及代谢紊乱,预防感染,物理康复等。在西医治疗的基础上,联用中医药治疗,可改善患者通气、换气功能,减轻缺氧引起的症状,延缓肺功能损害。中医治疗本病当分虚实,正虚为本,邪实为标,正虚主要表现在肺、脾、心、肾脏虚损,邪实则以痰浊、瘀血、水饮为患。

(一)中医治疗

1. 辨证用药

(1)痰热壅肺证

临床表现:喘咳气涌,动则喘甚,咳嗽,痰多色黄,质黏稠,胸闷,发热,口渴,大便秘结,尿赤,舌质红,舌苔黄腻,脉滑数。

证机概要:邪热犯肺,灼津成痰,阻滞肺气,肺失肃降。

治疗法则:清热泻肺,化痰平喘。

方药运用:桑白皮汤(桑白皮、黄芩、黄连、栀子、紫苏子、杏仁、贝母、半夏)。若热盛者,可加用生石膏、寒水石、金荞麦、鱼腥草以清肺热;痰多质稠者,加瓜蒌子、竹茹、胆南星以清化热痰;大便秘结,喘促较盛者,加葶苈子、瓜蒌子、厚朴、莱菔子、大黄、芒硝以降气化痰通腑。

临证指要:本证型为慢性呼吸衰竭急性加重时常见证型,此时以邪实为主,但慢性呼吸衰竭以正虚为本,故在祛邪时要注意不宜攻伐太过,中病即止,以免伤正。

(2)痰浊阻肺证

临床表现:胸闷喘促,咳嗽,痰多色白,痰黏稠,喉中痰鸣,纳呆,食少,胃脘痞满,腹胀,舌苔白腻,舌质淡红,脉滑。

证机概要:脾失健运,痰浊内生,上干于肺,肺气上逆。

治疗法则:化痰降逆平喘。

方药运用:二陈汤合三子养亲汤(半夏、陈皮、茯苓、甘草、紫苏子、白芥子、莱菔子)。若痰涎壅盛者,加白附子、皂荚、瓜蒌;纳呆食少者,加木香、砂仁、炒神曲、炒麦芽;脾虚痰盛者,可予六君子汤加减。

临证指要:饮食不节,劳倦伤脾,都可使脾虚失运,不能升清降浊,以致津液停聚,变为痰浊,上泛于肺,故有"脾为生痰之源,肺为贮痰之器"之说,故治疗时当注重调理脾肺气机。

(3)水凌心肺证

临床表现:咳嗽,痰稀白,喘促,动则喘甚,胸闷,气短,心悸,面色晦暗,口唇青紫,嗜睡,神疲,乏力,纳呆,腹部胀满,肢体水肿,畏寒,肢冷,尿少,舌质淡,舌苔白,脉沉、弦、滑。

证机概要:肾阳虚衰,不能制水,水饮凌心射肺。

治疗法则:温阳利水,泻肺平喘。

方药运用:真武汤合葶苈大枣泻肺汤(黑顺片、茯苓、白术、白芍、生姜、葶苈子、大枣)。胸闷、心悸、喘促较重者,可加用桂枝、细辛温阳化气;水肿明显者,酌加生黄芪、茯苓皮、冬瓜皮、大腹皮、防己以利水消肿,严重者可予牵牛子、甘遂以攻逐水饮。

临证指要:《素问·水热穴论》:"肾者,胃之关也,关门不利,故聚水而从其类也。"肾为水脏,又是胃之关,当肾阳不足,关门不利的时候,聚水为肿,水饮凌心射肺则见喘促,故治疗时当温补肾阳以助气化。

(4)痰蒙神窍证

临床表现:咳嗽,喉中痰鸣,喘促,头痛,烦躁,精神萎靡,嗜睡,神志恍惚,或昏迷,甚则抽搐,瘛疭,纳呆,大便秘结,舌质红,舌苔白腻或黄腻,脉数滑。

证机概要:痰浊壅盛,蒙蔽心窍,心神失主。

治疗法则:涤痰,开窍,醒神。

方药运用:涤痰汤、至宝丹或安宫牛黄丸(茯苓、人参、甘草、橘红、胆南星、半夏、竹茹、枳实、菖蒲)。若见瘛疭、甚则抽搐等明显者,加用钩藤、全蝎、蜈蚣、僵蚕等搜风止痉;若大便秘结、腑气不通者,加生大黄、芒硝以通腑泄热;若痰热之象明显者,加用竹沥、黄芩、桑白皮、贝母以清热化痰。

临证指要:此证常见于肺性脑病阶段,病情危殆,治疗时需借助于现代医学的抢救措施,中医急则治标,以涤痰、开窍、醒神为大法。

(5)心肺气虚证

临床表现:咳嗽,喘促,动则喘甚,气短,声低气怯,胸闷,心悸,怔忡,面色㿠白,神疲,乏力,自汗,易感冒,面目水肿,肢体水肿,口唇青紫,舌质淡暗,苔白,脉沉、细、弱。

证机概要:肺气不足,宗气化生亏乏,不能助心行血。

治疗法则:补益心肺。

方药运用:养心汤合补肺汤(人参、黄芪、茯苓、茯神、当归、川芎、柏子仁、酸枣仁、远志、甘草、桑白皮、熟地黄、紫菀、五味子)。兼有阴虚之象者,加用沙参、麦冬、玉竹以补肺阴;血瘀之象明显者,加桂枝、桃仁、红花、水蛭等以活血通脉。

临证指要:此证型常见肺源性心脏病患者,以肺气、心气不足为本,但多兼有痰浊、水饮、瘀血、气滞等标实象,治疗时多标本同治。

(6)肺肾气虚证

临床表现:喘促日久,气息短促,呼多吸少,自汗,神疲,面色白,面目虚浮,纳呆,乏力,畏风寒,易感冒,腰膝酸软,小便频数,夜尿增多,咳时遗尿,或尿后余沥,舌质淡,脉细、虚、沉、弱。

证机概要:肺虚及肾,气失摄纳。

治疗法则:补益肺肾,纳气平喘。

方药运用:补虚汤合参蛤散(半夏、干姜、茯苓、甘草、厚朴、五味子、黄芪、陈皮、人参、蛤蚧)。肾不纳气表现明显者,加用紫石英、紫河车、沉香、淫羊藿、菟丝子、灵磁石以补肾纳气平喘。若表虚明显者,可加用玉屏风散以益气固表。

临证指要:肺为气之主,肾为气之根,肺主出气,肾主纳气,肺病日久,母病及子,耗伤肾气导致肾气虚衰,气不归元,肺肾出纳升降失常,治疗以补肾纳气平喘为要。

2. 成药制剂

(1)痰热清注射液:每次 20ml,重症患者每次可用 40ml,加入 5％葡萄糖注射液或 0.9％氯化钠注射液 250～500ml,静脉滴注,控制滴数每分钟不超过 60 滴每日,每日 1 次。清热、解毒、化痰。用于痰热阻肺证。

(2)喜炎平注射液:每日 250～500mg,加入 5％葡萄糖注射液或氯化钠注射液中静脉滴注。清热、解毒。用于痰热阻肺证。

(3)祛痰止咳胶囊:每次 6 粒,每日 2 次,口服。健脾燥湿,祛痰止咳。用于痰浊阻肺证。

(4)苏合香丸:每次 1 丸,每日 1～2 次,口服或鼻饲。芳香化浊开窍。用于痰蒙神窍证之痰浊重者。

(5)安宫牛黄丸或至宝丹:每次 1 丸,每日 1～2 次,口服或鼻饲。清热解毒,镇惊开窍。用于痰蒙神窍证之痰热偏重者。

(6)百令胶囊:每次 2～6 粒,每日 3 次,口服。补肺肾,益精气。用于肺肾气虚证。

3. 针灸疗法

(1)针刺:针刺疗法具有疏通经络、调和阴阳、扶正祛邪的功效,在慢性呼吸衰竭的各种证型中均可使用。治则治法:宣肺止咳平喘。基本穴为肺俞、定喘、膻中、夹脊穴、孔最。辨证配穴:痰浊阻肺者,加中脘、丰隆、脾俞以健脾化痰;痰热壅肺者,加曲池、合谷、列缺、丰隆以清热化痰;水饮凌心者,加心俞、巨阙、神门、内关、关元、水分、阴陵泉以温阳利水平喘;痰蒙神窍者,加人中、内关、百会、丰隆以化痰醒神开窍;心肺气虚证,加心俞、神门、内关以补益心肺;肺肾气虚者,加肾俞、关元、膏肓、三阴交以补益肺肾、纳气平喘。

(2)三伏灸:又称"天灸",源于《张氏医通》"夏月三伏中,用白芥子涂法往往获效"。方用白芥子、甘遂、细辛、延胡索各适量,制成药饼,在三伏天中每一伏的第 1 天,选取肺俞、天突、定喘、膻中、膏肓等穴,连贴 3 年,可起温阳散寒、化痰平喘之功。

（二）西医治疗

（1）首先积极治疗原发病，去除诱发呼吸衰竭加重的因素。

（2）保持呼吸道通畅和有效通气量，可给予解痉平喘和祛痰药物，如沙丁胺醇、硫酸特布他林解痉，乙酰半胱氨酸、盐酸氨溴索等药物祛痰。

（3）鼓励患者长期家庭氧疗以纠正缺氧，氧流量以 $1 \sim 2L/min$ 为宜，每天 10 小时以上。研究显示，家庭无创机械通气可改善慢性阻塞性肺疾病、脊柱侧弯、间质性肺疾病等所致慢性呼吸衰竭患者的活动耐量。严重缺氧和伴有二氧化碳潴留，有严重意识障碍，出现肺性脑病时应使用无创机械通气以改善低氧血症。

（4）纠正酸碱平衡紊乱、心律失常、心力衰竭等并发症。

（5）肺康复可以改善慢性呼吸衰竭患者临床症状、改善运动耐力及提高生存质量、减少住院次数和天数。同时慢性呼吸衰竭因感染等原因出现急性加重行有创机械通气时，肺康复尚可增强呼吸肌功能，改善通气功能，改善脱机困难。

（6）慢性呼吸衰竭患者机体常处于高分解状态，后期多合并恶病质，需加强营养支持治疗。有小规模临床试验提示，胃饥饿素用于治疗慢性呼吸衰竭恶病质时，可改善其营养状况、活动耐量和生活质量。

七、预后与调护

由于慢性呼吸衰竭急性加重往往有诱因，引起并发症或原有并发症加重，但病变可逆性较大，病因一旦祛除，并通过对症治疗，患者多可恢复到发作前水平，预后相对较好。但有些呼吸衰竭患者因病情逐渐进展，处于疾病的终末期，如极重度 COPD、晚期肺癌、晚期间质性肺疾病等，此时病情重，但呼吸衰竭诱发因素并不明显，预后差。慢性呼吸衰竭多为虚实夹杂，病情缠绵难愈，常因反复发作而使病情日益加重，以致病势日趋恶化，而出现阴阳离决之象。

八、中医防治进展

古代医家对慢性呼吸衰竭的认识散见于"喘证""痰饮""上气""肺胀""水肿"等病证当中。《灵枢·五阅五使篇》记载："故肺病者，喘息鼻张。"《景岳全书·喘促》指出："实喘者有邪，邪气实也；虚喘者无邪，元气虚也。"

由中华中医药学会肺系病专业委员会制订的《慢性呼吸衰竭中医证候诊断标准（2012 版）》，对本病的证候诊断进行了规范化研究，将慢性呼吸衰竭临床常见证候概括为：虚证类（心肺气虚证、肺肾气虚证、肺肾气阴两虚证）、实证类（痰热壅肺证、痰浊阻肺证、阳虚水泛证、痰蒙神窍证）、兼证类（血瘀证）三类八个证候，证候之间常相互间杂。

陈明贵运用补肺益肾法（组方：黄芪、党参、黄芩、杏仁、大黄、枳实、丹参、白术、鱼腥草、桃仁、桔梗、厚朴、川芎、姜半夏、附子、生姜、蛤蚧)治疗肺肾气虚型特发性肺间质纤维化所致慢性呼吸衰竭患者,可明显改善患者临床症状及缺氧情况。

慢性呼吸衰竭常合并胃肠功能障碍,表现为胃肠道黏膜充血水肿、应激性溃疡、呕血、便血、腹内压增高导致的腹腔间隔室综合征,而这也是现代医学治疗难题之一。黄斌等通过健脾益气、宣肺化痰、行气消胀之法,可明显降低慢性呼吸衰竭行机械通气时的胃肠功能评分和腹内压,增加患者的肠鸣音和排便次数,改善胃肠功能。而针对无创正压通气时出现腹胀等表现时,谢礼翔通过针刺足三里、天枢、中脘、上巨虚、下巨虚等穴位,亦可有效缓解患者胃肠胀气,降低腹内压。

魏成功等通过观察慢性阻塞性肺疾病因二氧化碳潴留导致肺性脑病的患者进行常规治疗措施,联合无创双水平正压气道通气治疗,并给予醒脑开窍针刺法[针刺人中、内关(双侧)穴至患者意识障碍消失],发现无创双水平正压气道通气治疗联合醒脑开窍针刺法能明显提高慢性阻塞性肺疾病合并肺性脑病患者的人机同步率、降低气管插管率、改善二氧化碳潴留。

传统中医药在慢性呼吸衰竭代偿期、急性加重期各个疾病发展阶段,从延缓肺功能下降、减轻临床症状、增强呼吸肌力量、改善脱机困难到并发症的防治等方面均有一定优势。

九、典型病例

病例 1

王某某,男,68 岁。于 2015 年 12 月 25 日入住中日友好医院中医肺病科。主诉:反复咳嗽、咳痰 20 余年,喘憋 10 余年,加重 20 天。入院查体:体温 36.5℃、脉搏 75 次/分、呼吸 18 次/分、血压 125/80mmHg。桶状胸,双下肺可闻及湿啰音,心律齐,各瓣膜区未闻及明显杂音,腹软,无压痛,双下肢不肿。实验室检查:血常规,白细胞 5.07×10^9/L、中性粒细胞百分数 61.8%;CRP 10mg/L;凝血功能:D-D 0.66mg/L;BNP 72pg/ml。血气分析(吸氧 1.5L/min):pH 7.36,$PaCO_2$ 58.5mmHg,PaO_2 76.0mmHg,SpO_2 94.1%,钾 3.8mmol/L,HCO_3(st)29.2mmol/L,BE 7.1mmol/L。肺功能示重度阻塞性通气功能障碍。西医诊断:①慢性阻塞性肺病急性加重;②Ⅱ型呼吸衰竭;③冠状动脉粥样硬化性心脏病,冠状动脉旁路移植术后;④慢性心功能不全;⑤反流性食管炎。诊察:咳嗽、咳痰,痰色白黏,喘憋,胸中满闷,行走 10m 左右即感明显呼吸困难、心悸,指尖血氧饱和度降至 80%,无发热、胸痛,纳差,时有反酸、胃灼热,眠差,不能平卧,大便黏,每日 2~3 次,小便不畅,舌质暗红,苔腻,脉沉细。辨证:肺胀,气阴两虚,痰瘀阻肺证。治以益气养阴,降气平喘,化痰活血。处方:沙参 30g,太子参 30g,麦冬 30g,山茱萸 30g,炙麻黄 10g,炒苦杏仁 10g,炙枇杷叶 10g,炙百部 10g,浙贝母 10g,炒瓜蒌子 30g,炒紫苏子 20g,炒莱菔子 30g,炒葶苈子 30g,薤白 10g,生侧柏 10g,赤芍 45g。

3 剂,水煎服,每日 1 剂。

二诊:咳痰喘诸症均有减轻。处方:麦冬 30g,太子参 30g,沙参 30g,山茱萸 30g,炙麻黄 10g,苦杏仁 10g,炙百部 10g,炙枇杷叶 10g,浙贝母 10g,生侧柏 10g,薤白 10g,炒瓜蒌子 30g,炒葶苈子 30g,赤芍 45g,炒莱菔子 30g,紫苏子 20g。4 剂,水煎服,每日 1 剂。

三诊:咳嗽、咳痰、喘憋减轻,大便偏干。处方:沙参 30g,太子参 30g,麦冬 30g,山茱萸 30g,炙麻黄 10g,炙枇杷叶 10g,炙百部 10g,炒苦杏仁 10g,酒大黄 20g,浙贝母 10g,炒瓜蒌子 30g,赤芍 45g,薤白 10g,生侧柏 10g,葶苈子 30g,炒莱菔子 30g,炒紫苏子 20g。

患者服药后症状好转出院,出院后于杨道文主任医师门诊随诊,治则以补益脾肺,纳气平喘,兼化痰活血之法为主,随证加减,约 3 个月后将处方固定,制成丸药口服,后每因丸药服完而复诊。服用丸药约 1 年半后,再次就诊于杨道文主任医师处,近一年余均未入院治疗,喘憋等症较 1 年前已明显减轻,活动耐力较前显著增加。

按语:本患者既往长期大量吸烟史,损及肺气,先有咳嗽、咳痰等症,渐至动则喘促,以肺脾肾亏虚为本,痰浊、瘀血、气滞为标,入院时急则治标,以化痰、活血、降气、平喘为主,少加益气养阴之品;出院后症状缓解,则以补益肺、脾、肾三脏为主,酌加化痰、活血之药。

病例 2

李某某,男,71 岁,2016 年 6 月 19 日入住中日医院呼吸与危重症二部。主诉:反复咳嗽、喘憋 30 余年,加重伴嗜睡 1 个月,水肿 2 周。入院查体:体温 37.0℃,脉搏 91 次/分,呼吸 22 次/分,血压 136/78mmHg,嗜睡,颜面及口唇无发绀,右下肺可闻及湿啰音,双肺可闻及哮鸣音,双下肢重度水肿。实验室检查:动脉血气分析 pH 7.269,$PaCO_2$ 85mmHg,PaO_2 56.6mmHg,心电图:窦性心动过速,室性期前收缩,异常 Q 波。西医诊断:①支气管哮喘急性发作;②Ⅱ型呼吸衰竭,呼吸性酸中毒 肺性脑病;③支气管扩张;④慢性肺源性心脏病,心功能Ⅱ级;⑤冠状动脉粥样硬化性心脏病。入院后抗感染、解痉平喘、化痰、抗凝、利尿、无创呼吸机辅助呼吸等治疗后症状缓解不明显,拟行气管插管接呼吸机辅助呼吸治疗,但患者家属拒绝,请杨道文主任医师会诊。诊察:咳嗽,咳痰,痰多色黄,可以咳出,喘憋,纳差,无腹胀,无反酸,排便日 1 次,小便量可,双下肢水肿明显,舌质有瘀点、苔白,脉滑。辨证:哮病,肺、脾、肾不足,兼有痰热、水湿、瘀血。治法:补肺、健脾、温肾,清热化痰、活血利水。处方:生黄芪 90g,生白术 30g,蜂房 10g,炙麻黄 10g,杏仁 10g,鱼腥草 30g,金荞麦 30g,厚朴 10g,枳实 10g,赤芍 45g,桃仁 10g,红花 10g,水蛭 10g,防己 10g,川椒目 10g,茯苓皮 30g,冬瓜皮 30g,紫苏子 20g,莱菔子 30g,葶苈子 30g,鸡内金 30g,焦神曲 30g,淫羊藿 20g,紫石英 30g。浓煎。

加用中药治疗后患者咳嗽、咳痰、呼吸困难、下肢水肿均有减轻,后好转出院,出院后规律中西药治疗,病情稳定。

按语:本案证属本虚标实,肺、脾、肾三脏俱虚,同时又有水饮、痰热、瘀血等标实之象。《难经·十四难》言"治损之法奈何? 然:损其肺者,益其气……损其脾者,调其饮食,适其寒温……损其肾者,益其精,此治损之法也。"故以大剂量黄芪、白术补益脾肺,此外,黄芪尚有利水消肿之功效,以淫羊藿、紫石英补肾纳气平喘,并予以清热化痰、活血利水之品以治标。通过中药辨证施治后咳嗽、喘憋、水肿等症均减轻,避免了有创机械通气之苦。

病例 3

象某,男,91 岁。于 2016 年 9 月 2 日于中日友好医院急诊重症监护室住院治疗。主诉:间断咳嗽、咳痰、呼吸困难 30 余年,加重 10 天。患者 30 余年前出现咳嗽、咳白色黏痰,5 年前出现活动后呼吸困难,咳嗽、咳痰进行性加重,诊断为"慢性阻塞性肺疾病",3 年前曾因呼吸衰竭行气管切开、呼吸机辅助呼吸,半年后患者呼吸功能改善拔管撤机,此后长期家庭氧疗,10 天前受凉后呼吸困难加重。入院查体:体温 36.3℃,脉搏 105 次/分,呼吸 23 次/分,血压 142/74mmHg,神志清,精神差,桶状胸,双肺可闻及散在干湿啰音,心律失常,双下肢水肿。西医诊断:①慢性阻塞性肺病伴有急性加重;②Ⅱ型呼吸衰竭。入院后给予面罩吸氧、抗感染、化痰、解痉平喘等治疗,2 天后意识状态变差,动脉血气示 pH 7.121,$PaCO_2$ 120mmHg,PaO_2 86.8mmHg(吸氧后),给予气管插管接呼吸机辅助呼吸,痰培养为白假丝酵母菌,G 试验阳性。西药给予伏立康唑静脉滴注抗感染,患者感染较重,拔除气管插管后症状反复,请杨道文主任医师会诊。诊察:患者体温正常,痰多、色白、可出,腹胀,大便可,下肢水肿明显,发绀较重,舌质暗红苔少,脉滑。辨证:肺胀,气阴两虚,兼有痰浊、水饮、瘀血。处方:生黄芪 60g,麦冬 45g,炙麻黄 10g,杏仁 10g,厚朴 10g,桔梗 5g,枳壳 10g,莱菔子 30g,炒芥子 10g,瓜蒌子 30g,冬瓜子 30g,法半夏 10g,川贝母 10g,浙贝母 10g,焦神曲 30g,鸡内金 30g,醋甘遂 1g,桃仁 10g,红花 10g,水蛭 10g。服药后症状逐渐缓解,鼻导管吸氧可维持血氧在 90％以上,复查动脉血气:pH 7.369,$PaCO_2$ 71.2mmHg,PaO_2 71.9mmHg,转入普通病房继续治疗。

按语:甘遂泻水逐饮,有毒。《本草衍义》言"甘遂……此药专于行水,攻决为用,入药须斟酌"。本案患者为本虚标实之证,纵年逾九旬,正气虽虚,但尚可攻伐时,亦可攻补兼施。恰如《素问·五常政大论》言:"病有久新,方有大小,有毒无毒,固宜常制矣。大毒治病,十去其六,常毒治病,十去其七……无使过之,伤其正也。"运用有毒峻药时当中病即止,不可过服。